张锡纯

衷中参西圣医

国医传世名方

刘从明　主编

华龄出版社
HUALING PRESS

责任编辑：郑建军
责任印制：李未圻

图书在版编目（CIP）数据

衷中参西医圣张锡纯 / 刘从明主编. -- 北京 : 华龄出版社, 2020.1

ISBN 978-7-5169-1666-7

Ⅰ. ①衷… Ⅱ. ①刘… Ⅲ. ①医案－汇编－中国－民国 Ⅳ. ①R249.6

中国版本图书馆CIP数据核字（2020）第037556号

书　　名：衷中参西医圣张锡纯
作　　者：刘从明

出 版 人：胡福君
出版发行：华龄出版社
地　　址：北京市东城区安定门外大街甲57号　　邮　　编：100011
电　　话：010-58122246　　传　　真：010-84049572
网　　址：http://www.hualingpress.com

印　　刷：北京彩虹伟业印刷有限公司
版　　次：2020年5月第1版　　2020年5月第1次印刷
开　　本：710×1000　1/16　　印　　张：14
字　　数：200千字
定　　价：68.00元

前言

张锡纯（1860 ～ 1933），字寿甫。河北盐山人。少时广泛涉猎经史子集，读书之暇随父习医。1893 年第二次参加秋试，再次落第。此时张氏开始接触西医及其他西学。受时代思潮的影响，张氏萌发了衷中参西的思想，遂潜心于医学。至 1900 年十余年的读书、应诊过程，使他的学术思想趋于成熟。1909 年，完成《医学衷中参西录》前三期初稿，此时他年近 50，名气在国内日渐显著。1912 年，德州驻军统领聘张氏为军医正，从此他开始了专业行医的生涯。1918 年，奉天设近代中国第一家中医院——立达医院，聘张氏为院长。1928 年春，张氏携眷至天津，援徒并开业行医。组织中西汇通医社，传播学术。

张锡纯作为一代宗师，一是抛弃崇古泥古、固步自封的观念，敢于创新，不全于故纸中求学问。他说："吾人生古人之后，贵发古人所未发，不可以古人之才智囿我，实贵以古人之才智启我，然后医学有进步。"二是反对空谈，崇尚实验，坚持"凡事实验而后知"的治学态度。其辨证论治，选药组方尤能化裁古方，独出新意。采取他人理论，荟萃众长，折衷至当。如自拟阴虚劳热的资生汤，治喘息之参赭镇气汤，治心病之定心汤，治肺病之清金益气汤，治大气下陷症之升陷汤，治女科病之理中汤，治霍乱之卫生防疫宝丹等代表方剂，皆依《黄帝内经》之理，先哲名言，间采西医新说加以发挥。

张锡纯原创方 160 余首，其方剂特点为药味少，配伍精当，针对性强，莫不历试皆效，屡救垂危。尤其药物研究，多有独到见解，如萸肉救脱，芪参利尿，白矾化热痰，三七消疮肿，水蛭生用外敷治瘀血癥瘕，生硫黄内服治虚寒下痢，蜈蚣、全蝎定风消毒等。他为了体验药物性能，不惮亲自尝试而后施于人。如甘遂、细辛、麻黄、硫黄、花椒之猛药，皆亲尝以验其毒性。临床用药，匠心独运，往往一方中用药一至数两，或仅以一二味药为一方，力取其药专力宏，见效尤捷。是以其用药之专，用量之重，为常人所不及。

在学术上，张锡纯撰述了很多有创见性的文章，如对《黄帝内经》中“其大气之博尔不行者，积于胸中，贯膈络肺，出于左乳下，其动应衣，脉宗气也。出于喉咙，以贯心脉，而行呼吸焉”，他认为这是指“大气”生成、部位、作用。并理解《黄帝内经》中“大邪”入于脏腑不病而卒死的实质，是入脏腑的“大气”，不是“大邪”；他创立大气下陷证治说。根据《黄帝内经》“肝气虚”等理论，指出“食欲不振，能消化，服健胃暖药不效，诊其左关脉太弱，为肝阳不振，投生黄芪一两，桂枝尖三钱，数剂而愈”。创温补肝气法，补充了肝虚论治。又如他对“脏”的中医概念，一是解剖学的概念，二是抽象思维的功能概念，贯以五脏之名，是突出脏的机能作用，列举了肝脾位置之中西差异，突出了中医气化学说。“肝虽居右，而其气化实先行于左，固肝之脉诊于左关，脾虽居左，而其气化实先行于右，故脾之脉诊于右关，按此诊脉治病则效，不按此脉诊则治病不效，如不信肝气之气化先行于左，脾之气化先行于右之说者，更可以西人生理学家之言征之”。

张锡纯治学虽多创论，但措辞婉转，很少直斥前人之非。他主张“读《黄帝内经》之法，但于其可信之处精研有得，即能开无限法门。其不可信之处，或为后世伪托，付之不论可也。古经之中，尤不免伪作，至方术之书，其有伪作也原无足深讶”。他与其同道多友善，不贬人贵己，大言傲人。如中西医论争势若冰炭之时，仍本其夙志，撰文《中西医理相通论》，并告诫“医界不宜做意气之争，人且以为系中庸之道”。但对误人至死的庸医却斥之为“投井下石者”。

张锡纯为中西医汇通代表之一，他认为中医学体系是一个完善的系统，但西医体系中有许多值得学习的内容，为保住中医固有的体系，而不至于湮没在全面西化的浪潮冲击中，希望“不存疆域之见，但求折衷归于一是”。

然而，总的来讲，中西医汇通派在历史上虽然影响巨大，但也有“汇通未通”之评。汇通的理论形成，是近代中医发展史上的一股强劲、不容忽视的潮流，近代中医学者大都自觉或不自觉地加入了这股思潮中。一代医家在寻求发展中医的道路上做出了很多科学探索，尽管他们的尝试由于受到时代的局限而没有达到应有的水平，其探索精神是值得肯定的，也确为后人留下了宝贵的经验教训，对以后医学发展与创新产生了很大的促进作用。他们的思想和实践符合我国医学发展的需要，较之民族虚无主义和固步自封的保守思想，显然是进步的。张锡纯提出的“合中西医融贯为一”的学术见解，确立了在汇通形成过程与理论实践中“衷中参西”的汇通原则。是以保护和发展中医学优势，取西医之长为我所用，冲破前人承袭旧论，抛弃崇古之习气，接受实验科学思想，从中医学自身的矛盾运动规律中去寻找自身发展的有效途径，是继承、发展与创新中医的必由之路。

本书选编了《医学衷中参西录》中的经典名方，每首方剂力争从方歌、方源、组成、用法用量、主治、功用、方义、方解、运用、方论精粹等方面论述。书中收罗广博，详解略说，层次分明，图文并茂，深入浅出，使读者更好地熟悉、掌握《医学衷中参西录》中组方原理及临床运用规律，以供大家学习和参考。

本书适合中医爱好者及中医临床医生阅读参考。需要指出的是，本书中出现的犀角、穿山甲、羚羊角、龙骨等现已不再使用或使用其他替代产品。

编　者

目录

治阴虚劳热方

治阳虚方

治大气下陷方

治喘息方

治痰饮方

治肺病方

治吐衄方

治心病方

治癫狂方

治痫风方

治小儿风证方

治内外中风方

治肢体痿废方

治膈食方

治呕吐方

治霍乱方

治泄泻方

治痢方

治燥结方

治消渴方

治癃闭方

治淋浊方

治伤寒方

治温病方

治伤寒温病同用方

治瘟疫瘟疹方

治疟疾方

治气血郁滞肢体疼痛方

治女科方

治阴虚劳热方

资生汤

【方歌】

资生补脾生山药，术蒡玄参内金妙；
喘嗽身热脉虚数。劳瘵羸弱饮食少。

【方源】《医学衷中参西录》："治劳瘵羸弱已甚，饮食减少，喘促咳嗽，身热脉虚数者。亦治女子血枯不月。"

【组成】山药30克，玄参15克，白术9克，生鸡内金（捣碎）6克，牛蒡子（炒，捣）9克。

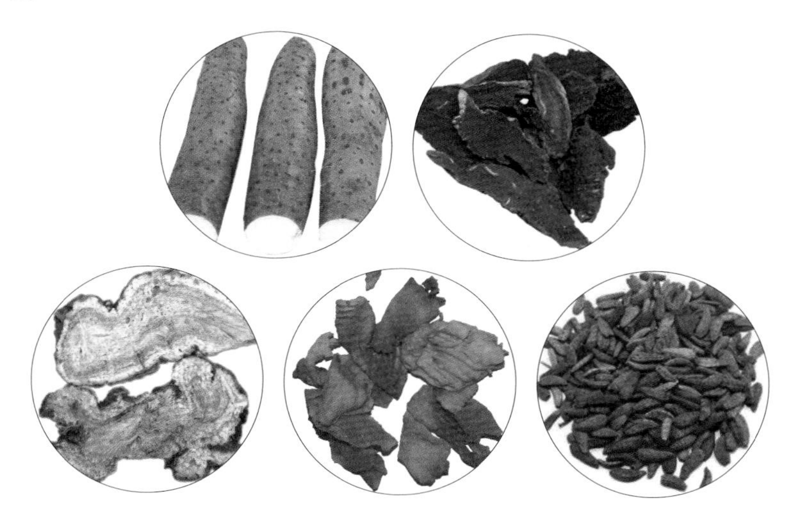

【用法】水煎服。

【功用】补脾健胃，润肺止咳。

【主治】劳瘵羸弱已甚，饮食减少，喘促咳嗽，身热，脉虚数者。亦治女子血枯经闭。

【方义方解】 张锡纯从《易经》理解此方，后又分析每味药在方中之作用，非常精辟独到。张锡纯说:“《易》有之‘至哉坤元,万物滋生’,言土德能生万物。人之脾胃属土，即一身之坤，亦能资生一身。脾胃健壮，多能消化饮食，则全身自然健壮。”又分析《黄帝内经·阴阳别论》中二阳之病发心脾，渐而有不得隐曲，在女子为不月，其传为风消、息贲，渐而成劳瘵之理。张锡纯认为：“劳瘵治疗之法应遵二阳之病发心脾之旨，当告诫病者淡泊寡欲，以养其心，又当补其脾胃，使饮食渐渐加多，身体自渐渐复原。所以方中用白术以健脾之阳，脾土健壮，自能助胃。山药以滋胃之阴，胃汁充足，自能纳食。鸡内金助健脾胃。方中此三味为不可挪移之品。玄参用之以去上焦之浮热，尤以治劳瘵之阴虚者尤宜。牛蒡子体滑气香，能润肺又能利肺，与山药、玄参并用，大能止嗽定喘，以成安肺之功，加之以为佐使。另外，如阴虚热甚，加生地黄，用其凉血退热之功。”张锡纯遵《黄帝内经》之旨，结合临证，创制了资生汤一方，治疗劳瘵，疗效卓著。

【运用】

1. 加减变化 热甚者，加生地黄 15 ～ 18 克；肺阴亏虚甚者，可加沙参、麦冬、紫菀等;脾胃阴伤甚者，可加玉竹、石斛等;津亏便秘者，可加火麻仁、白芍、生地黄等；月经量少或闭经者，可加当归、生地黄、丹参等。

2. 现代运用 如肺结核、糖尿病、肺心病、慢性虚弱病及妇女月经量少等疾病。

【方论精粹】

《医学衷中参西录》:“脾为后天之本，能资生一身。脾胃健壮，多能消化饮食，则全身自然健壮，何曾见有多饮多食，而病劳瘵者哉?《内经》阴阳别论曰：‘二阳之病发心脾，有不得隐曲，在女子为不月，其传为风以其先不过阳明，肾腑不能多纳饮食也，而原其饮食减少之故’。曰发于心脾，原其发于心脾之故。曰有不得隐曲者何居?盖心为神明之府，有时心有隐曲，思想不得自遂，则心神拂郁，心血亦遂不能濡润脾土，以成过思伤脾之病。脾伤不能助胃消食，变化精液，以溉五脏，在男子已隐受其病，而尚无显征；在女子则显然有不月之病。此乃即女以征男也。至于传为风消，传为息贲，无论男女病证至此，人人共见，劳瘵已成，挽回实难，故曰不治。然医者以活人为心，病证之危险，虽至极点，犹当于无可挽回之中，尽心设法以挽回之。而其挽回之法，仍当遵二阳之病发心脾之旨。戒病者淡泊寡欲，以养其心，而复善于补助其脾胃，使饮食渐渐加多，其身体自渐渐撤销。如此汤用于术以健脾之阳，脾土健壮，自能助胃。山药以滋胃之阴，胃汁充足，自能纳食（胃化食赖有酸汁）。特是脾为统血之脏，《内经》谓'血生脾'，盖谓脾系血液结成，故中多函血。西人亦谓脾中多回血管，为血汇萃之所。此证因心思拂郁，心血不能调畅，脾中血管遂多闭塞，或如烂炙，或成丝膜，此脾病之由。而脾与胃相助为理，一气贯通，脏病不能助腑，亦即胃不能纳食之由也。鸡内金为鸡之脾胃，中有瓷、石、铜、铁，皆能消化，其善化有形郁积可知。且其性甚和平，兼有以脾胃补脾胃之妙，故能助健补脾胃之药，特立奇功，迥非他药所能及也。方中以此三味为不可挪移之品。

玄参《神农本草经》谓其微寒，善治女子产乳余疾，且其味甘胜于苦，不至寒凉伤脾胃可知，故用之以去上焦之浮热，即以退周身之烧热；且其色黑多液，《神农本草经》又谓能补肾气，故以治劳瘵之阴虚者尤宜也。牛蒡子体滑气香，能润肺又能利肺，与山药、玄参并用，大能止嗽定喘，以成安肺之功，故加之以为佐使也。

地黄生用，其凉血退热之功，诚优于玄参。西人谓其中含铁质，人之血中，又实有铁锈。地黄之善退热者，不但以其能凉血滋阴，实有以铁补铁之妙，使血液充足，而蒸热自退也。又劳瘵之热，大抵因真阴亏损，相火不能潜藏。地黄善引相火下行，安其故宅。《神农本草经》列为上品，洵良药也。然必烧热过甚而始加之者，以此方原以健补脾胃为主，地黄虽系生用，经水火煎熬，其汁浆仍然粘泥，恐于脾胃有不宜也。至热甚者，其脾胃必不思饮食，用地黄退其热，则饮食可进，而转有辅助脾胃生山药，即坊间所鬻之干山药，而未经火炒者也。"

十全育真汤

【方歌】 十全育真治虚劳，三参知母芪山药；
三棱莪术龙牡合，止嗽除蒸敛汗高。

【方源】 《医学衷中参西录》："治虚劳，脉弦、数、细、微，肌肤甲错，形体羸瘦，饮食不壮筋力，或自汗，或咳逆，或喘促，或寒热不时，或多梦纷纭，精气不固。"

【组成】 党参、黄芪、山药、知母、玄参、生龙骨（捣细）、生牡蛎（捣细）各 12 克，丹参 6 克，三棱、莪术各 4.5 克。

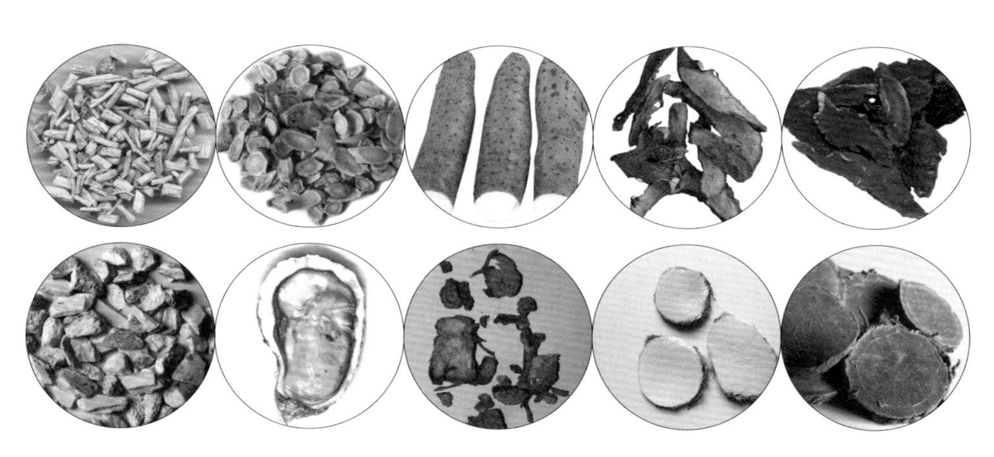

【用法】 水煎服。

【功用】 益气养阴，活血化瘀。

【主治】 气阴两虚兼血瘀型虚劳。

【方义方解】 方中党参、黄芪益气养阴；山药、知母、玄参滋阴降火；生龙骨、生牡蛎固涩敛汗安神；丹参、三棱、莪术治血去瘀。全方配伍，共奏补气养阴，活血固涩之功。

【运用】

1. 辨证要点 临床以形体消瘦，皮肤粗糙不润，或喘促、自汗，脉弦细数等为辨证要点。

2. 加减变化 气分虚甚者，去三棱、莪术，加生鸡内金9克；喘者，倍山药，加牛蒡子9克；汗多者，以白术易黄芪，倍龙骨、牡蛎，加山茱萸，生白芍各12克。

【方论精粹】

《医学衷中参西录》："本方主要病机要点为虚与瘀，虚为气阴两虚，瘀为血瘀。方中台参以培元气之根本，知母以滋阴，而山药、元参以壮真阴之渊源，丹参以化瘀血之渣滓。至生龙骨、生牡蛎，若取其收涩之性，能助黄芪以固元气；若取其凉润之性，能助知母以滋真阴；若取其开通之性，又能助三棱、莪术以消融瘀滞也。三棱、莪术既善破血，尤善调气，补药剂中以为佐使，将有瘀者可徐清消，即无瘀者亦可借其流通之力，以行补药之滞。"

山　药

药材档案

别名：山芋、薯蓣、玉延、土薯、怀山药、薯药。

药材特征：本品略呈圆柱形，弯曲而稍扁，长15～30厘米，直径1.5～6厘米。表面黄白色或淡黄色，有纵沟、纵皱纹及须根痕，偶有浅棕色外皮残留。体重，质坚实，不易折断，断面白色，粉性。气微，味淡、微酸，嚼之发黏。光山药呈圆柱形，两端平齐，长9～18厘米，直径1.5～3厘米。表面光滑，白色或黄白色。

性味归经：甘，平。归脾、肺、肾经。

功效主治：补脾养胃，生津益肺，补肾涩精。适用于脾虚食少，久泻不止，肺虚喘咳，肾虚遗精，带下，尿频，虚热消渴。麸炒山药补脾健胃。用于脾虚食少，泄泻便溏，白带过多。

醴泉饮

【方歌】 醴泉饮亦重滋阴，山药地黄并二参；
牛蒡赭石天冬草，喘嗽能除固肺金。

【方源】《医学衷中参西录》:“虚劳发热，或喘或嗽，脉数而弱。”

【组成】 山药30克，生地黄15克，人参、玄参、生赭石（轧细）、天冬各12克，牛蒡子（炒，捣）9克，甘草6克。

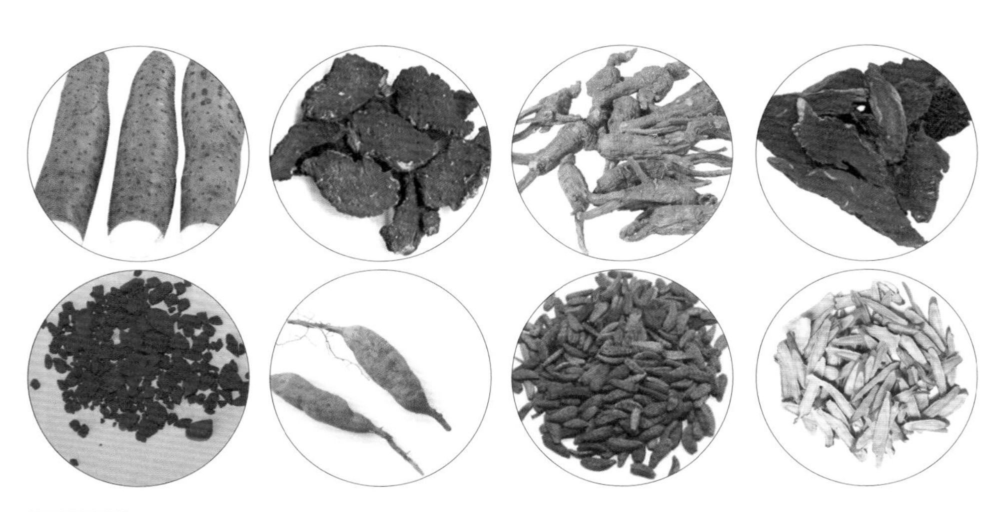

【用法】 水煎，每日1剂，分早晚2次温服。

【功用】 滋补肺阴，清火化痰。

【主治】 虚劳发热，或喘或嗽，脉数而弱。

【加减变化】 若其人胸中素觉短气，或大便易滑泻者，又当预防其大气下陷。用醴泉饮时，宜减生赭石、牛蒡子，并一切紫苏子、瓜蒌仁、紫菀、杏仁，治咳喘套药皆不宜用。

【方义方解】 本证因气阴两虚所致，故用山药、生地黄、玄参、天冬滋阴清热，人参补气，生赭石降逆，牛蒡子清肺止咳。

【方论精粹】

《医学衷中参西录》:“阴虚之甚者，其周身血脉津液，皆就枯涸。必用汁浆最多之药，滋脏腑之阴，即以溉周身之液，如方中之山药、生地黄是也。然脉之数者，固系阴虚，亦系气分虚弱，有不能支持之象，犹人之任重而体颤也。因而用人参以补助气分，与玄参、天冬之凉润者并用，又能补助阴分。且虑其升补之性，与咳嗽上逆者不宜，则又佐以赭石之压力最胜者，可使人参补益之力下行直至涌泉，而上焦之逆气浮火，皆随之顺流而下；更可使下焦真元之气，得人参之峻补而顿旺，自能吸引上焦之逆气浮火下行也。至于牛蒡子与山药并用最善止嗽，甘草与天冬并用最善润肺，此又屡试屡效也。”

地　黄

药材档案

别名：山烟、酒壶花、山白菜、山烟根。

药材特征：

生地黄：多呈不规则的团块状或长圆形，中间膨大，两端稍细，有的细小。呈长条状，稍扁而扭曲，长6～12厘米，直径2～6厘米。表面棕黑色或棕灰色，极皱缩，具不规则的横曲纹。体重，质较软而韧，不易折断，断面棕黑色或乌黑色，有光泽，具黏性。气微，味微甜。

熟地黄：本品为不规则的块片、碎块，大小、厚薄不一。表面乌黑色，有光泽，黏性大。质柔软而带韧性，不易折断，断面乌黑色，有光泽。气微，味甜。

性味归经：生地黄：甘，寒。归心、肝、肾经；熟地黄：甘，微温。归心、肝、肾经。

功效主治：生地黄：清热凉血，养阴生津。适用于热入营血，温毒发斑，吐血衄血，热病伤阴，舌绛烦渴，津伤便秘，阴虚发热，骨蒸劳热，内热消渴；熟地黄：滋阴补血，益精填髓。适用于肝肾阴虚，腰膝酸软，骨蒸潮热，盗汗遗精，内热消渴，血虚萎黄，心悸怔忡，月经不调，崩漏下血，眩晕，耳鸣，须发早白。

一味薯蓣饮

【方歌】 薯蓣饮方一味行，爱他品性最和平；
补脾补肺兼滋肾，劳瘵阴亏用最灵。

【方源】《医学衷中参西录》："治劳瘵发热，或喘或嗽，或自汗，或心中怔忡，或因小便不利，致大便滑泻，及一切阴分亏。"

【组成】生淮山药（切片）120克。

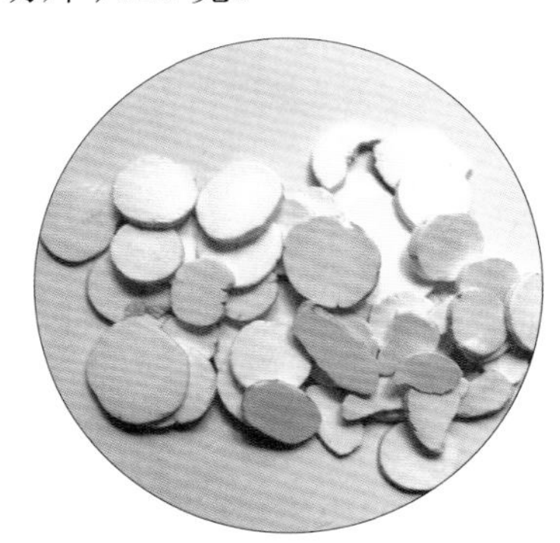

【用法】上味煮汁2大碗，以之当茶，徐徐温饮之。

【功用】补脾益肾，滋阴收涩，润燥祛湿。

【主治】脾肾两虚之小便不利、大便溏泻等症。

【方义方解】本证因气阴两虚所致，故用山药补脾肺之气，滋脾肾之阴。

【方论精粹】

《医学衷中参西录》："山药之性，能滋阴又能利湿，能滋润又能收涩。是以能补肺、补肾兼补脾胃。且其含蛋白质最多，在滋补药中诚为无上之品，特性甚和平，可常服耳。"

参麦汤

【方歌】

参麦汤中半夏蒡，苏甘薯芍合成方；
阴分久亏成喘嗽，开痰润肺保安康。

【方源】《医学衷中参西录》:“治阴分亏损已久，浸至肺虚有痰，咳嗽劳喘，或兼肺有结核者。”

【组成】人参、牛蒡子（炒，捣）、白芍各 9 克，麦冬 12 克，山药 18 克，清半夏（炒，捣）、紫苏子（炒，捣）各 6 克，甘草 4.5 克。

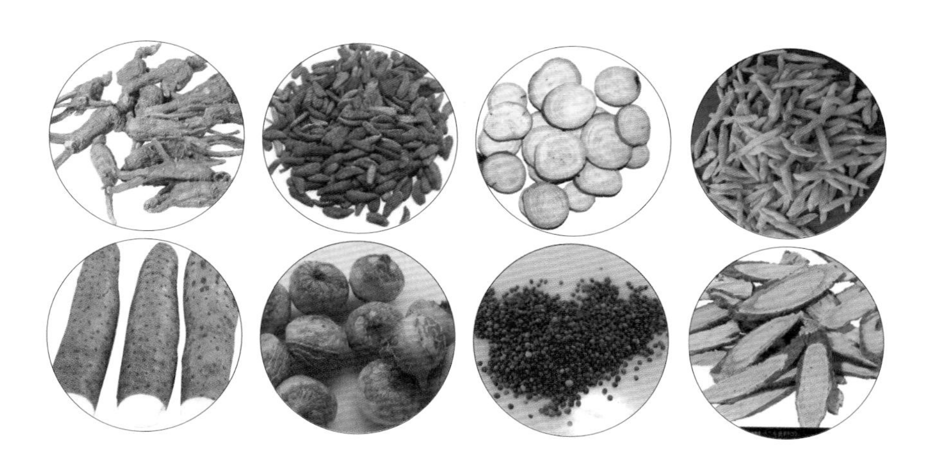

【用法】水煎，每日 1 剂，分早晚 2 次温服。

【功用】益气养阴，止咳化痰，降肺定喘。

【主治】气阴亏虚型咳喘证伴有痰者。

【方义方解】方中人参、山药、麦冬、白芍益气养阴；以清半夏、紫苏子、牛蒡子止咳化痰定喘；以甘草调和诸药。其中麦冬、白芍得清半夏而不滋腻，而白芍酸甘，又可收敛耗散之气阴。全方动静结合、上下同调、配伍严谨，疗效卓著。

【运用】

1. 加减变化 气虚甚者，加重人参之量，酌加黄芪；阴虚甚者，加重麦冬之量，酌加沙参、玄参、天花粉、百合、陈皮（防滋阴药碍胃）；咳喘痰多者，酌加葶苈子、款冬花、紫菀、川贝；肺阳虚者，酌加干姜、桂枝；兼外感，属风寒者，酌加麻黄、桂枝、苏叶；属风热者，酌加金银花、桑叶、菊花、连翘；兼肾虚者，酌加枸杞子、山茱萸、熟地黄、胡桃肉、蛤蚧等。

2. 现代运用 各种慢性肺病、冠心病等属气阴两虚兼有肺虚有痰、咳嗽气喘症状者。

【方论精粹】

《医学衷中参西录》："人参为补肺之主药，而有肺热还伤肺之虞，有麦冬以佐之，则转能退热。麦冬为润肺之要品，而有咳嗽忌用之说，有半夏以佐之，则转能止嗽。至于山药，其收涩也能助人参以补气，其黏润也能助麦冬以滋液。虽多服久服，或有壅滞，而牛蒡子之滑利，实又可以相济。且牛蒡子能降肺气之逆，半夏能降胃气、冲气之逆，苏子与人参同用，又能降逆气之因虚而逆。平其逆气，则喘与嗽不治自愈矣。用白芍者，因肝为肺之对宫，肺金虚损，不能清肃下行以镇肝木，则肝火恒恣横而上逆，故加芍药以敛戢其火。且芍药与甘草同用，甘苦化合味近人参，即功近人参，而又为补肺之品也。"

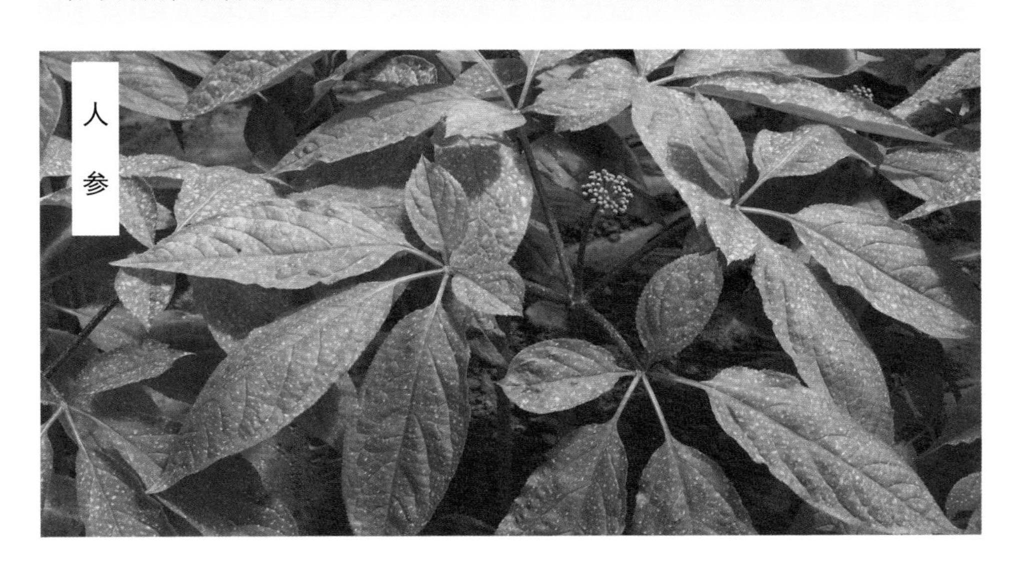
人参

珠玉二宝粥

【方歌】

粥称二宝玉联珠，山药柿霜薏米俱；
脾肺两亏虚热嗽，大剂缓进见嘉谟。

【方源】《医学衷中参西录》："治脾肺阴分亏损，饮食懒进，虚热劳嗽，并治一切阴虚之证。"

【组成】生山药、薏苡仁各 60 克，柿霜饼 24 克。

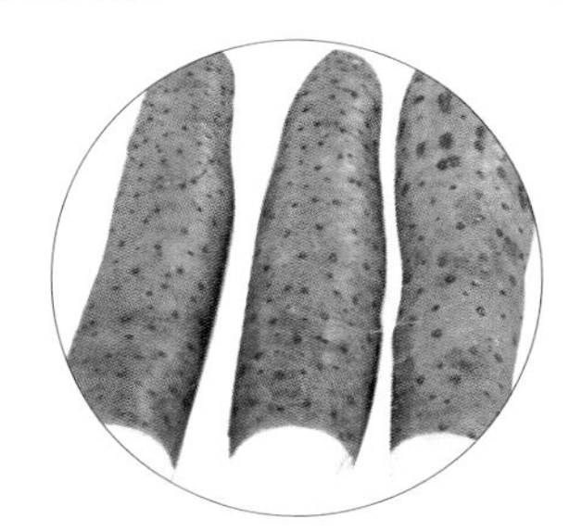
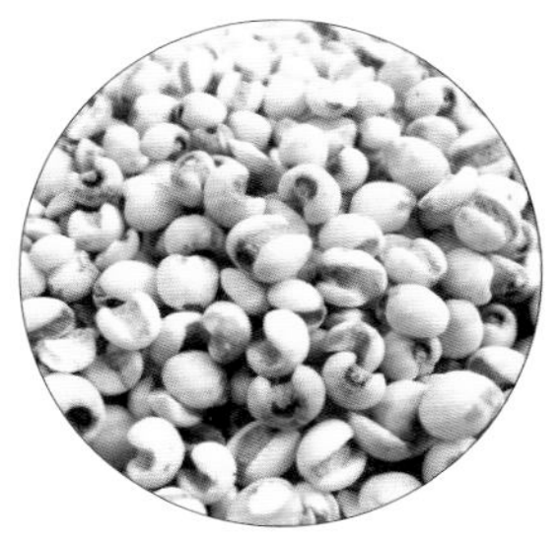
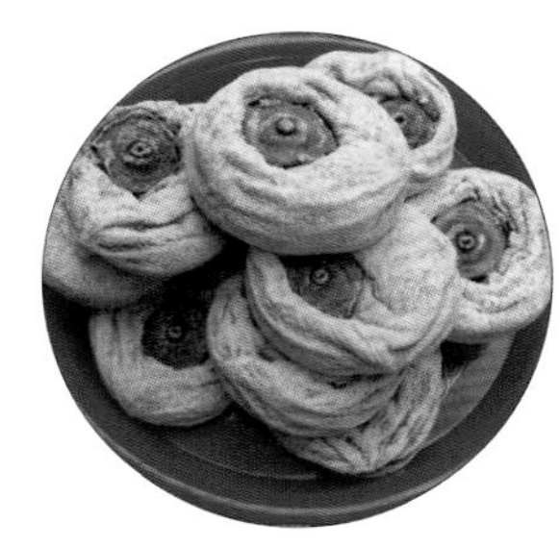

【用法】上 3 味，先将山药、薏苡仁捣成粗渣，煮至烂熟，再将柿霜饼切碎，调入融化，随意服之。

【功用】健脾补虚，润肺滋阴。

【主治】脾肺阴分亏损证。不欲饮食，虚热劳嗽，并治一切阴虚之证。

【方义方解】本证因脾肺气阴不足所致，故用生山药补肺养阴，薏苡仁甘淡健脾，兼能利湿，且防止山药久服滋腻，柿霜润肺生津。

【方论精粹】

《医学衷中参西录》："山药、薏苡仁皆清补脾肾之药。然单用山药，久则失于黏腻；单用薏苡仁，久则失于淡渗，唯等份并用，乃可久服无弊。又用柿霜饼之凉可润肺、甘能归脾者，以为之佐使。病人服之不但疗病，并可充饥，不但充饥，更可适口。用之对证，病自渐愈，即不对证，亦无大患，诚为至稳善之方也。"

沃雪汤

【方歌】

沃雪汤和二宝同，更兼肾气不归宫；
苡仁换做牛蒡子，理喘扶阴奏厥功。

【方源】《医学衷中参西录》:“脾肺阴分亏损，饮食懒进，虚热劳嗽，并治一切阴虚之证，更兼肾不纳气作喘者。”

【组成】山药 45 克，牛蒡子（炒，捣）12 克，柿霜饼（冲服）18 克。

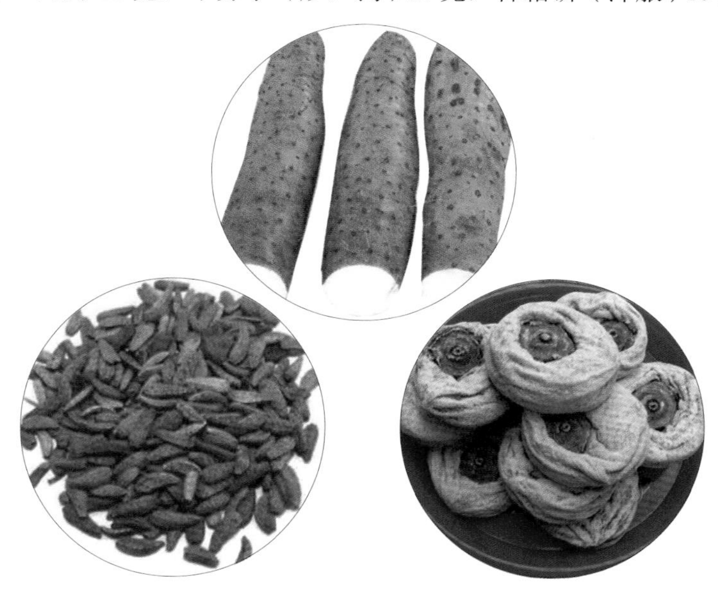

【用法】水煎，每日 1 剂，分早晚 2 次温服。

【功用】健脾补虚，降逆止咳。

【主治】脾肺阴分亏损证。虚热，咳嗽，并治一切阴虚之证，更兼肾不纳气作喘者。

【方义方解】山药补肺补肾兼补脾胃，滑润又能收涩。牛蒡子体滑气香，能润肺又能利肺，与山药并用，大能止嗽定喘。柿霜饼润肺益脾，为之佐使。

水晶桃

【方歌】

水晶桃用核桃仁，伴以柿霜各一斤；
肺肾两虚成喘嗽，腰肢酸疼效如神。

【方源】《医学衷中参西录》:“治肺肾两虚，或咳嗽，或喘逆，或腰膝酸痛，或四肢无力，以治孺子尤佳。”

【组成】核桃仁 500 克，柿霜饼 500 克。

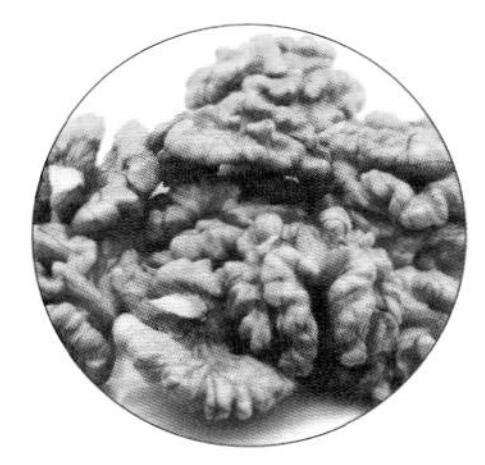
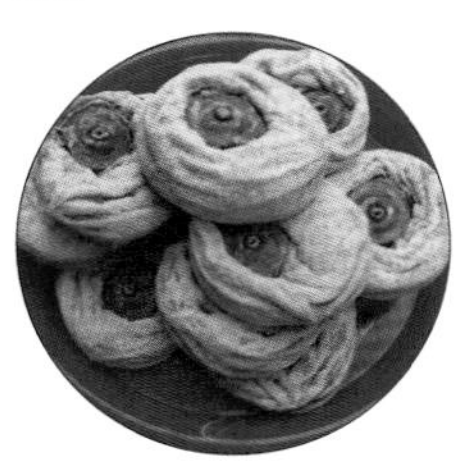

【用法】先将核桃仁饭甑蒸熟，再与柿霜饼同装入瓷器内蒸之，融化为一，晾冷随意服之。

【功用】补肾温阳，益肺滋阴。

【主治】肺肾两虚证。或咳嗽，或喘，或腰膝酸疼，或四肢无力，以治儿童尤佳。

【方义方解】本证因肺肾两虚所致，故用核桃仁补肾平喘，柿霜饼清肺润燥。

【方论精粹】

《医学衷中参西录》:“凡果核之仁，具补益之性者，皆能补肾。核桃乃果核之最大者，其仁既多脂，味更香美，为食中佳品，性善补肾可知。柿霜饼色白入肺，而甘凉滑润，其甘也能益肺气，其凉也能清肺热，其滑也能利肺痰，其润也能滋肺燥，与核桃仁同用，肺肾同补，金水相生，虚者必易壮实。且食之又甚适口，饥时可随便服之，以治儿童尤佳也。”

既济汤

【方歌】

既济汤中龙牡施，萸薯芍附地苓随；
阴阳两败将虚脱，上热下凉最合宜。

【方源】《医学衷中参西录》:“治大病后阴阳不相维系。阳欲上脱，或喘逆，或自汗，或目睛上窜，或心中摇摇如悬旌；阴欲下脱，或失精，或小便不禁，或大便滑泻。一切阴阳两虚，上热下凉之证。”

【组成】熟地黄、山茱萸（去净核）各 30 克，山药、生龙骨（捣细）、生牡蛎（捣细）各 18 克，茯苓、白芍各 9 克，附子 3 克。

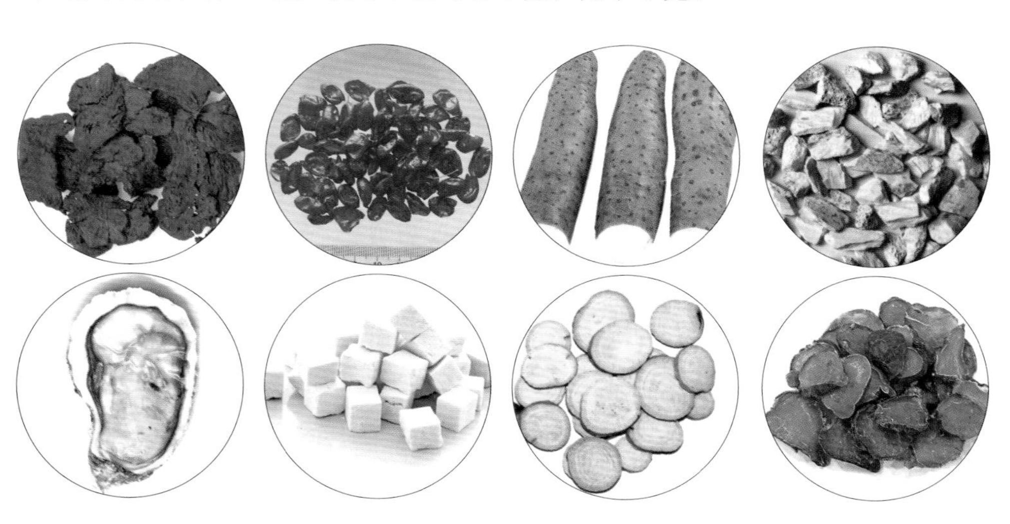

【用法】水煎，分 2 次温服，每日 1 剂。

【功用】峻补真阴，潜纳浮阳。

【主治】一切阴阳两虚，上热下凉之证。

【方义方解】方中熟地黄、山药以峻补真阴，加附子阴中救阳，山茱萸、生龙骨、生牡蛎收敛固涩，白芍敛阴潜阳，茯苓安神利湿，防止滋补滞腻。

【方论精粹】

《医学衷中参西录》:“或问:既济汤原为救脱之药,方中何以不用人参?答曰:人参之性补而兼升,以治上脱,转有气高不返之虞。喻嘉言《寓意草》中论之甚详。唯与赭石同用,始能纳气归根。而证兼下脱者,赭石又不宜用,为不用赭石,所以不敢用人参。且阳之上脱也,皆因真阴虚损,不能潜藏元阳,阳气始无所系恋而上奔。方中重用熟地黄、山药以峻补真阴,俾阴足自能潜阳。而佐以附子之辛热,原与元阳为同气,协同白芍之苦降(《神农本草经》苦味),自能引浮越之元阳下归其宅。更有山茱萸、生龙骨、生牡蛎以收敛之,俾其阴阳固结,不但元阳不复上脱,而真阴亦永不下脱矣。”

茯苓

药材档案

别名:茯菟、松薯、茯灵、云苓。

药材特征:茯苓个:呈类球形、椭圆形、扁圆形或不规则团块,大小不一。外皮薄而粗糙,棕褐色至黑褐色,有明显的皱缩纹理。体重,质坚实,断面颗粒性,有的具裂隙,外层淡棕色,内部白色,少数淡红色,有的中间抱有松根。气微,味淡。嚼之粘牙。

茯苓皮:为削下的茯苓外皮,形状大小不一。外面棕褐色至黑褐色,内面白色或淡棕色。质较松软,略具弹性。

茯苓块:为去皮后切制的茯苓,呈块片状,大小不一。白色、淡红色或淡棕色。

性味归经:甘、淡,平。归心、肺、脾、肾经。

功效主治:利水渗湿,健脾,宁心。适用于水肿尿少,痰饮眩悸,脾虚食少,便溏泄泻,心神不安,惊悸失眠。

来复汤

【方歌】

来复萸肉固虚脱，台参芍草龙牡合；
外感久病至极虚，急煎服之勿耽搁。

【方源】《医学衷中参西录》："治寒温外感诸证，大病瘥后不能自复，寒热往来，虚汗淋漓；或但热不寒，汗出而热解，须臾又热又汗，目睛上窜，势危欲脱；或喘逆，或怔忡，或气虚不足以息，诸证若见一端，即宜急服。"

【组成】山茱萸（去净核）60克，生龙骨（捣细）、生牡蛎（捣细）各30克，白芍18克，党参12克，甘草（蜜炙）6克。

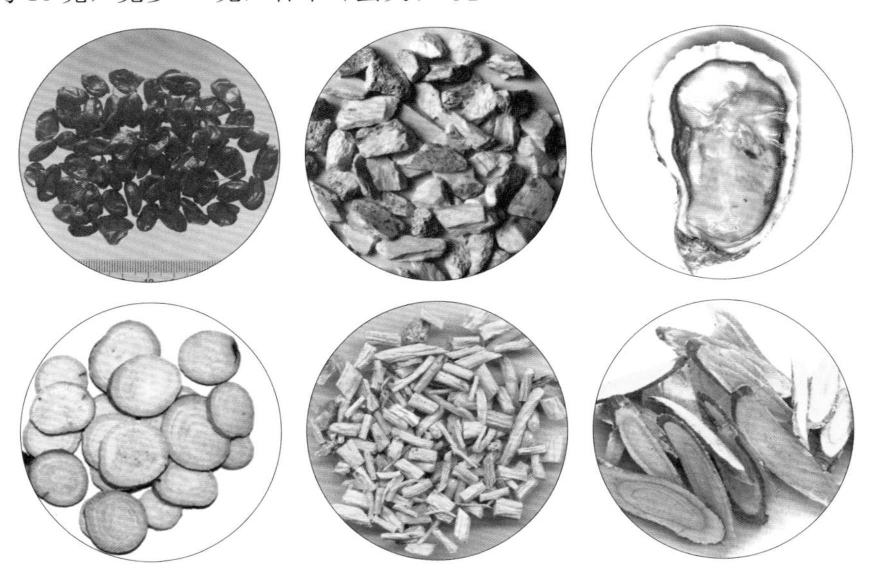

【用法】水煎服。

【功用】补益元气，回阳救逆，敛汗固脱。

【主治】寒温外感诸证。

【方义方解】全方立意巧妙，构思精准，配合精当，用药独具一格。方中以山茱萸用为主药，其有救脱之功，较参、术、芪更胜。盖山茱萸之性，不独补肝也，凡人身之阴阳气血将散者，皆能敛之。因此救脱之药，当以山茱萸为第一。生龙骨、生牡蛎敛正气不敛邪气，若煅之则其性过涩，亦必于外感有碍也。白芍与甘草同用，甘苦化合味近人参，合以党参共奏补益元气、回阳救逆固脱之功。

【方论精粹】

《医学衷中参西录》："凡人元气之脱，皆脱在肝。故人极虚者，其肝风必先动，肝风动，即元气欲脱之兆也。又肝与胆脏腑相根据，胆为少阳，有病主寒热往来；肝为厥阴，虚极亦为寒热往来，为有寒热，故多出汗。萸肉既能敛汗，又善补肝，是以肝虚极而元气将脱者服之最效。"

甘　草

药材档案

别名：甜草、甜草根、密草、红甘草、粉草、粉甘草、国老。

药材特征：甘草：根呈圆柱形，长 25 ~ 100 厘米，直径 0.6 ~ 3.5 厘米。外皮松紧不一。表面红棕色或灰棕色，具显著的纵皱纹、沟纹、皮孔及稀疏的细根痕。质坚实，断面略显纤维性，黄白色，粉性，形成层环明显，射线放射状，有的有裂隙。根茎呈圆柱形，表面有芽痕，断面中部有髓。气微，味甜而特殊。

胀果甘草：根及根茎木质粗壮，有的分枝，外皮粗糙，多灰棕色或灰褐色。质坚硬，木质纤维多，粉性小。根茎不定芽多而粗大。

性味归经：甘，平。归心、肺、脾、胃经。

功效主治：补脾益气，清热解毒，祛痰止咳，缓急止痛，调和诸药。适用于脾胃虚弱，倦怠乏力，心悸气短，咳嗽痰多，脘腹、四肢挛急疼痛，痈肿疮毒，缓解药物毒性、烈性。

镇摄汤

【方歌】

镇摄参赭与芡实，山萸山药苓半夏；
胸膈满闷脉大弦，慎勿当作实证治。

【方源】《医学衷中参西录》："胸膈满闷，其脉大而弦，按之似有力，非真有力，此脾胃真气外泄，冲脉逆气上干之证，慎勿作实证治之。若用开通之药，凶危立见。服此汤数剂后脉见柔和，即病有转机，多服自愈。"

【组成】党参、生赭石（轧细）、生芡实、山药、山茱萸（去净核）各 15 克，清半夏、茯苓各 6 克。

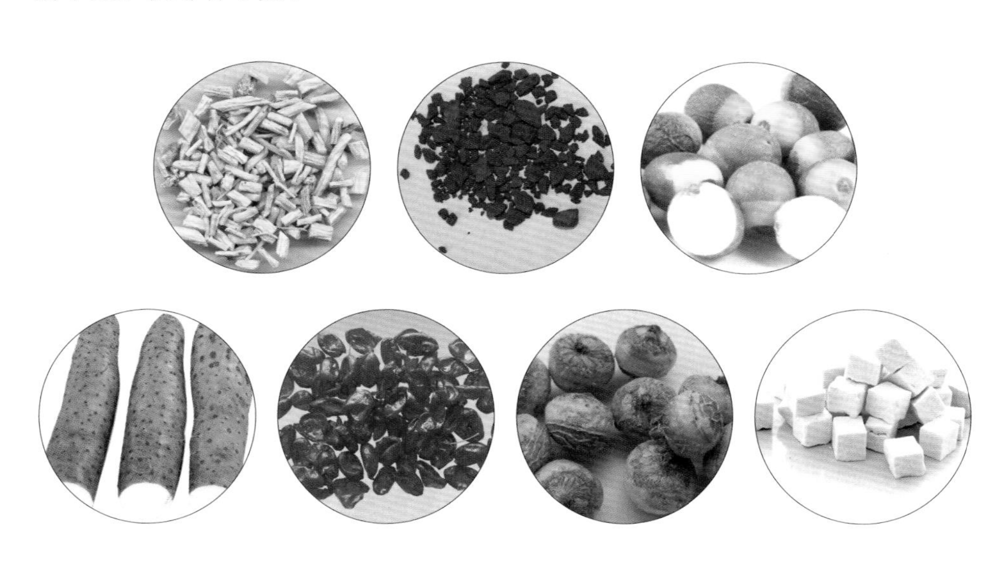

【用法】水煎，每日 1 剂，分 2 次温服。

【功用】补中益气，顺胃降逆。

【主治】胸膈满闷。

【加减变化】服药数剂后，满闷见轻，去芡实加白术 6 克。

【方义方解】 本方用党参、芡实、山药、茯苓诸味，皆补脾胃而益中气；清半夏、生赭石降冲气之逆；而山茱萸之善补肝，是以肝虚极而元气将脱者服之有效。

【方论精粹】

《医学衷中参西录》："今其脉弦而有力，乃肝木横恣，侵侮脾土之象，故知其脾胃虚也。冲脉上隶阳明，故冲气与胃气原相贯通。今因胃气虚而不降，冲气即易于上干。此时脾胃气化不固，既有外越之势，冲气复上干而排挤之，而其势愈外越，故其脉又兼大也。"

山茱萸

药材档案

别名：药枣、枣皮、萸肉、山萸肉、蜀酸枣、天木籽、山芋肉、实枣儿。

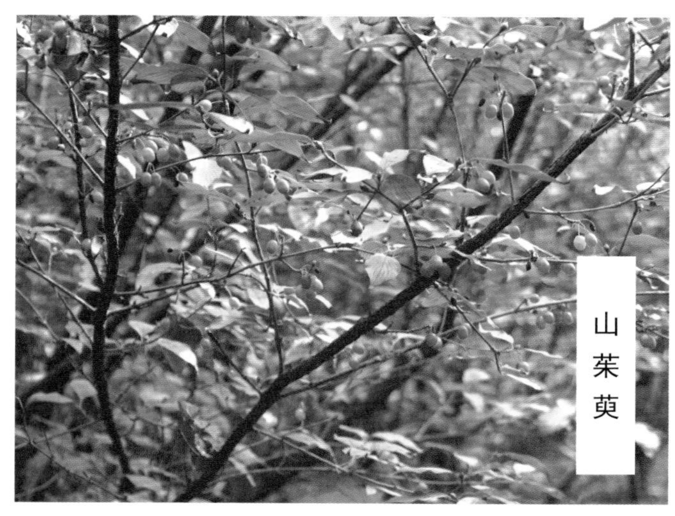

来源：本品为山茱萸科落叶小乔木植物山茱萸的干燥成熟果肉。

性味归经：酸、涩，微温。归肝、肾经。

功能主治：补益肝肾，收涩固脱。适用于眩晕耳鸣，腰膝酸痛，阳痿，遗精，遗尿尿频，妇人崩漏，带下清冷，大汗虚脱，内热消渴。

用量用法：内服：6 ~ 12 克，煎服。止汗固脱可大剂量应用，30 ~ 60 克。

使用注意：本品酸涩收敛，实邪、湿热证不宜用。

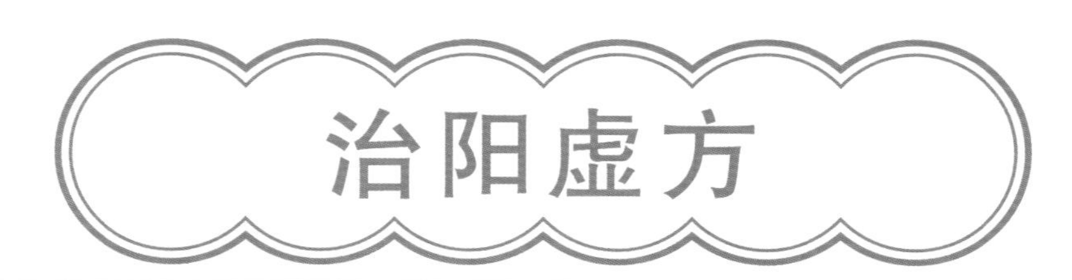

敦复汤

【方歌】

> 敦复萸桃参附脂，内金山药茯苓施；
> 下元衰败虚寒症，脾肾全归相火持。

【方源】《医学衷中参西录》："治下焦元气虚惫，相火衰微，致肾弱不能作强（《内经》云肾者作强之官），脾弱不能健运，或腰膝酸疼，或黎明泄泻，一切虚寒诸证。"

【组成】党参、补骨脂（炒，捣）、山茱萸（去净核）各 12 克，乌附子、核桃仁各 9 克，山药 15 克，茯苓、生鸡内金（捣细）各 4.5 克。

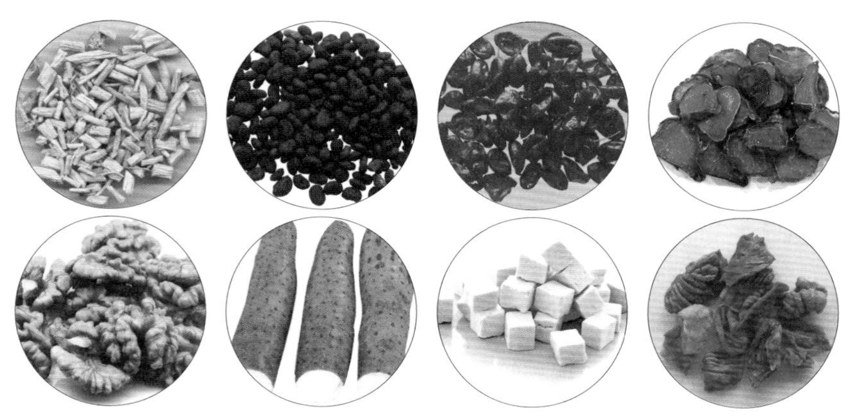

【用法】水煎，分 2 次温服，每日 1 剂。

【功用】温肾补脾，强壮真元。

【主治】肾阳虚弱、相火衰微、脾气不振所致的黎明泄泻、腹部隐痛、形寒肢冷等一切虚寒诸症。可适用于慢性结肠炎、慢性肠炎腹泻属脾肾虚寒者。

【方义方解】 方中党参、补骨脂、山茱萸健脾益气；乌附子、核桃仁温阴补肾；山药、茯苓、生鸡内金健脾补肾。全方共奏温肾补脾之效。

【方论精粹】

《医学衷中参西录》："方中以人参为君，与萸肉、茯苓并用，借用收敛下行之力，能大补肾中元气，元气既旺相火自生。又用乌附子、补骨脂之大热纯阳，直达下焦，以助相火之热力。核桃仁之温润多脂，峻补肾脏，以厚相火之基址。且附子与人参同用，名参附汤，为回元阳之神丹；补骨脂与核桃仁并用名青娥丸，为助相火之妙品（核桃仁属木，补骨脂属火，并用之，有木火相生之妙）。又恐药性太热，于下焦真阴久而有碍，故又重用生山药，取其浆汁黏稠，能滋下焦真阴，其气味甘温，又有因下焦气化也。"

附　子

药材档案

别名：五毒、铁花。

药材特征：盐附子：呈圆锥形，长4～7厘米，直径3～5厘米。表面灰黑色，被盐霜，顶端有凹陷的芽痕，周围有瘤状突起的支根或支根痕。体重，横切面灰褐色，可见充满盐霜的小空隙和多角形形成层环纹，环纹内侧导管束排列不整齐。气微，味成而麻，刺舌。

黑顺片：为纵切片，上宽下窄，长1.7～5厘米，宽0.9～3厘米，厚0.2～0.5厘米。外皮黑褐色，切面暗黄色，油润具光泽，半透明状，并有纵向导管束。质硬而脆，断面角质样。气微，味淡。

白附片：无外皮，黄白色，半透明，厚约0.3厘米。

性味归经：辛、甘，大热。有毒。归心、肾、脾经。

功效主治：回阳救逆，补火助阳，散寒止痛。适用于亡阳虚脱，肢冷脉微，心阳不足，胸痹心痛，虚寒吐泻，脘腹冷痛，肾阳虚衰，阳痿宫冷，阴寒水肿，阳虚外感，寒湿痹痛。

治大气下陷方

升陷汤

【方歌】 大气下陷不足息，知柴桔麻生箭芪；
张锡纯唤升陷汤，再加参萸治虚极。

【方源】 《医学衷中参西录》："治胸中大气下陷，气短不足以息。或努力呼吸，有似乎喘。或气息将停，危在顷刻。其兼证，或寒热往来，或咽干作渴，或满闷怔忡，或神昏健忘，种种病状，诚难悉数。其脉象沉迟微弱，关前尤甚。其剧者，或六脉不全，或参伍不调。"

【组成】 生黄芪 18 克，知母 9 克，柴胡 4.5 克，桔梗 4.5 克，升麻 3 克。

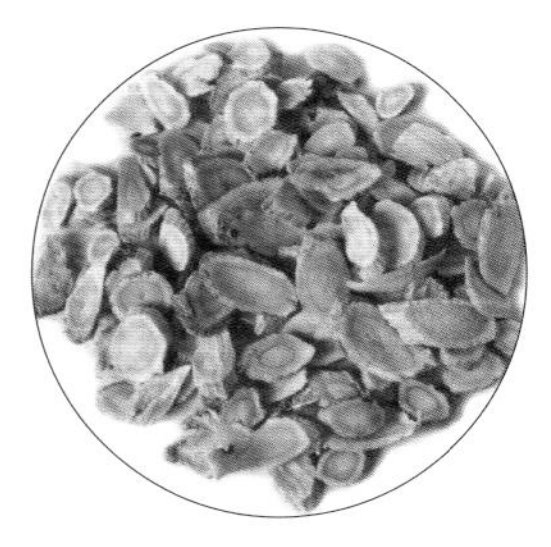
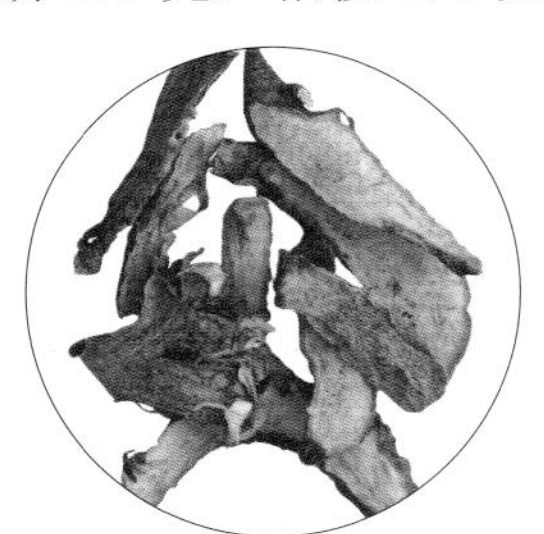
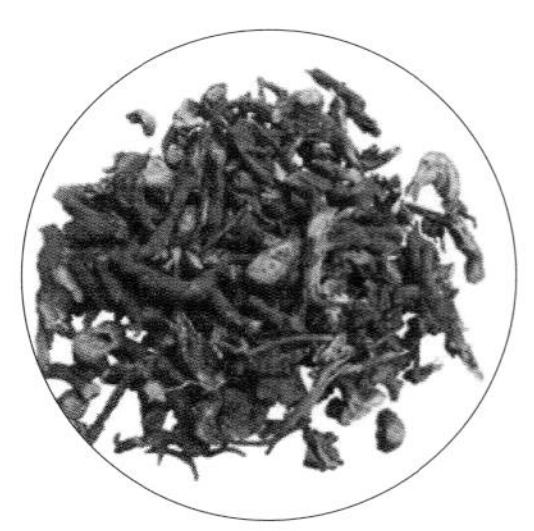
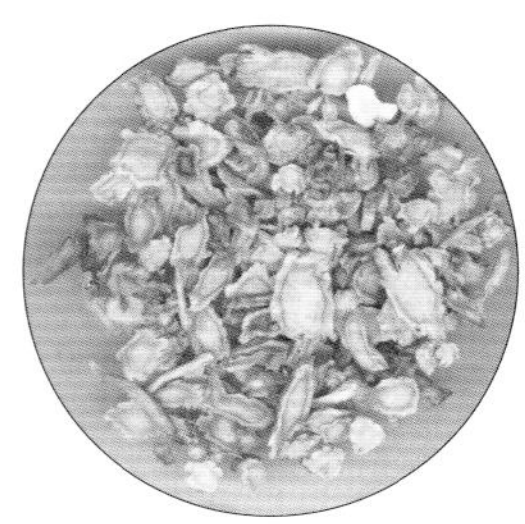
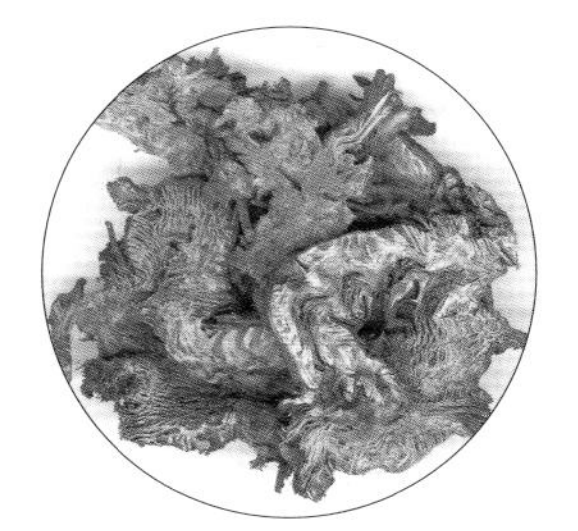

【用法】 水煎，分 2 次温服，每日 1 剂。

【功用】 升提大气。

【主治】 胸中大气下陷，气短不足以息，或努力呼吸，有似乎喘，或气息将停，危在顷刻。兼见寒热往来，或咽干作渴，或满闷怔忡，或神昏健忘，脉沉迟微弱。

【方义方解】 方中以生黄芪为主，补益肺气；辅以柴胡、升麻举陷升提；桔梗载药上行；合以知母甘寒清润，制生黄芪之温性，使升补而不偏于温，全方配伍，共奏益气升陷之效。

【运用】

1. 辨证要点 主要用于治疗胸中大气下陷，不能升举之证。临床应用以气短不足息、脉沉迟微弱，为其辨证要点。

2. 加减变化 气分虚极下陷者，酌加人参，或再加山茱萸（去净核），以收敛气分之耗散，使升者不至复陷更佳；若大气下陷过甚，至少腹下坠，或更作疼者，宜将升麻改用 4.5 克，或倍作 6 克；对脾肺虚极者，可酌加人参以加强益气之力，或更加山茱萸以收敛气分之耗散。

3. 现代运用 常用以治疗冠心病，胸痛，胃下垂；又有用以治疗糖尿病，胃扭转，子宫脱垂，哮喘，肺不张，便秘，脱肛，经行衄血，自汗，盗汗，感冒经久不愈，泄泻，尿频，皲裂等病症。

【方论精粹】

张锡纯《医学衷中参西录》："升陷汤，以黄芪为主者，因黄芪既善补气，又善升气。惟其性稍热，故以知母之凉润者济之。柴胡为少阳之药，能引大气之陷者自左上升。升麻为阳明之药，能引大气之陷者自右上升。桔梗为药中之舟楫，能载诸药之力上达胸中，故用之为向导也。至其气分虚极者，酌加人参，所以培气之本也。或更加萸肉，所以防气之涣也。至若少腹下坠或更作疼，其人之大气直陷至九渊，必需升麻之大力者，以升提之，故又加升麻五分或倍作二钱也。方中之用意如此，至随时活泼加减，尤在临证者之善变通耳。"

回阳升陷汤

【方歌】

回阳升陷重归芪，甘草干姜及桂枝；
心肺阳虚因短气，胸中大气急扶持。

【方源】《医学衷中参西录》:“治心肺阳虚，大气又下陷者。其人心冷、背紧、恶寒，常觉短气。”

【组成】生黄芪 24 克，干姜 18 克，当归 12 克，桂枝 9 克，甘草 3 克。

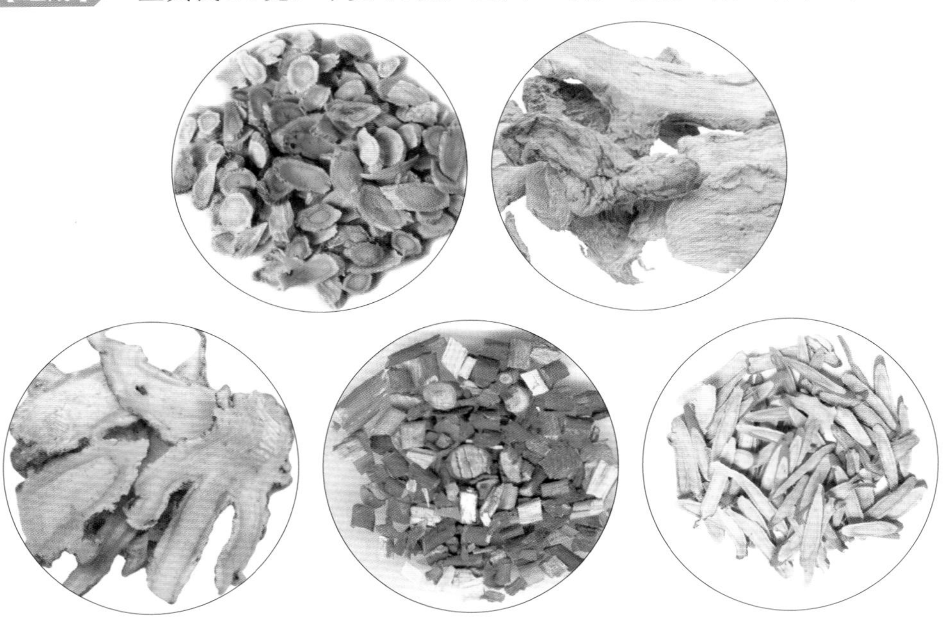

【用法】水煎，每日 1 剂，分早晚 2 次温服。

【功用】益气助阳。

【主治】心肺阳虚，大气又下陷者。

【方义方解】方中生黄芪补脾气，干姜、桂枝、甘草扶助脾阳，取辛甘化阳之意，当归身配生黄芪补益气血。

理郁升陷汤

【方歌】

升陷先须理郁宜，柴归乳没桂芪知；
若逢胁痛加龙牡，气郁经瘀脉细迟。

【方源】《医学衷中参西录》："治胸中大气下陷，又兼气分郁结，经络湮瘀者。"

【组成】生黄芪18克，知母、当归身、乳香（不去油）、没药（不去油）各9克，桂枝、柴胡各4.5克。

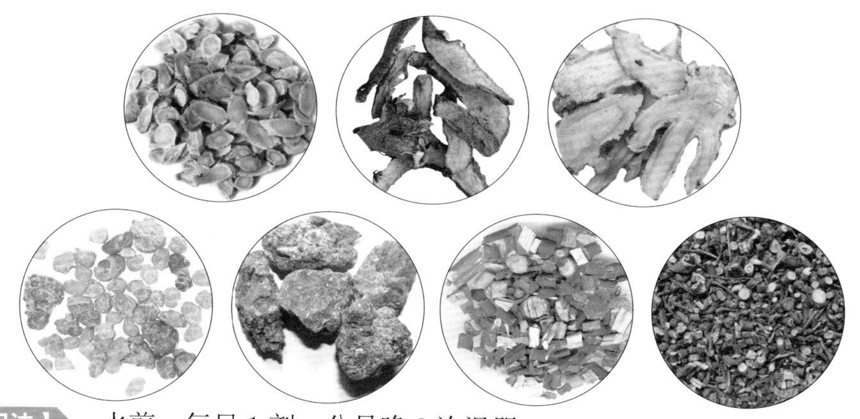

【用法】水煎，每日1剂，分早晚2次温服。

【功用】补脾疏肝，通络止痛。

【主治】胸中大气下陷，又兼气分郁结。

【加减变化】胁下撑胀，或兼疼者，加生龙骨、生牡蛎各15克；少腹下坠者，加升麻3克。

【方义方解】方中生黄芪补脾，以建中气；当归以补肝体；桂枝、柴胡以疏肝；知母以清热滋养阴液；乳香活血通络止痛。用生龙骨、生牡蛎，以敛戢肝火，肝气自不至横逆，此敛之即以泻之，古人治肝之妙术也。且生黄芪有膨胀之力，胀疼者原不宜用，有生龙骨、生牡蛎之收敛，以缩其膨胀之力，可放胆用之无碍。

醒脾升陷汤

【方歌】

> 醒脾升陷治脾虚，萆薢龙骨萸牡蛎；
> 小便不禁也用它，黄芪白术草寄续。

【方源】《医学衷中参西录》："治脾气虚极下陷，小便不禁。"

【组成】 生黄芪、白术、山茱萸（去净核）、龙骨（煅捣）、牡蛎（煅捣）各 12 克，桑寄生、川续断各 9 克，川萆薢、炙甘草各 6 克。

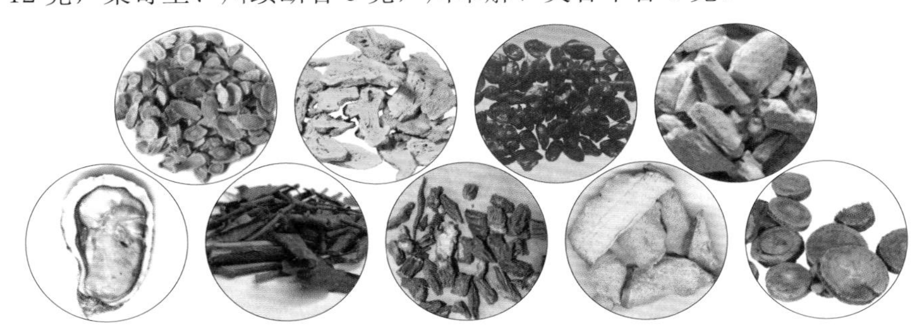

【用法】 水煎，分 2 次温服，每日 1 剂。

【功用】 补肾健脾，升陷止遗。

【主治】 脾气虚，小便不禁。

【方义方解】《医学衷中参西录》："《内经》曰：'饮入于胃，游溢精气，上输入脾，脾气散精，上归于肺，通调水道，下输膀胱。'是脾也者，原位居中焦，为水饮上达下输之枢机，枢机不旺，则不待上达而即下输，此小便之所以不禁也。然水饮降下之路不一，《内经》又谓'肝热病者，小便先黄'，又谓'肝壅两（胁也）满，卧则惊悸，不得小便'，且芍药为理肝之主药，而善利小便。由斯观之，是水饮又由胃入肝，而下达膀胱也。至胃中所余水饮，传至小肠渗出，此又人所共知。

故方中用黄芪、白术、甘草以升补脾气，即用黄芪同寄生、续断以升补肝气，更用龙骨、牡蛎、萸肉、萆薢以固涩小肠也。又人之胸中大气旺，自能吸摄全身气化不使下陷，黄芪与寄生并用，又为填补大气之要药也。

或问：黄芪为补肺脾之药，今谓其能补肝气何也？答曰：肝属木而应春令，其气温而性喜条达，黄芪性温而升以之补肝，原有同气相求之妙用。愚自临证以来，凡遇肝气虚弱，不能条达，一切补肝之药不效者，重用黄芪为主，而少佐以理气之品服之，复杯之顷，即见效验。是知谓肝虚无补法者，非见道之言也。

或问：《本经》谓桑寄生能治腰疼，坚齿发，长须眉，是当为补肝肾之药，而谓其能补胸中大气何也？答曰：寄生根不着土，寄生树上，最善吸空中之气，以自滋生，故其所含之气化，实与胸中大气为同类。尝见有以补肝肾，而多服久服，胸中恒觉满闷，无他，因其胸中大气不虚，故不受寄生之补也。且《神农本草经》不又谓其治痈肿乎？然痈肿初起，服之必无效，惟痈肿溃后，生肌不速，则用之甚效。如此而言，又与黄芪之主痈疽败证者相同，则其性近黄芪更可知矣。

或问：萆薢世医多用以治淋，夫淋以通利为主，盖取萆薢能利小便也。此方中用之以固小便，其性果固小便乎，抑利小便乎？答曰：萆薢为固涩下焦之要药，其能治失溺，《名医别录》原有明文。(《名医别录》者乃陶弘景集南北朝以前名医所用之药，附载于《神农本草经》之后，用墨书之，以别于《神农本草经》之朱书，故《名医别录》。虽非《神农本草经》，其书诚可确信。)时医因古方有萆薢分清饮，遂误认萆薢为利小便之要药，而于小便不利，淋涩诸证多用之。尝见有以利小便，而小便转癃闭者；以治淋证，竟致小便滴沥不通者，其误人可胜道哉！盖萆薢分清饮之君萆薢，原治小便频数，溺出旋白如油，乃下焦虚寒，气化不固之证，观其佐以缩小便之益智，温下焦之乌药，其用意可知。特当命名时少欠斟酌，遂致庸俗医辈，错有会心，贻害无穷，可不慎哉。”

【运用】

1. 辨证要点　尿频、尿急、尿痛或尿后不适，病情常随休息及精神变化而增减。

2. 加减变化　小便发黄，加黄柏、车前子；畏寒肢冷，加附子、肉桂；腰膝酸软，加杜仲、怀牛膝；气虚较甚，黄芪加至60克，白术加至30克；小便失禁，加芡实、益智仁；若兼血虚，加八珍汤。

3. 现代运用　常用于治疗尿道综合征、单纯性老年夜尿频症等。

治喘息方

参赭镇气汤

【方歌】

参赭镇气治喘息，台参龙骨生牡蛎，
山药赭石净萸肉，芡芍苏子降逆气。

【方源】《医学衷中参西录》:“治阴阳两虚，喘逆迫促，有将脱之势。亦治肾虚不摄，冲气上干，致胃气不降作满闷。”

【组成】人参、白芍各12克，生芡实、山药各15克，生赭石（轧细）、山茱萸（去净核）、生龙骨（捣细）、生牡蛎（捣细）各18克，紫苏子（炒，捣）6克。

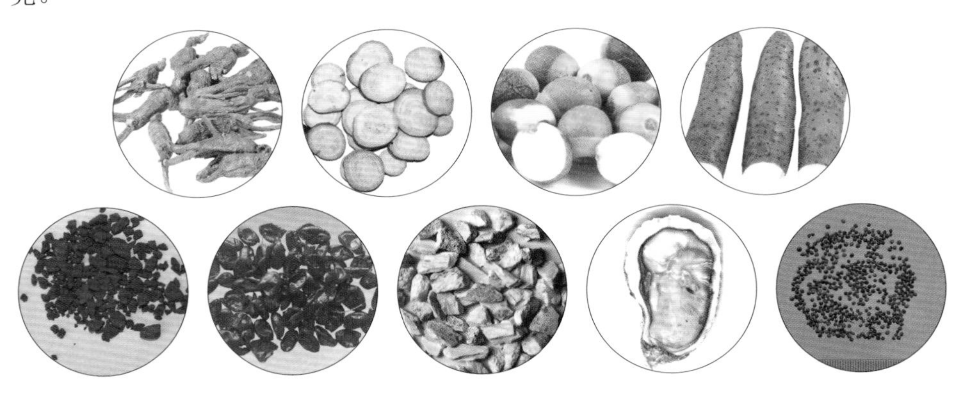

【用法】水煎，分2次温服，每日1剂。

【功用】补肾降冲，下气平喘。

【主治】阴阳两虚，喘逆急促，亦治肾虚不摄，冲气上干，致胃气不降作满闷。

【方义方解】方中用人参补元气而固脱；山药、山茱萸健脾益肾，以助人参而补养阴阳；代赭石重镇降逆，开胸膈，坠痰涎与人参相伍，可起到固元阳而镇逆气的作用；生牡蛎、生龙骨摄纳浮气；生芡实、白芍益肝肾而收敛浮散之气；紫苏子降气平喘，祛痰开郁，助赭石以降逆气。诸药相合，使欲脱之元气得补。冲逆之气得以镇降，浮散之气得以收摄，则上逆之阴阳复归其他，元气得以固守，喘即得以平息。

【运用】

1. 辨证要点 临床以喘逆急促，有将脱之势为辨证要点。

2. 加减变化 症状较轻者，可用太子参代替人参；肾气不固，喘而遗尿者，加桑寄生、乌药、桑螵蛸;肾虚水泛，喘而浮肿者，加茯苓、桂枝、地龙;痰涎壅盛者，加白芥子、姜半夏；肾阳衰微，精神萎靡者加炮附子。

3. 现代运用 支气管哮喘，肺气肿，肺心病的老年患者。

【方论精粹】

《医学衷中参西录》:“生赭石压力最胜，能镇胃气冲气上逆，开胸膈，坠痰涎，止呕吐，通燥结，用之得当，诚有捷效。虚者可与人参同用。仲景旋复代赭石汤，赭石、人参并用。治‘伤寒发汗，若吐若下解后，心下痞硬，噫气不除者’。参、赭镇气汤中人参，借赭石下行之力，挽回将脱之元气，以镇安奠定之，亦旋复代赭石汤之义也。

一妇人，年三十余，劳心之后兼以伤心，忽喘逆大作，迫促异常。其翁知医，以补敛元气之药治之，觉胸中窒碍不能容受。更他医以为外感，投以小剂青龙汤喘益甚。延愚诊视，其脉浮而微数，按之即无，知为阴阳两虚之证。盖阳虚则元气不能自摄，阴虚而肝肾又不能纳气，故作喘也。为制此汤，病患服药后，未及复杯曰：‘吾有命矣。’询之曰：‘从前呼吸惟在喉间，几欲脱去，今则转落丹田矣。’果一剂病愈强半，又服数剂全愈。”

薯蓣纳气汤

【方歌】

薯蓣纳气芍牛蒡，萸地苏龙草柿霜；
补肾敛肝还补肺，阴虚喘逆是良方。

【方源】《医学衷中参西录》："治阴虚不纳气作喘逆。"

【组成】 山药30克，熟地黄、山茱萸（去净核）、生龙骨（捣细）15克，柿霜饼（冲服）、白芍各12克，牛蒡子（炒，捣）、紫苏子（炒，捣）、炙甘草各6克。

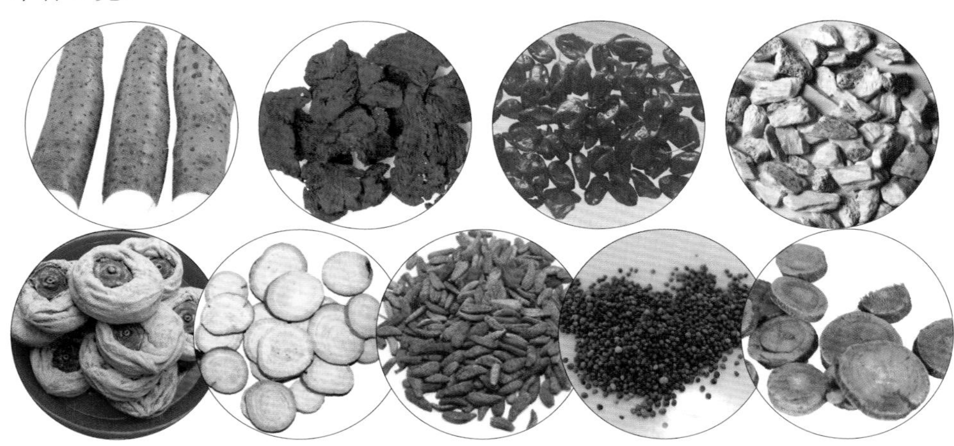

【用法】 水煎，每日1剂，分早晚2次温服。

【功用】 滋肾补肝，养阴定喘。

【主治】 肾阴虚不纳气，喘逆痰鸣，口燥咽干，舌质红，脉细数。

【方义方解】 方中山药补肾兼能补肺，且有收敛之功，治阴虚气喘之功最弘；配以熟地黄、山茱萸滋肾补肝，纳气定喘；生龙骨潜阳镇逆；白芍、炙甘草甘酸化阴，合之柿霜饼之凉润多液，均为养阴之妙品；紫苏子，牛蒡子又能清痰降逆，使逆气转而下行，即能引药力速于下达。配合成方，共奏滋肾补肝，养阴定喘之功。

滋培汤

【方歌】

滋培汤善治虚劳，白术陈皮生山药，
牛蒡炒捣甘草炙，玄参赭石杭白芍。

【方源】 《医学衷中参西录》："治虚劳喘逆，饮食减少，或兼咳嗽，并治一切阴虚羸弱诸证。"

【组成】 山药30克，白术（炒）、白芍、玄参、生赭石（轧细）各9克，陈皮、牛蒡子（炒，捣）、炙甘草各6克。

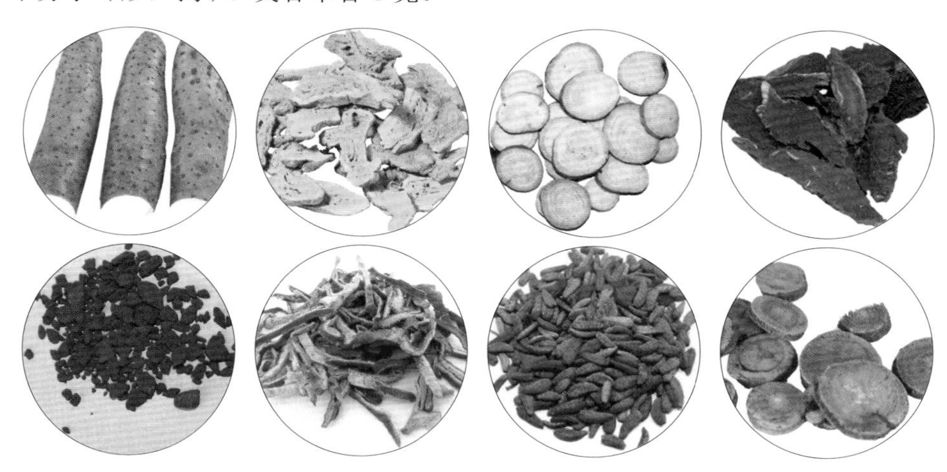

【用法】 水煎，分2次温服，每日1剂。

【功用】 补脾和胃，降逆平喘。

【主治】 虚劳喘逆，食欲不佳，或兼咳嗽者。

【加减变化】 喘剧时，可用曼陀罗花（或叶）作烟吸之，实有目前捷效；痰结阻塞者，可用纸浸入硝水内，取出晒干，置盆内燃点，乘烟雾熏腾时吸入，有豁痰之功。

【方义方解】 方中山药滋脾阴，白术理脾阳，阴阳调和，自能运化精微，培养气血；生赭石降胃之气，陈皮和胃之气，与山药、玄参并用，又为养阴止咳之要品；炙甘草、白芍，取其甘苦化合，大有益于脾胃，兼能滋补阴分；

牛蒡子体滑气香，能润肺又能利肺，与山药、玄参并用，大能止咳定喘，以成安肺之功，加之以为佐使也。本方治虚劳喘嗽因胃气不降上逆迫肺者，大有功效。

【方论精粹】

《医学衷中参西录》:“痰郁肺窍则作喘，肾虚不纳气亦作喘，是以论喘者恒责之肺、肾二脏，未有责之脾、胃者。不知胃气宜息息下行，有时不下行而转上逆，并迫肺气亦上逆即可作喘。脾体中空，能容纳诸回血管之血，运化中焦之气，以为气血宽闲之地，有时失其中空之体，或变为紧缩，或变为胀大，以致壅激气血上逆迫肺，亦可作喘。且脾脉缓大，为太阴湿土之正象，虚劳喘嗽者，脉多弦数，与缓大之脉反对，乃脾土之病脉也。故重用山药以滋脾之阴，佐以白术以理脾之阳，脾脏之阴阳调和，自无或紧缩、或涨大之虞。特是脾与胃脏腑相根据，凡补脾之药皆能补胃。而究之脏腑异用，脾以健运磨积，宜通津液为主;胃以熟腐水谷，传送糟粕为主。若单服补药，壅滞其传送下达之机，胃气或易于上逆，故又宜以降胃之药佐之，方中之赭石、陈皮、牛蒡是也。且此数药之性，皆能清痰涎，利肺气，与山药、玄参并用，又为养肺止嗽之要品也。用甘草、白芍者，取其甘苦化合，大有益于脾胃，兼能滋补阴分也。并治一切虚劳诸证者，诚以脾胃健壮，饮食增多，自能运化精微以培养气血也。”

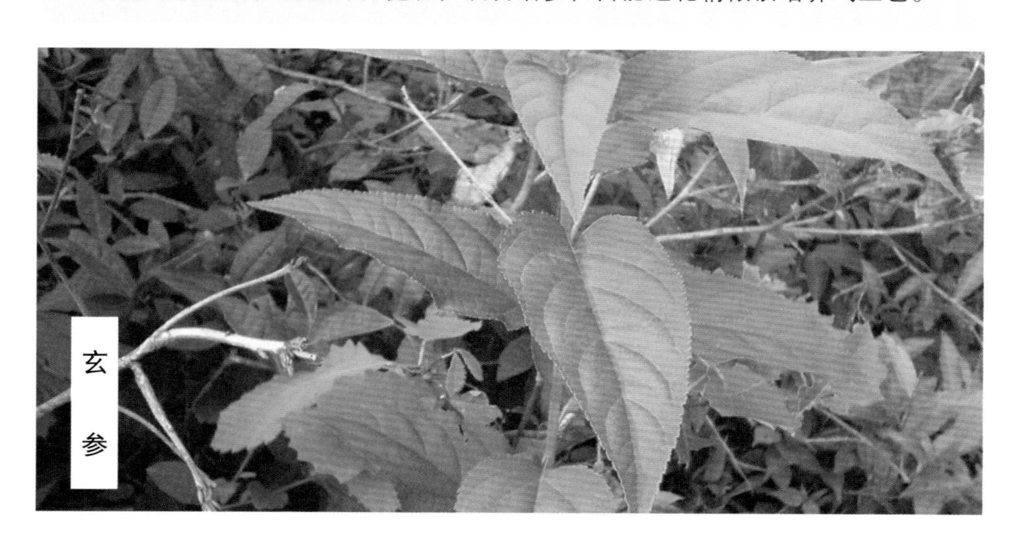
玄参

治痰饮方

理饮汤

【方歌】

理饮汤中术姜配，桂枝甘草茯苓备；
白芍橘红加川朴，通阳化痰效验最。

【方源】《医学衷中参西录》："治因心肺阳虚，致脾湿不升，胃郁不降，饮食不能运化精微，变为饮邪，停于胃口为满闷，溢于膈上为短气，渍满肺窍为喘促，滞腻咽喉为咳吐粘涎。甚或阴霾布满上焦，心肺之阳不能舒畅，转郁而作热。或阴气逼阳外出为身热，迫阳气上浮为耳聋。然必诊其脉，确乎弦迟细弱者，方能投以此汤。"

【组成】白术 12 克，干姜 15 克，桂枝、炙甘草、茯苓、白芍各 6 克，橘红、厚朴各 4.5 克。

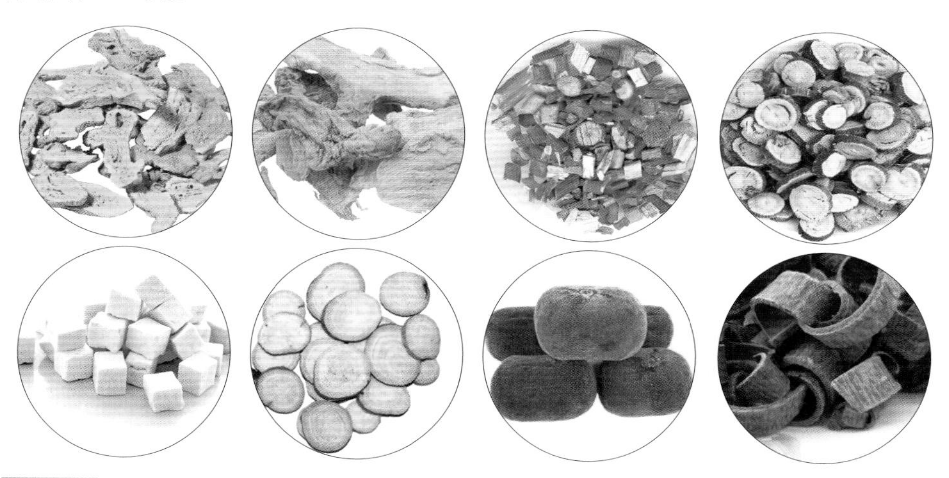

【用法】水煎，分 2 次温服，每日 1 剂。

【功用】宣通阳气，利痰化饮。

【主治】 痰饮证。症见咳嗽痰多，色白易于咳出，喉中痰声辘辘，脘闷呕恶，晨起较甚，或纳呆便溏腹胀，或有轻度浮肿舌苔厚腻，脉缓或濡。

【方义方解】 方书谓，饮为水之所结，痰为火之所凝。是谓饮凉而痰热也。究之饮证亦自分凉热，其热者，多由于忧思过度，甚则或至癫狂，虽有饮而恒不外吐。其凉者，则由于心肺阳虚，如方名下所言种种情状。且其证，时吐稀涎，常觉短气，饮食减少，是其明征也。

方中用桂枝、干姜以助心肺之阳而宣通之；白术、茯苓、炙甘草理脾之湿而淡渗之；用厚朴者，叶天士谓“厚朴多用则破气，少用则通阳”，欲借温通之性，使胃中阳通气降，运水谷速下行也；用橘红者，助白术、茯苓、炙甘草以利痰饮也。《神农本草经》谓白芍苦平，后世谓白芍酸敛之性，可制虚火之浮游。又取其凉润之性，善滋肝胆之阴，即预防肝胆之热也。况其善利小便，小便利而痰饮自减乎。

【运用】

1. 辨证要点 咳喘短气，胸满；痰涎多而清稀，咳吐不爽；头眩耳鸣，烦躁身热；脉象弦迟细弱，或浮大无力，舌苔白滑或厚腻为其辨证要点。

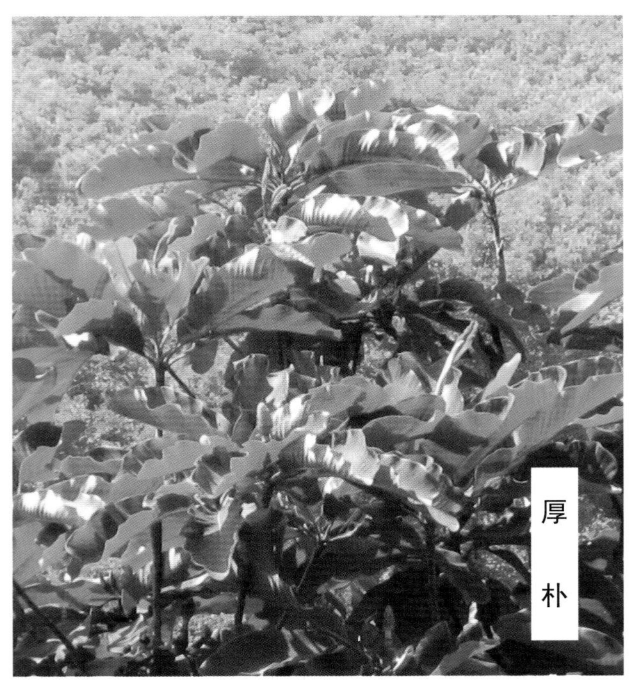

2. 加减变化 气分不足者，加生黄芪；黎明泄泻者，去厚朴、白芍，加鸡内金 4.5 克，补骨脂 9 克。

3. 现代运用 慢性阻塞性肺病、心功能不全、冠心病、美尼尔综合征等辨证为阳虚痰饮证者皆可用本方加减治疗。

理痰汤

【方歌】

理痰陈夏黑芝麻，芍芡茯苓柏子加；
喘逆怔忡胸膈满，痰涎壅盛不须嗟。

【方源】《医学衷中参西录》："治痰涎郁塞胸膈，满闷短气。或渍于肺中为喘促咳逆。停于心下为惊悸不寐。滞于胃口为胀满哕呃。溢于经络为肢体麻木或偏枯。留于关节，着于筋骨，为俯仰不利，牵引作痛。随逆气肝火上升，为眩晕不能坐立。"

【组成】生芡实30克，清半夏12克，黑芝麻（炒，捣）9克，柏子仁（炒，捣）、白芍、陈皮、茯苓各6克。

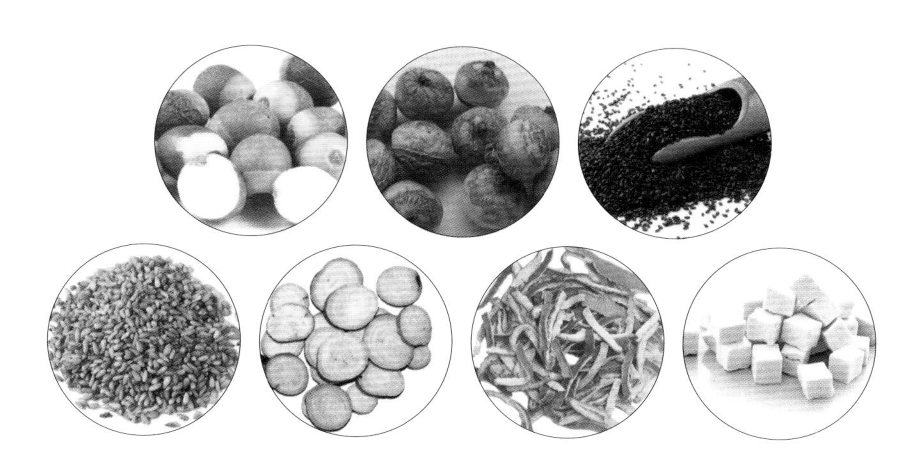

【用法】水煎服。

【功用】除痰润燥，滋养肝肾。

【主治】痰饮。

【方义方解】本证因气逆痰阻所致，方中半夏、茯苓、陈皮降胃化痰利湿，重用芡实收敛肾气，白芍滋阴和络，黑芝麻补益肝肾，柏子仁养血安神。全方配伍，共奏除痰润燥、滋养肝肾之功。

【方论精粹】

《医学衷中参西录》："方中以清半夏为君，以降冲胃之逆。重用生芡实，一方面收敛冲气，另一方面收敛肾气。肾之气化治，膀胱与冲之气化，自无不治，痰之本原清矣。用芝麻，柏子仁者，润半夏之燥，兼能助芡实补肾也。用白芍、茯苓者，一滋阴以利小便，一淡渗以利小便。方中陈皮，非借其化痰之力，实借其行气之力，佐清半夏以降气，并以行生芡实、芝麻、柏子仁之滞腻也。"

白　芍

药材档案

别名：白芍药、金芍药。

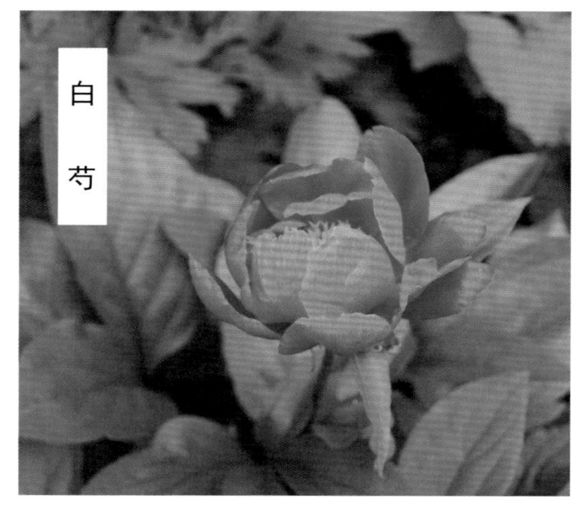

药材特征：本品呈圆柱形，平直或稍弯曲，两端平截，长 5 ~ 18 厘米，直径 1 ~ 2.5 厘米。表面类白色或淡红棕色，光洁或有纵皱纹及细根痕，偶有残存的棕褐色外皮。质坚实，不易折断，断面较平坦，类白色或微带棕红色，形成层环明显，射线放射状。气微，味微苦、酸。

性味归经：苦、酸，微寒。归肝、脾经。

功效主治：养血调经，敛阴止汗，柔肝止痛，平抑肝阳。适用于血虚萎黄，月经不调，自汗，盗汗，胁痛，腹痛，四肢挛痛，头痛眩晕。

龙蚝理痰汤

【方歌】

龙蚝理痰去芡实，龙牡赭石朴硝存，
思虑生痰痰生热，神志不宁此方能。

【方源】 《医学衷中参西录》："治因思虑生痰，因痰生热，神志不宁。"

【组成】 清半夏12克，生龙骨（捣细）、生牡蛎（捣细）各18克，黑芝麻（炒，捣）、生赭石（轧细）、柏子仁（炒，捣）、白芍各9克，陈皮、茯苓、朴硝各6克。

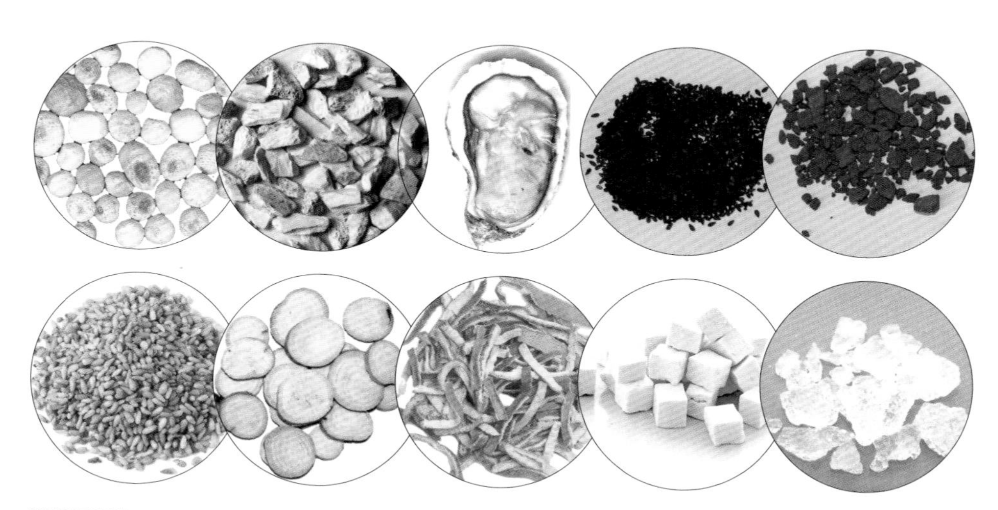

【用法】 水煎服。

【功用】 化痰清热，镇心安神。

【主治】 因思虑生痰，因痰生热，神志不宁。

【方义方解】 方中龙骨、生牡蛎开痰宁心，赭石、朴硝、半夏、陈皮降逆开痰，黑芝麻、柏子仁补肾养心，兼制半夏之燥，白芍平肝养阴，茯苓除湿安神。全方共奏化痰清热、镇心安神之功。

【方论精粹】

《医学衷中参西录》："此方，即理痰汤以龙骨、牡蛎代芡实，又如赭石、朴硝也。其所以如此加减者，因此方所主之痰，乃而兼实之痰。实痰宜开，礞石滚痰执之用硝、黄者是也；虚窦宜补，肾虚泛作痰，当肾气执以逐之者是也。至虚而兼实之痰，则必一药之中，能开痰亦能补虚，其药乃为对证，若此方之龙骨、牡蛎是也。盖人之心肾，原相助为理。肾虚则水精不能上输以镇心，而心易生热，是由肾而病及心也；心因思虑过度生热，必暗吸肾之真阴以自救，则肾易亏耗，是由心而病及肾也。于是心肾交病，思虑愈够，热炽液凝，痰涎壅滞矣。惟龙骨、牡蛎能宁心固肾，安神清热，而二药并用，陈修园又称为治痰之神品，诚为见道之言，故方中用之以治代芡实，而犹恐痰涎过盛，消之不能尽消，故又加赭石、朴硝以引之下行也。"

黑芝麻

药材档案

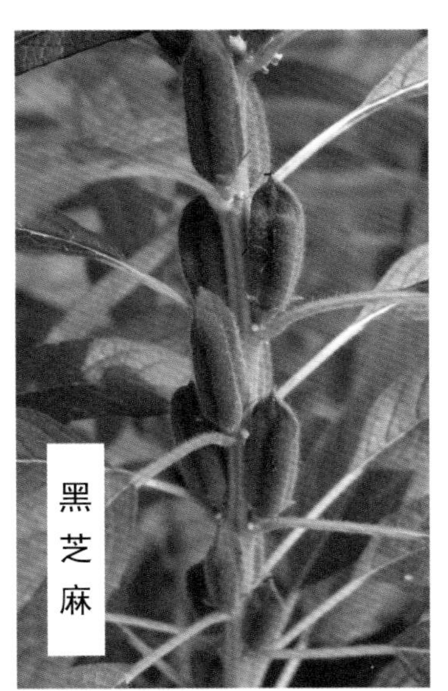

别名：油麻、乌麻子、芝麻、黑脂麻、乌芝麻。

药材特征：本品呈扁卵圆形，长约 3 毫米，宽约 2 毫米。表面黑色，平滑或有网状皱纹。尖端有棕色点状种脐，种皮薄，子叶 2，白色，富油性。气微，味甘。有油香气。

性味归经：甘，平。归肝、肾、大肠经。

功效主治：补肝肾，益精血，润肠燥。适用于精血亏虚，头晕眼花，耳鸣耳聋，须发早白，病后脱发，肠燥便秘。

健脾化痰丸

【方歌】

健脾为本化痰丸，白术内金两味完；
补益宣通能并用，除痰消积有何难？

【方源】《医学衷中参西录》："治脾胃虚弱，不能运化饮食，以至生痰……又此方不但治痰甚效，凡懒于饮食者，服之莫不饮食增多。且久服之，并可消融腹中一切积聚。"

【组成】生白术、生鸡内金（去净瓦石、糟粕）各 60 克。

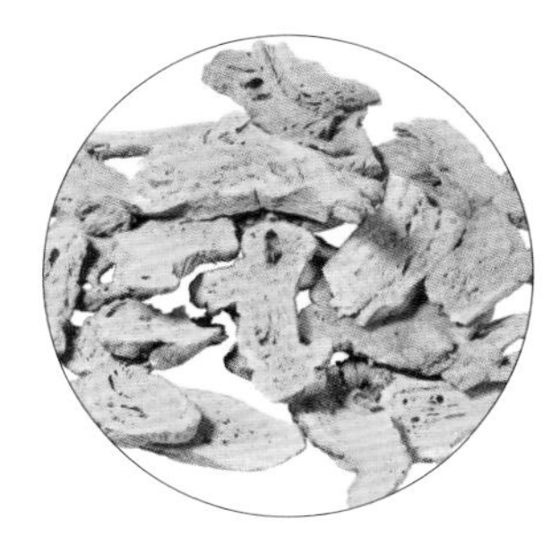

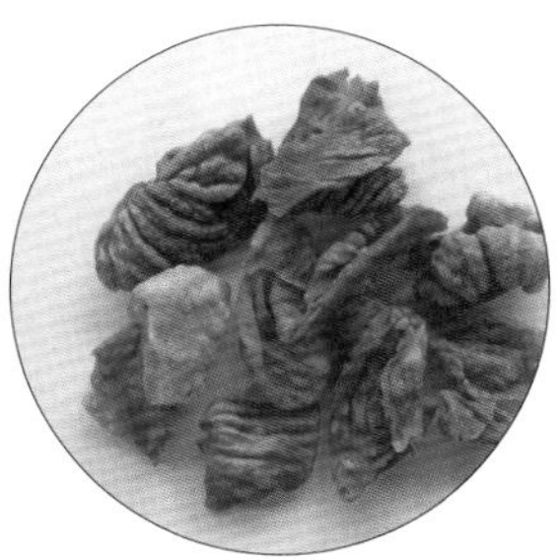

【用法】上药 2 味，各自轧细过箩，各自用慢火焙熟（不可焙过），炼蜜为丸，梧桐子大。每服 9 克，开水送下。

【功用】健补脾胃，消瘀化积。

【主治】脾胃虚弱，不能运化饮食而生痰，消融腹中一切积聚。

【方义方解】方中白术健脾除湿，鸡内金消食导滞，二药通补并用，配伍成方，重在治痰之源。

【方论精粹】

《医学衷中参西录》："生白术纯禀土德，为健补脾胃之主药，然土性壅滞，则生白术多服久服，亦有壅滞之弊；有生鸡内金之善消淤积者以佐之，则补益与宣通并用。俾中焦气化，壮旺流通，精液四布，清升浊降，痰之根底蠲除矣。"

期颐饼

【方歌】

期颐饼里用内金，芡实砂糖白面为；
郁结成痰胸满闷，气虚痰盛老人宜。

【方源】《医学衷中参西录》："治老人气虚，不能行痰，致痰气郁结，胸次满闷，胁下作疼。凡气虚痰盛之人，服之皆效，兼治疝气。"

【组成】生芡实 180 克，生鸡内金 90 克，白面 150 克，白砂糖不拘多少。

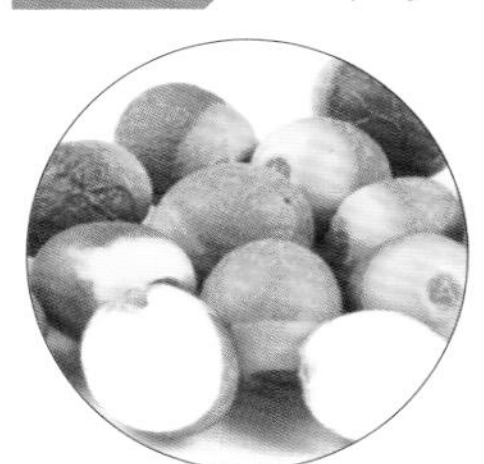
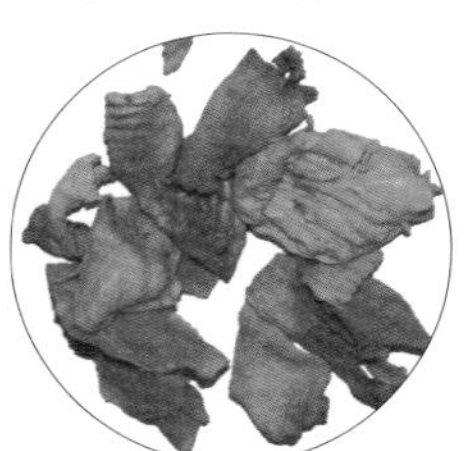
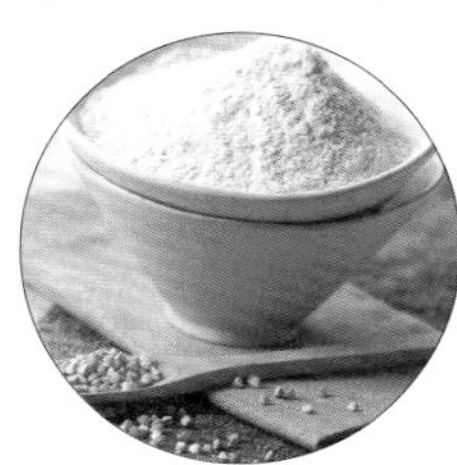
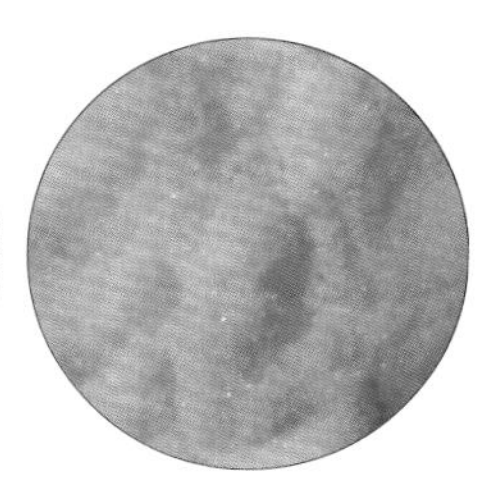

【用法】先将生芡实用水淘去浮皮，晒干，轧细，过箩。再将生鸡内金（中有瓦石、糟粕，去净，分量还足）轧细，过箩，置盆内浸以滚水，半日许。再入生芡实、白糖、白面，用所浸原水，和做极薄小饼，烙成焦黄色，随意食之。

【功用】消积化痰。

【主治】不能行痰，致痰气郁结，胸胁满闷，胁下作痛。凡气虚痰盛的老人皆宜，并治疝气。

【方义方解】方中芡实补肾敛冲，鸡内金消食导滞，白面、砂糖补益心脾。全方共奏健脾、消食、化痰之功。

【方论精粹】

《医学衷中参西录》："用生鸡内金以补助脾胃，运化饮食，消磨瘀积。……生芡实敛冲固气，统摄下焦气化；且与麦面同用，一补心，一补肾，使心肾相济，水火调和，而痰气自平矣。"

治肺病方

黄芪膏

【方歌】

黄芪膏治肺劳方，薯草膏茅并蜜糖；
薄受风寒增喘嗽，补滋凉润细思量。

【方源】《医学衷中参西录》:“治肺有劳病，薄受风寒即喘嗽，冬时益甚者。”

【组成】生黄芪、生石膏（捣细）、鲜白茅根（划碎）各12克，粉甘草（细末）6克，生怀山药（细末）9克，净蜂蜜30克。

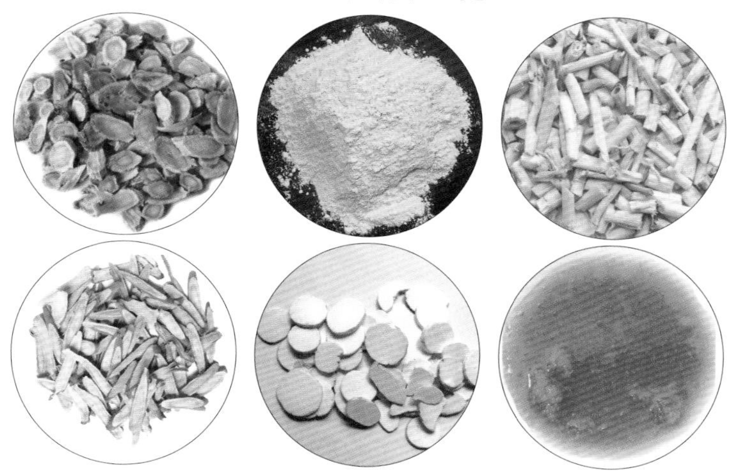

【用法】上药6味，先将生黄芪、生石膏、鲜白茅根，煎10余沸去渣，澄取清汁2杯，调入粉甘草、生怀山药末同煎，煎时以箸搅之，勿令二末沉锅底，一沸其膏即成。再调入净蜂蜜，令微似沸，分3次温服下，口服完，如此服之，久之自愈。

【功用】清热润肺，益气养阴。

【主治】肺气阴两虚、肺失清肃以致稍感风寒即喘咳不已，冬季尤甚者，亦可作预防之用。

【方义方解】 方中黄芪、生怀山药、粉甘草补气养阴、培土生金，生石膏、鲜茅根、蜂蜜清肺润肺。全方共奏清热润肺、益气养阴之效。

【方论精粹】

《医学衷中参西录》："生黄芪以补肺之阳；生怀山药以滋肺之阴；鲜白茅根以通肺之窍，俾肺之阴阳调和，窍络贯通，其翕辟之力自适均也。用生石膏者，因其凉而能散，其凉也能调黄芪之热，其散也能助鲜白茅根之通也。用粉甘草者，因其味甘，归脾益土，即以生金也。用净蜂蜜者，因其甘凉滑润，为清肺润肺，利痰宁嗽之要品也。鲜白茅根不但中空，周遭兼有10余小孔，乃通体玲珑之物，与肺泡之形体大有相似，因此善通肺泡之窍络。夫肺金主敛，肝木主散，此证因肺金之敛太过，用鲜白茅根导引肝木之气，入肺以宣散之，俾其翕辟之机自若，而喘嗽均不作矣。"

黄芪

药材档案

别名：绵芪、绵黄芪、黄耆、箭芪。

药材特征：本品呈圆柱形。有的有分枝，上端较粗，长30～90厘米，直径1～3.5厘米。表面淡棕黄色或淡棕褐色，有不整齐的纵皱纹或纵沟。质硬而韧，不易折断，断面纤维性强，并显粉性，皮部黄白色，木部淡黄色，有放射状纹理及裂隙，老根中心偶呈枯朽状，黑褐色或呈空洞。气微，味微甜，嚼之微有豆腥味。

性味归经：甘，微温。归肺、脾经。

功效主治：补气升阳，固表止汗，利水消肿，生津养血，行滞通痹，托毒排脓，敛疮生肌。适用于气虚乏力，食少便溏，中气下陷，久泻脱肛，便血崩漏，表虚自汗，气虚水肿，内热消渴，血虚萎黄，半身不遂，痹痛麻木，痈疽难溃，久溃不敛。

清金益气汤

【方歌】

清金益气玄沙参，二母芪蒡地草临；
肺痿失声痨嗽者，清中有补细推寻。

【方源】《医学衷中参西录》："治尪羸少气，劳热咳嗽，肺痿失声，频吐痰涎，一切肺金虚损之症。"

【组成】生黄芪、知母、甘草、玄参、沙参、牛蒡子（炒，捣）各9克，生地黄15克，川贝母（去心）6克。

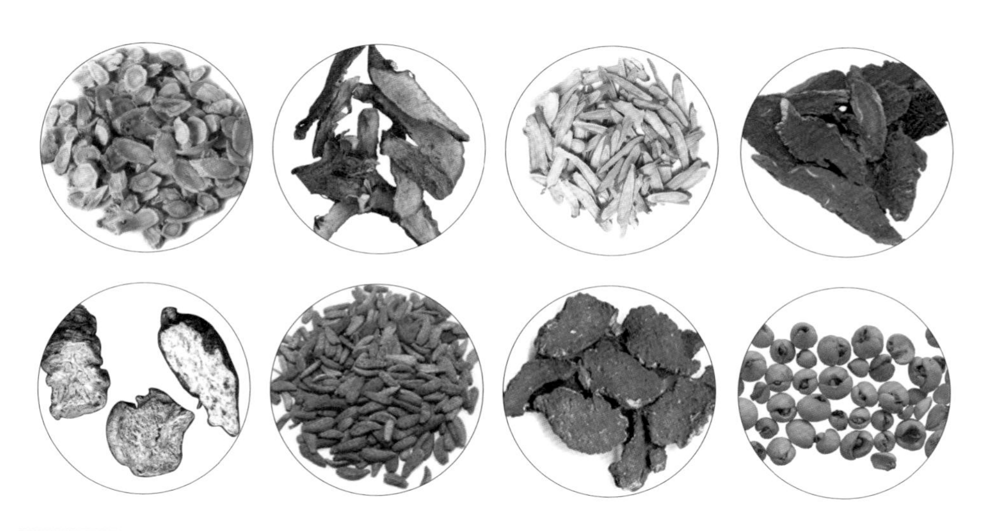

【用法】水煎，每日1剂，分早晚2次温服。

【功用】补肺滋阴，清润化痰。

【主治】肺痿失声，频吐痰涎，肺金虚损之病。

【方义方解】生地黄、知母、玄参、沙参清火润肺；川贝母润肺化痰止咳；牛蒡子清肺化痰；生黄芪补气益肺；甘草调和药性。

清金解毒汤

【方歌】

清金解毒牛蒡芪，二母二参三七随；
甘草调和生乳没，吐脓咯血也相宜。

【方源】《医学衷中参西录》:“治肺脏损烂，或将成肺痈，或咳嗽吐脓血者，又兼治肺结核。”

【组成】生乳香、生没药、甘草、生黄芪、玄参、沙参、牛蒡子（炒，捣）、贝母、知母各 9 克，三七（捣细，药汁送服）6 克。

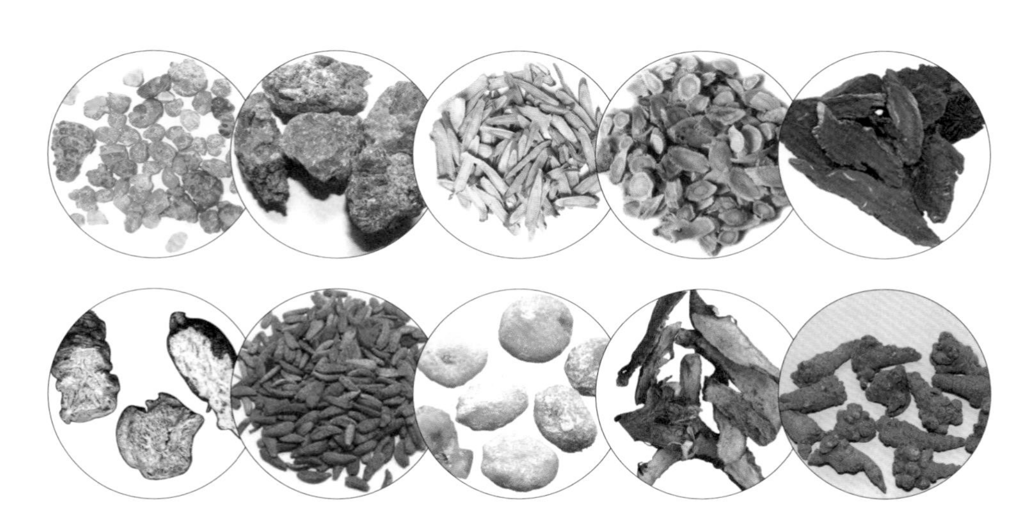

【用法】水煎，每日 1 剂，分早晚 2 次温服。

【功用】清肺解毒，止咳化痰。

【主治】肺脏损烂，或将成肺痈，或咳嗽吐脓血者，又治肺结核。

【加减变化】将成肺痈者去生黄芪，加金银花 9 克。

【方义方解】生黄芪、甘草补肺益气；玄参、沙参、知母养阴清热，润肺；牛蒡子、贝母清热化痰，利气；生乳香、生没药、三七活血化瘀，敛疮生肌。

安肺宁嗽丸

【方歌】

安肺特名宁嗽丸，桑甘苏子固能安；
儿茶还与硼砂伍，化腐生机补缺残。

【方源】《医学衷中参西录》：“治肺郁痰火及肺虚热作嗽，兼治肺结核。”

【组成】桑叶、儿茶、硼砂、紫苏子（炒，捣）、甘草各 30 克。

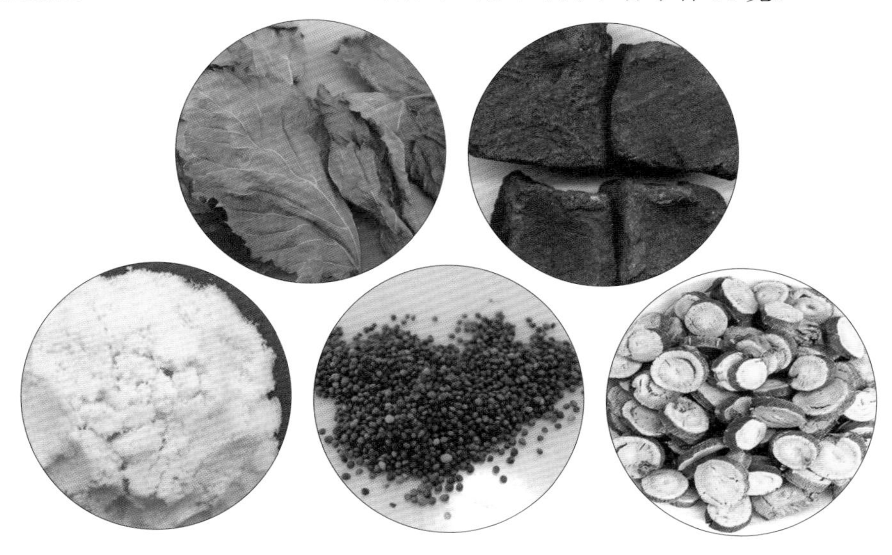

【用法】上药 5 味为细末，蜜做丸 9 克重，早晚各服 1 丸，开水送下。

【功用】清热润肺，理肺止嗽。

【主治】肺郁痰火和肺虚热咳嗽，兼治肺结核。

【加减变化】若肺热壅盛，咳而喘满、壮热、口渴者，加金银花、鱼腥草、石膏、葶苈子等清热泄肺；口干舌燥甚者，加沙参、百合、生地黄养阴润燥；咳嗽甚者，加百部、紫菀、款冬花润肺止咳；咳血者，加白芨、茜草、藕节止血。

【方义方解】方中桑叶清肺润肺，硼砂、儿茶解毒生肌，紫苏子降气止咳，蜂蜜、甘草益气和中润肺。全方共奏清肺解毒之功。

【方论精粹】

《医学衷中参西录》："肺脏具翕辟之机，治肺之药，过于散则有碍于翕，过于敛则有碍于辟。桑得土之精气而生（根皮甚黄燧应夏季是其明征），故长于理肺家之病，以土生金之义也。至其叶凉而宣通，最解肺中风热，其能散可知。又善固气化，治崩带脱肛（肺气旺自无诸疾），其能敛可知。敛而且散之妙用，于肺脏翕辟之机尤投合也。硼砂之性凉而滑，能通利肺窍，儿茶之性凉而涩，能安敛肺叶。二药并用，与肺之合辟亦甚投合。又佐以苏子之降气定喘，甘草之益土生金，蜂蜜之润肺清燥，所以治嗽甚效也。"

紫苏子

药材档案

别名：苏子、红苏子、野麻子、铁苏子、香苏子、黑苏子。

药材特征：本品呈卵圆形或类球形，直径约1.5毫米。表面灰棕色或灰褐色，有微隆起的暗紫色网纹，基部稍尖。有灰白色点状果梗痕。果皮薄而脆。易压碎。种子黄白色，种皮膜质，子叶类白色，有油性。压碎有香气，味微辛。

性味归经：辛，温。归肺经。

功效主治：降气化痰，止咳平喘，润肠通便。适用于痰壅气逆，咳嗽气喘，肠燥便秘。

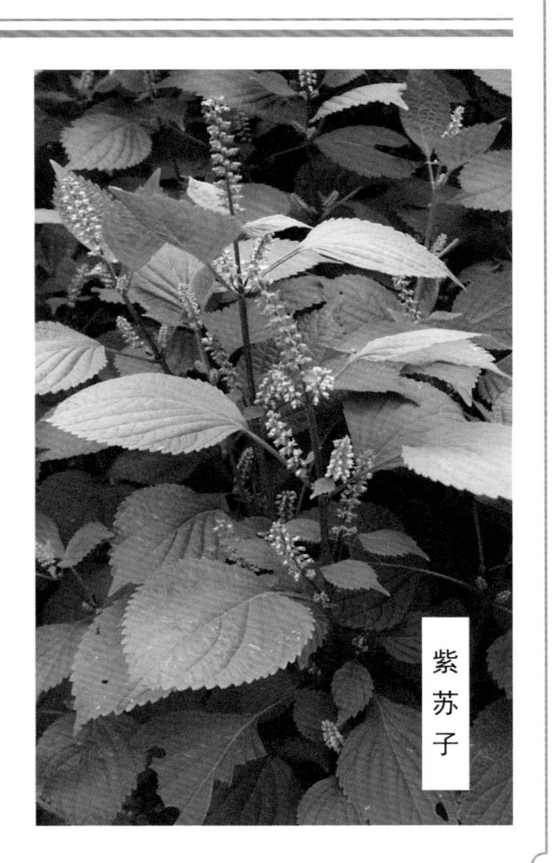

紫苏子

清凉华盖饮

【方歌】

清凉华盖草知祟，没药丹参四味同；
虚佐人参维正气，肺中有热益天冬。

【方源】《医学衷中参西录》："治肺中腐烂，浸成肺痈，时吐脓血，胸中隐隐作疼，或旁连胁下亦疼者。"

【组成】甘草 18 克，生没药（不去油）、丹参、知母各 12 克。

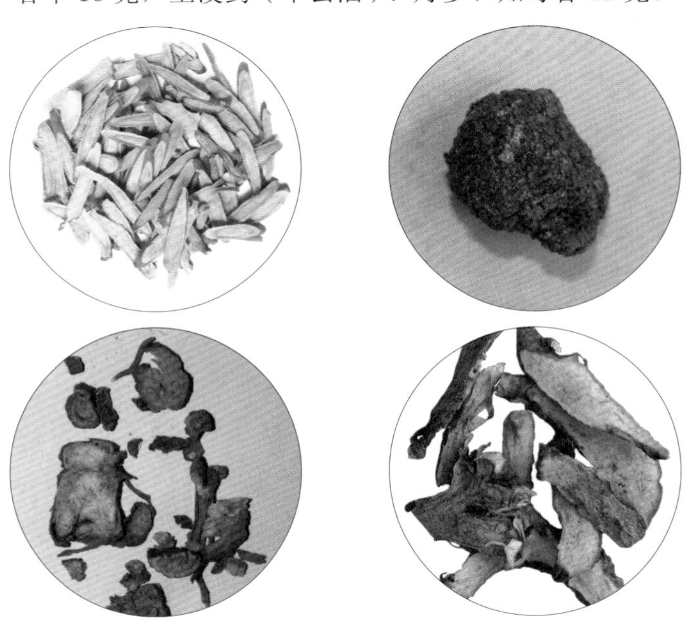

【用法】水煎，每日 1 剂，分早晚 2 次温服。

【功用】活血化瘀，解毒消痈。

【主治】肺痈吐脓血，胸中隐隐作疼，或旁连胁下亦痛者。

【加减变化】病剧者，加三七 6 克（捣细送服）；脉虚弱者，酌加人参、天冬。

【方义方解】方中生甘草清热解毒，没药、丹参化瘀止痛，知母清热养阴。诸药合用，共奏活血化瘀、解毒清痈之功。

【方论精粹】

《医学衷中参西录》："肺痈者，肺中生痈疮也。然此证肺中成疮者，十之一二，肺中腐烂者，十之八九。故治此等证，若葶苈、皂荚诸猛烈之药，古人虽各有专方，实不可造次轻用，而清火解毒化腐生肌之品，在所必需也。甘草为疮家解毒之主药，且其味至甘，得土气最厚，故能生金益肺，凡肺中虚损糜烂，皆能愈之。是以治肺痈便方，有单用生粉草四两煎汤，频频饮之者，而西人润肺药水，亦单有用甘草制成者。特其性微温，且有壅滞之意，而调以知母之寒滑，则甘草虽多用无碍，且可借甘草之甘温，以化知母之苦寒，使之滋阴退热，而不伤胃也。丹参性凉清热，色赤活血，其质轻松，其味微辛，故能上达于肺，以宣通脏腑之毒血郁热而消融之。乳香、没药同为疮家之要药，而消肿止痛之力，没药尤胜，故用之以参赞丹参，而痈疮可以内消。三七化瘀解毒之力最优，且化瘀血而不伤新血，其解毒之力，更能佐生肌药以速于生肌，故于病之剧者加之。至脉虚者，其气分不能运化药力，方虽对证无功，又宜助以人参。而犹恐有肺热还伤肺之虞，是以又用天冬，以解其热也。"

没　药

药材档案

别名：末药、明没药。

药材特征：本品呈不规则颗粒团块状，大小不一，红棕色或黄棕色，表面粗糙，覆有粉尘。

本品特征：有时外有狗皮包裹或成块饼状，质坚而脆，易碎裂，碎面呈颗粒状，带棕色油样光泽，半透明。狗皮没药呈棕褐色或黄棕色，质韧，不易碎裂，不透明。与水共研则成黄色乳状液。气微芳香，味苦微辛。

性味归经：辛、苦，平。归心、肝、脾经。

功效主治：散瘀定痛，消肿生肌。适用于胸痹心痛，胃脘疼痛，痛经经闭，产后瘀阻，癥瘕腹痛，风湿痹痛，跌打损伤，痈肿疮疡。

治吐衄方

寒降汤

【方歌】 寒降汤治吐衄好，脉洪滑长胃热扰；
牛子竹茹生白芍，清夏赭石蒌仁草。

【方源】《医学衷中参西录》：“治吐血、衄血，脉洪滑而长，或上入鱼际，此因热而胃气不降也，以寒凉重坠之药，降其胃气则血止矣。”

【组成】 生赭石（轧细）18 克，瓜蒌仁（炒，捣）、白芍各 12 克，清半夏、竹茹、牛蒡子（炒，捣）各 9 克，甘草 4.5 克。

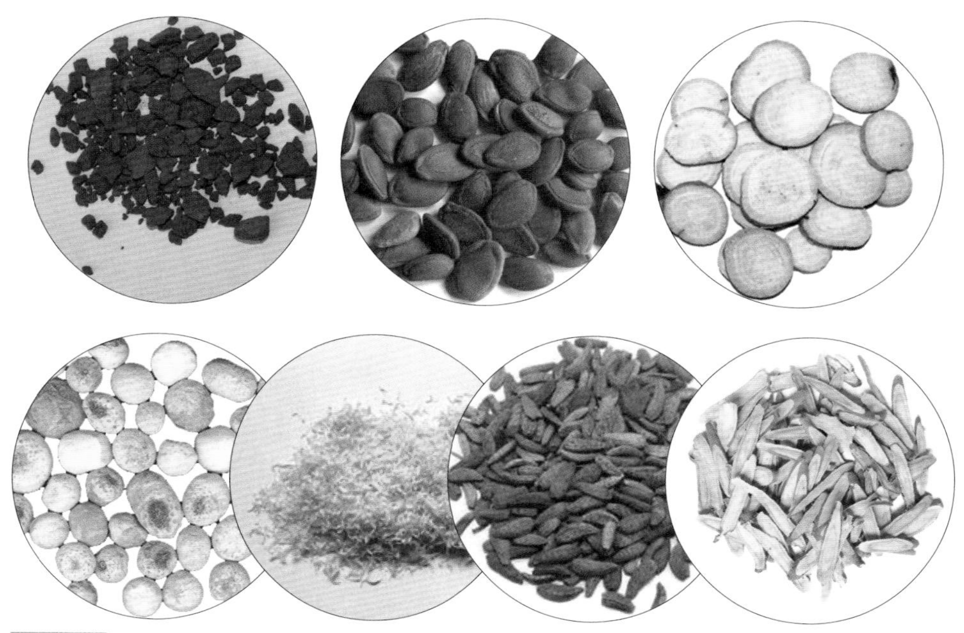

【用法】 水煎，每日 1 剂，分早晚 2 次温服。

【功用】 和胃降逆，凉血止血。

【主治】 吐血、衄血，脉洪滑而长，或上入鱼际，因热而胃气不降者用本方。

【方义方解】 方中生赭石重坠降逆，色赤，性微凉，能生血兼能凉血，而其重坠，又善镇逆气，降痰涎，止呕吐，通燥结，用之得当能建奇效。瓜蒌仁、竹茹、牛蒡子皆有降逆气之功用。白芍清热，甘草调和诸药。后世本草谓血证忌用清半夏，以其辛而燥也。寒降汤，治吐衄之因热者，半夏诚为所忌，若大口吐血，或衄血不止，虽虚劳证，亦可暂用半夏以收一时之功，血止以后，再徐图他治。盖吐血之证，多由于胃气挟冲气上逆；衄血不止之证，多由于胃气、冲气上逆，并迫肺气亦上逆。《内经》厥论篇曰“阳明厥逆，喘咳身热，善惊，衄、呕血”，煌煌圣言，万古不易。是治吐衄者，原当以降阳明之厥逆为主，而降阳明胃气之逆者，莫半夏若也。

【运用】

1. **辨证要点** 胃热而气不降，吐血、衄血，脉洪滑而长。

2. **加减变化** 肺热盛者，加桑叶 10 克，菊花 12 克；肝火盛者，加生地黄 24 克，龙胆草 12 克；胃火盛者，加生石膏 24 克，知母 12 克；胃阴虚者，加沙参 12 克，麦冬 12 克；肺阴虚者，加玄参 12 克，天花粉 10 克；肝肾阴虚者，加女贞子 15 克，旱莲草 12 克。

3. **现代运用** 常用于治疗鼻出血、呕吐、反流性食管炎、消化性溃疡出血等症。

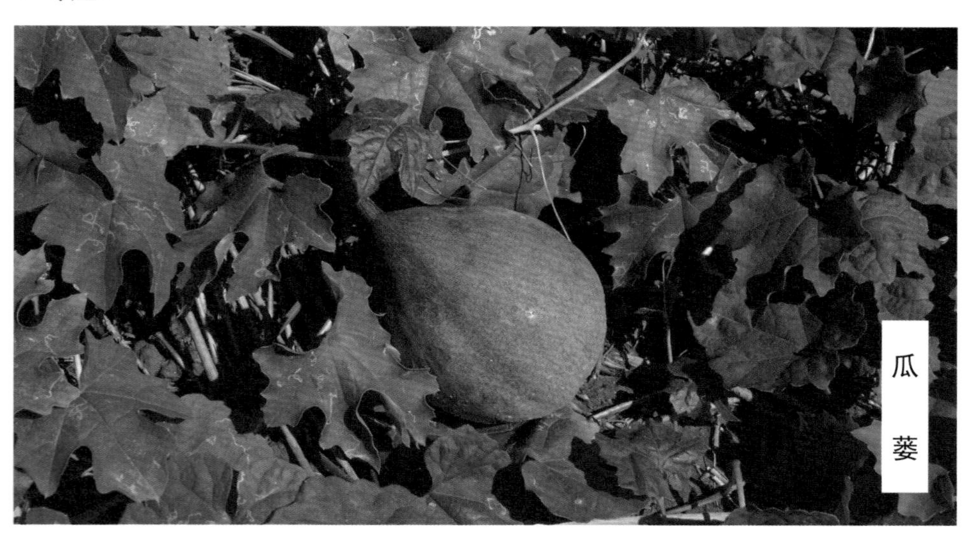

瓜蒌

温降汤

【方歌】

温降二姜夏朴行，术薯赭芍妙相成；
脉虚胃弱冲难降，温补开通吐衄平。

【方源】《医学衷中参西录》："治吐衄脉虚濡而迟，饮食停滞胃口，不能消化，此因凉而胃气不降也，以温补开通之药，降其胃气，则血止矣。"

【组成】白术、清半夏、干姜各 9 克，山药、生赭石（轧细）各 18 克，厚朴 4.5 克，白芍、生姜各 6 克。

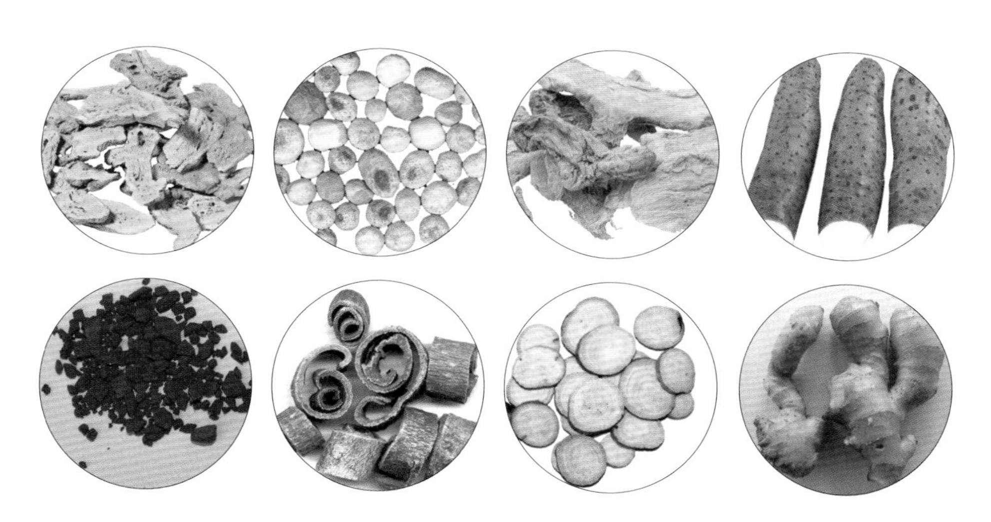

【用法】水煎，每日 1 剂，分早晚 2 次温服。

【功用】温胃降逆。

【主治】吐血。

【方义方解】半夏、厚朴、生赭石降胃平逆；生赭石兼能止血；干姜、白术、山药温补脾胃；白芍防干姜之热力入肝也，且肝为藏血之脏，得白芍之凉润者似养之，则宁谧收敛，血不妄行；生姜能和营卫，调经络，引血循经。

清降汤

【方歌】

清降萸薯芍草施，牛蒡夏赭七般宜；
缠绵吐衄阴虚候，纳气潜阳正及时。

【方源】《医学衷中参西录》:“治因吐衄不止，致阴分亏损，不能潜阳而作热，不能纳气而作喘。甚或冲气因虚上干，为呃逆、为眩晕。心血因虚甚不能内荣，为怔忡、为惊悸不寐。或咳逆、或自汗诸虚证蜂起之候。”

【组成】山药 30 克，清半夏 9 克，山茱萸 15 克，生赭石 18 克（轧细），牛蒡子（炒，捣）6 克，白芍 12 克，甘草 4.5 克。

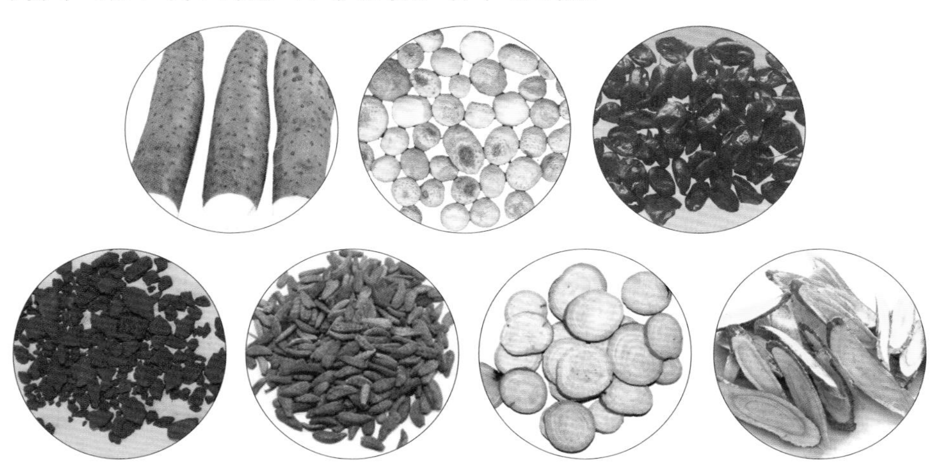

【用法】水煎，分 2 次温服，每日 1 剂。

【功用】滋阴潜阳降逆。

【主治】吐血不止。

【方义方解】山药、山茱萸养阴补虚；白芍、甘草同用，功近人参；生赭石、牛蒡子、清半夏镇冲气、降胃气，以止吐衄不止。全方并疗吐衄不止致诸虚证。

保元寒降汤

【方歌】

保元寒降参赭石，药地芍知蒡田七。

【方源】《医学衷中参西录》："治吐血过多，气分虚甚，喘促咳逆，血脱而气亦将脱。其脉上盛下虚，上焦兼烦热者。"

【组成】山药 30 克，党参 15 克，生赭石（轧细）24 克，知母、生地黄各 18 克，白芍、牛蒡子（炒，捣）各 12 克，三七（细轧，药汁送服）6 克。

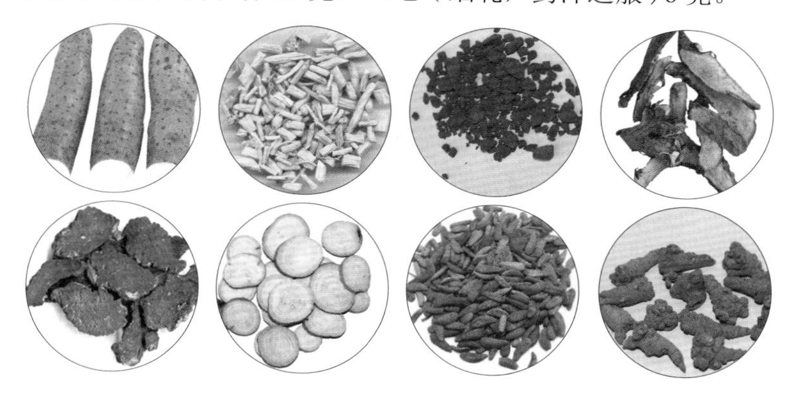

【用法】水煎，每日 1 剂，分早晚 2 次温服。

【功用】益气止血，降逆止咳。

【主治】吐血过多，气分虚甚，喘促咳逆而致气血两脱者。

【方义方解】方中重用山药补肺生津，益肾敛冲，且养阴则血自宁；知母滋阴清热；生地黄清热凉血养阴；白芍养阴柔肝敛冲；山药、知母、生地黄、白芍四者相合，固其阴血之本以防其脱；生赭石质重善降，能降摄肺胃之逆气，除哕噫而泄郁烦以治其标；牛蒡子清痰热、降逆气；三七化瘀止血，止血而不留瘀；党参大补中气，以防气血两脱，且可使中气斡旋而诸药成功矣。诸药配伍，共奏益气止血，降逆止咳之功。

保元清降汤

【方歌】

保元清降芍参甘，赭芡薯蒡意义含；
中气下元衰败甚，挽回吐衄力能堪。

【方源】《医学衷中参西录》："治吐衄证，其人下元虚损，中气衰惫，冲气胃气因虚上逆，其脉弦而硬急，转似有力者。"

【组成】党参 15 克，生赭石（轧细）24 克，生芡实、山药、白芍各 18 克，牛蒡子（炒，捣）6 克，甘草 4.5 克。

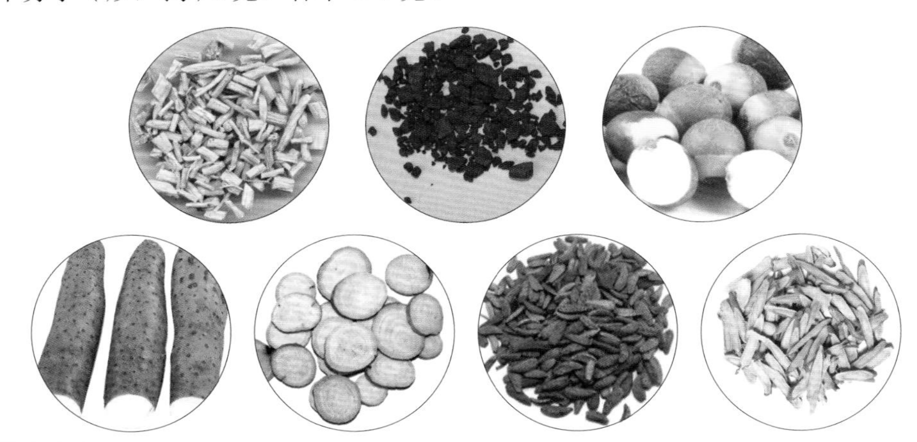

【用法】水煎，每日 1 剂，分早晚 2 次温服。

【功用】益气健脾，降逆和胃。

【主治】吐衄证。

【方义方解】此方常用于治疗吐衄证，本证乃因下焦虚损，冲气不摄上冲，胃气不降所致。方中生赭石重镇降逆，和胃敛冲；盖张锡纯认为治吐衄之证，当以降胃为主，而降胃之药，实以生赭石为最效；佐以生芡实收敛冲气而不致上逆；山药养胃阴而降逆气；白芍养肝阴而平肝逆；牛蒡子清痰降逆，使逆气转而下行；党参补其中气，使中气健旺以斡旋诸药成功；甘草调和药性。诸药合用，共奏益气健脾，降逆和胃之功。

二鲜饮

【方歌】

> 二鲜饮用藕茅根，血证劳伤妙入神；
> 或用淮山研两许，合调煮粥保回春。

【方源】《医学衷中参西录》："治虚劳证，痰中带血。"

【组成】鲜白茅根（切碎）、鲜藕（切片）各120克。

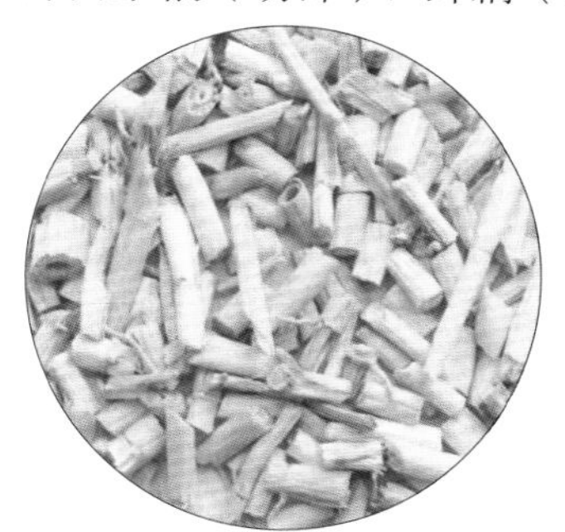
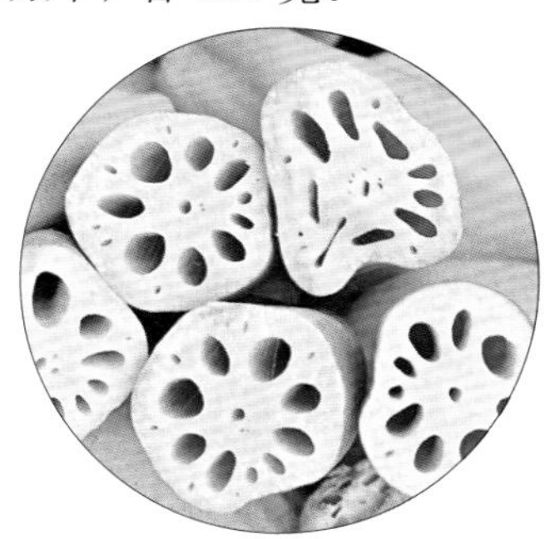

【用法】煮汁常常饮之，旬日中自愈。

【功用】止血化瘀，涵养真阴。

【主治】虚劳证。

【加减变化】若大便滑者，鲜白茅根宜减半，再用山药细末30克许，调入药汁中，煮作茶汤服之。

【方义方解】本证因阴虚内热动血所致，故用白茅根、藕节清热凉血止血。

【方论精粹】

《医学衷中参西录》："鲜白茅根善清虚热而不伤脾胃，鲜藕善化瘀血而兼滋新血，合用之为涵养真阴之妙品。且其形皆中空，均能利水，血亦为水属，则能引泛滥逆上之血徐徐下行，安其部位也。

鲜白茅根遍地皆有，春初秋末，其根甚甜，用之尤佳。至于藕以治血证，若取其化瘀血，则红莲者较优，若以止吐衄，则白莲胜于红莲。"

三鲜饮

【方歌】 三鲜饮里鲜茅根，藕节小蓟根俱鲜，
凉血止血疗效好，临证之中用时多。

【方源】《医学衷中参西录》："治同前证（虚劳证，痰中带血）兼有虚热者。"

【组成】鲜茅根、鲜藕节各 120 克，鲜小蓟根 60 克。

【用法】水煎服。每日 1 剂，日服 2 次。

【功用】凉血止血。

【主治】虚劳病，症见痰中带血、血色鲜红、量多有块、兼有虚热、舌红脉数。

【方义方解】方中鲜小蓟、鲜白茅根凉血止血，兼有利尿通淋作用，为主药。鲜藕节凉血止血，兼有消瘀作用，使止血而不留瘀，为辅药。三药鲜用，其效尤佳，相辅相使，共奏凉血止血之功。

【运用】

1. 辨证要点 本方加减治疗湿热瘀积型子宫肌瘤患者经期出血过多者。临床应用以出血鲜红、量多有块、舌红、脉数，为其辨证要点。

2. 加减变化 若见感染者，加败酱草、蒲公英、白花蛇舌草、黄芩、黄连、栀子；出血量多不止者，加三七粉、血余炭、大黄；腹胀痛，加香附、延胡索、川楝子、枳实；腹痛剧烈者，加乳香、没药、失笑散；出血日久、气血不足者，加党参、黄芪、生地黄、熟地黄、阿胶。

3. 现代运用 可用于支气管扩张、肺结核、胃炎、胃及十二指肠溃疡、胃黏膜脱垂所致的出血、急性坏死性肠炎、过敏性紫癜、再生障碍性贫血、鼻衄、功能失调性子宫出血（崩漏）、子宫肌瘤等病症。

秘红丹

【方歌】

秘红丹中药三味，大黄赭石油肉桂，
研末和匀冷水服，凉血止血和胃痊。

【方源】《医学衷中参西录》："治肝郁多怒，胃郁气逆，致吐血、衄血及吐衄之证屡服他药不效者，无论因凉因热，服之皆有捷效。"

【组成】大黄（细末）、肉桂（细末）各3克，生赭石（细末）18克。

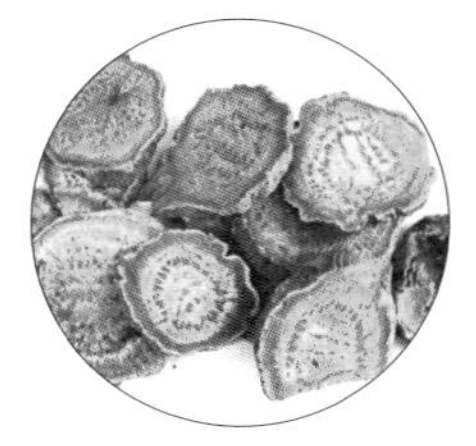
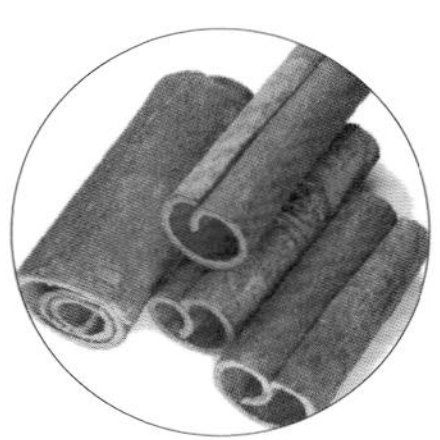
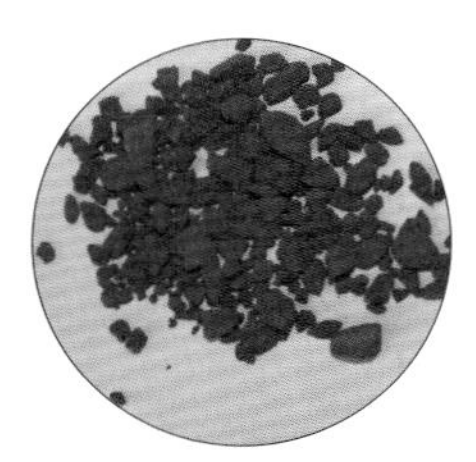

【用法】上药3味，将大黄、肉桂细末和匀，用生赭石细末煎汤送下。

【功用】平肝降胃，重镇止血。

【主治】肝郁多怒，胃郁气逆，以致吐血、衄血及吐衄之证屡服他药不效者。

【方义方解】方中大黄降胃逆之气，而单用之则失于寒。肉桂善平肝木，而单用之又失于热，二药并用，寒热相济，性归平和，降胃平肝，兼顾无遗。更用生赭石细末煎汤送下，吐血顿愈，恼怒之梦，亦从此不作。则吐血、衄血之证屡服他药不效，无论因凉因热，均可用本方治之。

【加减变化】身体壮实而暴得吐血者，大黄、肉桂细末各用4.5克，将生赭石细末18克与之和匀，分3次服，白开水送下，约半点钟服1次。

【方论精粹】

《医学衷中参西录》："恍悟平肝之药，以桂为最要，肝属木，木得桂则枯也（以桂作钉钉树，其树立枯），而单用之则失于热。降胃止血之药，以大黄为最要（观《金匮》治吐衄有泻心汤重用大黄可知），胃气不上逆，血即不逆行也，而单用之又失于苦寒。"

化血丹

【方歌】

化瘀止血化血丹，蕊石三七血余炭，
共研细末水冲服，吐衄便血服之痊。

【方源】《医学衷中参西录》："治咳血，兼治吐衄，理瘀血，及二便下血。"

【组成】花蕊石（煅存性）9克，三七6克，血余炭3克。

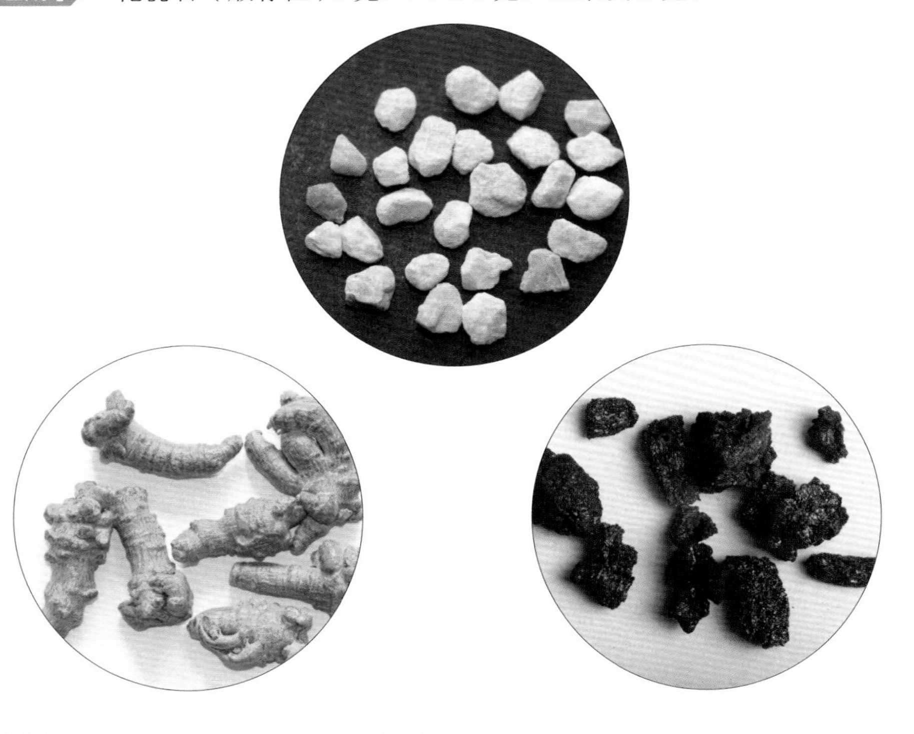

【用法】共研细，分2次，开水送服。

【功用】化瘀止血。

【主治】咳血，兼治吐衄及二便下血。

【方义方解】方中三七性味甘微苦温，能祛瘀止血；花蕊石性味酸涩，涩敛止血，又能化瘀；血余炭性味苦平，亦能止血散瘀。三味药皆为化瘀止血之品，化瘀以止血，止血不留瘀，达到止血目的。

【运用】

1. 辨证要点 主要用于治疗瘀血阻络，血不循经而致出血病症。临床应用以出血量多或少、色暗有块、舌紫暗、脉涩，为其辨证要点。

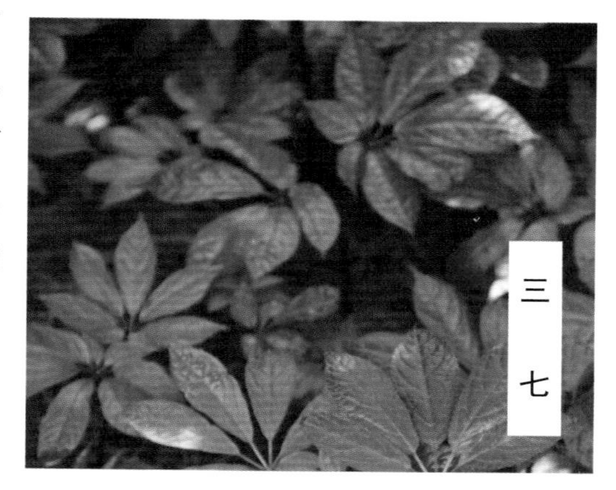

2. 加减变化 改作汤剂，临床如见气滞血瘀者，加香附、郁金、青皮、陈皮、枳实等；寒凝血瘀者，加桂枝、肉桂、干姜、艾叶、茴香；热灼血瘀者，加黄芩、黄连、栀子、牡丹皮，痰聚瘀阻者，加薏苡仁、苍术、半夏、天南星；气虚血瘀者，加党参、黄芪、白术、茯苓；瘀重痛甚者，加乳香，没药、三棱、莪术、失笑散。

3. 现代运用 常用于治疗肺结核、支气管扩张、胃黏膜脱垂、胃及十二指肠溃疡、肾炎、肾结核、肾结石、子宫肌瘤、功能失调性子宫出血等病症所致的各种出血症。

4. 注意事项 凡体虚者慎用，孕妇忌用。

【方论精粹】

《医学衷中参西录》:“世医多谓三七为强止吐衄之药，不可轻用，非也。盖三七与花蕊石，同为止血之圣药，又同为化血之圣药，且又化瘀血而不伤新血，以治吐衄，愈后必无他患。此愚从屡次经验中得来，故敢确实言之。即单用三七四五钱，或至一两，以治吐血、衄血及大、小便下血皆效。常常服之，并治妇女经闭成癥瘕。至血余，其化瘀血之力不如花蕊石、三七，而其补血之功则过之。以其原为人身之血所生，而能自还原化，且煅之为炭，而又有止血之力也。”

补络补管汤

【方歌】

补络补管久不愈，龙牡山萸与田七；
吐甚可加代赭石，收涩止血效更全。

【方源】《医学衷中参西录》："治咳血、吐血，久不愈者。"

【组成】生龙骨（捣细）、生牡蛎（捣细）、山茱萸（去净核）各 30 克，三七（研细）6 克。

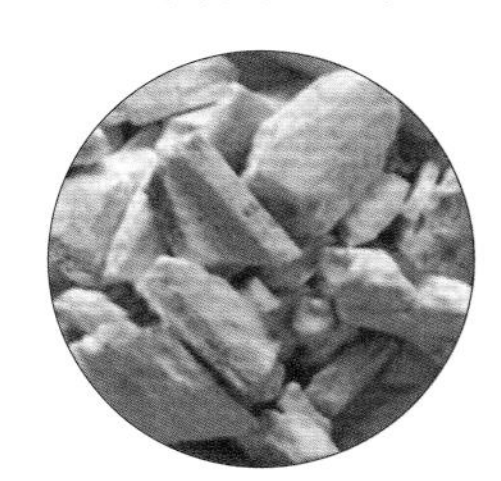
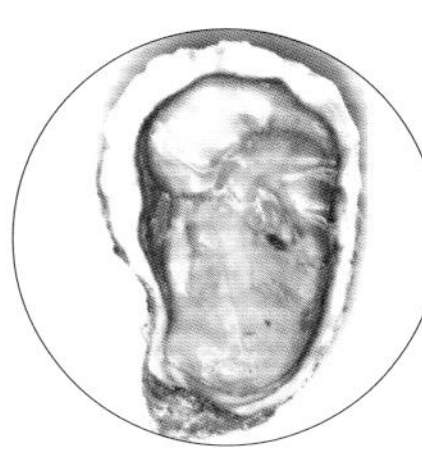
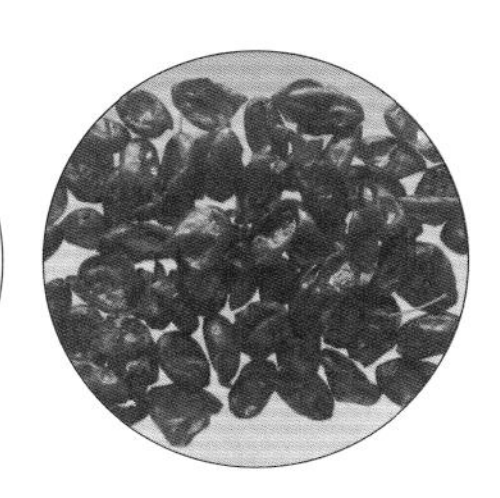
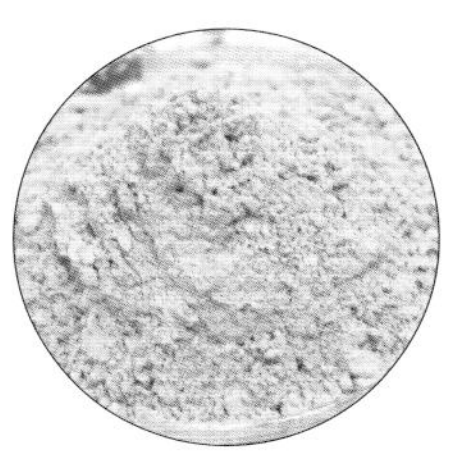

【用法】水煎，每日 1 剂，分早晚 2 次服。

【功用】收敛止血，祛瘀生新。

【主治】咳血、吐血。

【方义方解】此证寒热症状并不明显，加之久病体虚，温清均非所宜，投以收敛止血和补虚扶正之品，可以对证。方中生龙骨有固涩、镇静两大作用，凡阴不制阳产生的惊悸、狂痫、谵妄，均可使用；阳不固阴产生的自汗、久泻、便数、失禁、阴汗、带下、齿衄、吐血、便血、溺血、崩漏、泄精、白浊等证，均可投此。观其所治，不是阴精外泄，就是阳气外浮。深究阴不制阳和阳不固阴的病变本质，实与经隧紧张、松弛、破碎有关。此药质重可以镇静潜阳，性涩可以收敛固涩，紧张者可使平静，松弛者可使正常，破损者可使完好，与功效相似的牡蛎同用，可以补气管络破损，方名补络补管，殆即指而言。三七止血活血，止血而不停瘀，与生龙牡合用，能呈收敛止血功效。久病体虚，于法当补，配补肝肾、涩精气、壮元气、固虚脱的山茱萸，有振衰起废，培元固本之功，反映了标本同治的配方法度。收涩与化通并用，涩中有通，通中有敛，化而不过，敛不留邪。

【运用】

1. 辨证要点 血色暗淡，面色㿠白或萎黄，舌淡苔白，脉虚弱无力。

2. 加减变化 吐血者较甚者，可加代赭石；出血量多者，加白芨、艾叶。

3. 现代运用 现代常用于咳血，吐血等出血性疾病。

4. 使用注意 湿热积滞者忌用。本方不可久用。

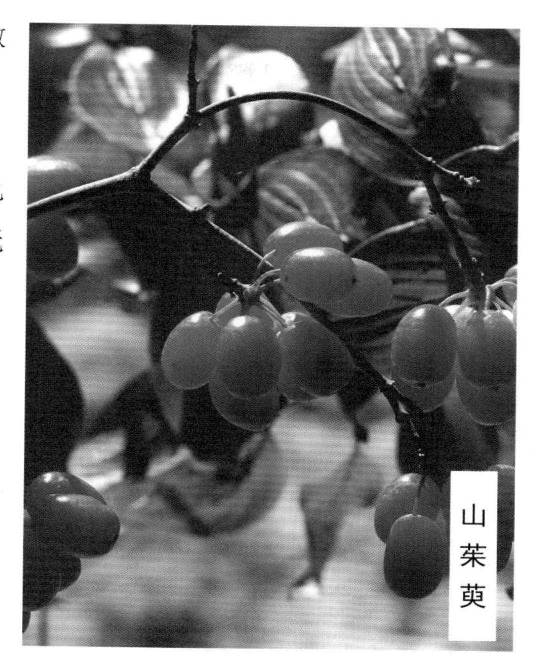
山茱萸

【方论精粹】

《医学衷中参西录》："张景岳谓：'咳嗽日久，肺中络破，其人必咳血。'西人谓：'胃中血管损伤破裂，其人必吐血。'龙骨、牡蛎、萸肉，性皆收涩，又兼具开通之力（三药之性详既济汤、来复汤与理郁升陷汤、清带汤下），故能补肺络与胃中血管，以成止血之功，而又不致有遽止之患，致留瘀血为恙也。又佐以三七者，取其化腐生新，使损伤之处易愈，且其性善理血，原为治衄之妙品也。

景岳又谓：'龙骨、牡蛎能收敛上溢之热，使之下行，而上溢之血，亦随之下行归经。至萸肉为补肝之妙药，凡因伤肝而吐血者，萸肉又在所必需也。且龙骨、牡蛎之功用神妙无穷，即脉之虚弱已甚，日服补药毫无起象，或病虚极不受补者，投以大剂龙骨、牡蛎，莫不立见功效，余亦不知其何以能然也。'愚曰：人身阳之精为魂，阴之精为魄。龙骨能安魂，牡蛎能强魄。魂魄安强，精神自足，虚弱自愈也。是龙骨，牡蛎，固为补魂魄精神之妙药也。"

化瘀理膈丹

【方歌】

化瘀裁成理膈丹，胸中闷塞治何难？
只需三七和鸦胆，郁气消融旦夕安。

【方源】《医学衷中参西录》:“治力小任重，努力太过，以致血瘀膈上，常觉短气。若吐血未愈者，多服补药或凉药，或多用诸药炭，强止其血，亦可有此病，皆宜服此药化之。”

【组成】三七（捣细）6 克，鸦胆子（去皮）40 粒。

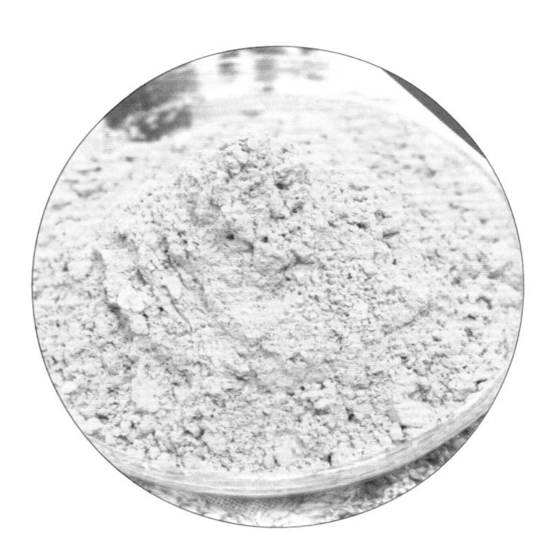

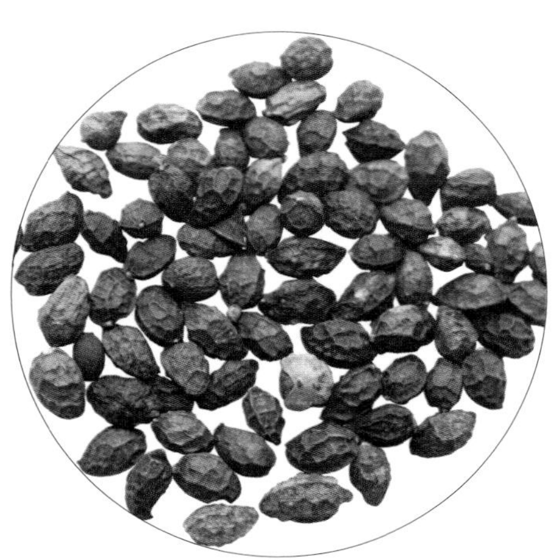

【用法】上药 2 味，开水送服，日 2 次。凡服鸦胆子，不可嚼破，若嚼破即味苦不能下咽，强咽下亦多呕出。

【功用】化膈上瘀血。

【主治】血瘀膈上，常觉短气。

【方义方解】鸦胆子凉血化瘀，三七活血行气，化瘀止血。

治心病方

定心汤

【方歌】

心虚怔忡定心汤，龙眼柏枣萸肉尝；
生明乳没和龙牡，生地可加心热凉。

【方源】《医学衷中参西录》上册："治心虚怔忡。"

【组成】龙眼肉30克，酸枣仁（炒，捣）、山茱萸（去净核）各15克，柏子仁（炒，捣）、生龙骨（捣细）、生牡蛎（捣细）各12克，生乳香、生没药各3克。

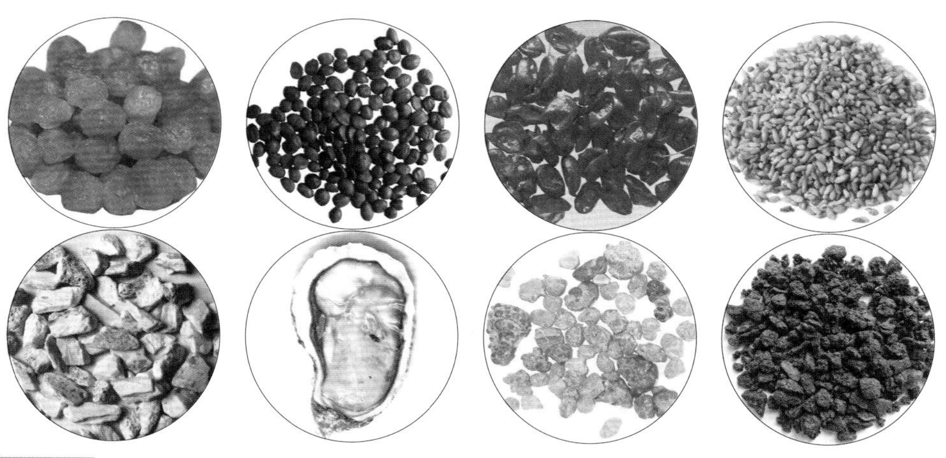

【用法】水煎，每日1剂，分2次温服。

【功用】益气养血，安神定志。

【主治】心虚怔忡。

【方义方解】方中柏子仁、酸枣仁以补心气，龙眼肉补心血，生龙骨入肝以安魂，生牡蛎入肺以定魄，且生龙骨、生牡蛎与山茱萸并用，大能收敛心气之耗散，少加生没药、生乳香之流通气血以调和之。诸药合用，共奏益气养血、安神定志之功。

【运用】

1. 辨证要点　临床多以心之气血两虚，心神不宁为辨证要点。

2. 加减变化　心因热怔忡者，酌加生地黄10余克；夜寐多梦者加石菖蒲10克、远志6克；口淡无味，不喜饮水者加茯苓、白术各15克；肢冷畏寒者加制附子、干姜各6克，炙甘草4克；头晕乏力，腰酸不适者加枸杞子、鹿角霜各12克，狗脊、寄生各18克，川续断24克；大便干结者加大柏子仁、酸枣仁用量。

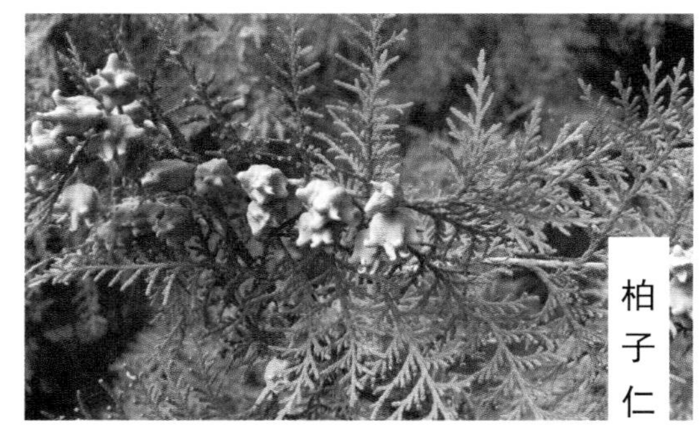
柏子仁

3. 现代运用　充血性心力衰竭、心律失常、急慢性肺源性心脏病、心肌病、病毒性心肌炎、冠状动脉粥样硬化性心脏病或心脏神经官能症等。

4. 使用注意　勿劳累，调情志，慎饮食以防宿疾复发。

【方论精粹】

《医学衷中参西录》："《内经》谓'心藏神'，神既以心为舍宇，即以心中之气血为保护，有时心中气血亏损，失其保护之职，心中神明遂觉不能自主而怔忡之疾作焉。故方中用龙眼肉以补心血，枣仁、柏仁以补心气，更用龙骨入肝以安魂，牡蛎入肺以定魄，魂魄者心神之左辅右弼也，且二药与萸肉并用，大能收敛心气之耗散，并三焦之气化亦可因之团聚。特是心以行血为用，心体常有舒缩之力，心房常有起闭之机，若用药一味补敛，实恐于舒缩起闭之运动有所妨碍，故又少加乳香、没药之流通气血者以调和之。其心中兼有热用生地者，因生地既能生血以补虚，尤善凉血而清热，故又宜视热之轻重而斟酌加之也。"

安魂汤

【方歌】

安魂汤方治不眠，龙牡酸枣与龙眼；
半夏茯苓代赭石，也治心下停饮痰。

【方源】《医学衷中参西录》:“治心中气血虚损，兼心下停有痰饮，致惊悸不眠。”

【组成】龙眼肉18克,酸枣仁（炒,捣)、生赭石（轧细）各12克,生龙骨（捣末)、生牡蛎（捣末）各15克，清半夏、茯苓各9克。

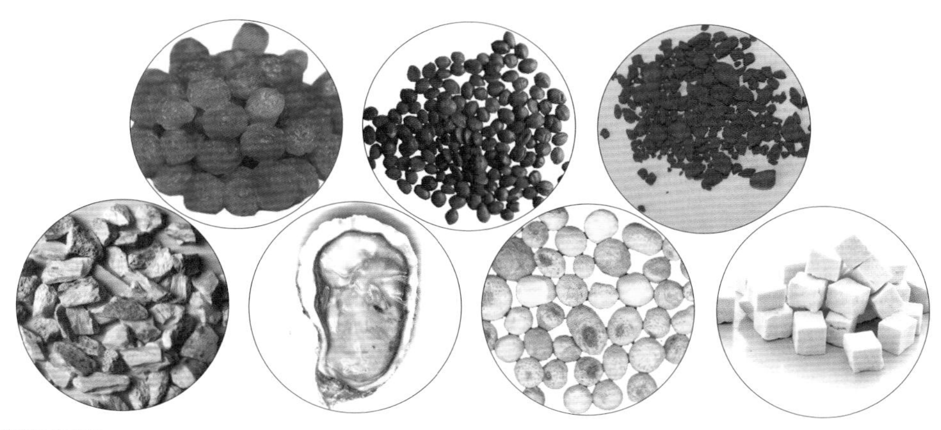

【用法】水煎，每1剂，分早晚2次温服。

【功用】补心安神，化痰定惊。

【主治】惊悸不眠。

【方义方解】方中龙眼肉补心血；酸枣仁以收敛心气；清半夏、茯苓以化痰饮；生牡蛎、生龙骨以安魂魄；生赭石以导引心阳下潜，使之归藏于阴。诸药合用，共具养心安神、化痰镇静之功。心安神藏，则惊悸不眠自愈。

【运用】

1. **辨证要点** 本方以惊悸失眠、苔腻脉滑为辨证要点。

2. **加减变化** 若服1～2剂后无效者，可于服汤药之外，临睡时用开水送服西药溴化钾1克，借其麻痹神经之力，以收一时之效，俾汤剂易于为力也。心中烦热者加知母泻热除烦；心胆气虚型加大酸枣仁、川芎用量以宁心安神；失眠严重者加五味子、合欢皮、柏子仁养心安神；脘闷、纳呆者加陈皮、厚朴以健脾理气化痰。

3. 现代运用 用于治疗神经衰弱，癔症，神经官能症等病症。

【方论精粹】

《医学衷中参西录》："痰饮停于心下，其人多惊悸不寐。盖心，火也，痰饮，水也，火畏水刑，故惊悸至于不寐也。然痰饮停滞于心下者，多由思虑过度，其人心脏气血恒因思虑而有所伤损。故方中用龙眼肉以补心血，酸枣仁以敛心气，龙骨、牡蛎以安魂魄，半夏、茯苓以清痰饮，赭石以导引心阳下潜，使之归藏于阴，以成瞌睡之功也。"

龙眼肉

药材档案

别名：龙眼、蜜脾、龙眼干、比目、益智、桂圆肉。

药材特征：本品为纵向破裂的不规则薄片，常数片粘结，长约1.5厘米，宽2～4厘米，厚约0.1厘米。棕褐色，半透明。一面皱缩不平，一面光亮而有细纵皱纹。质柔润。气微香，味甜。

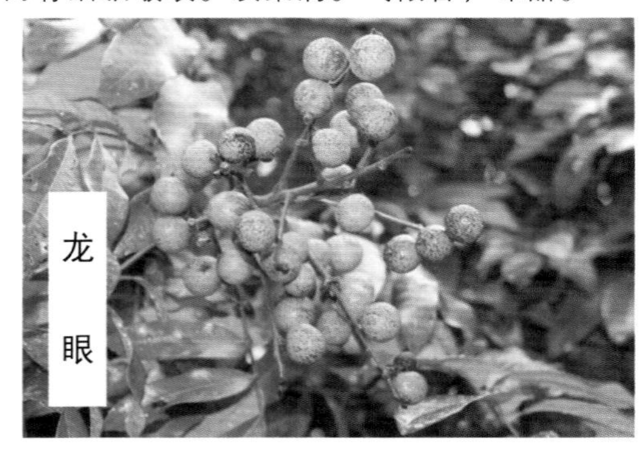

性味归经：甘，温。归心、脾经。

功效主治：补益心脾，养血安神。适用于气血不足，心悸怔忡，健忘失眠，血虚萎黄。

治癫狂方

荡痰汤

【方歌】

荡痰治癫狂，代赭石二两，
半夏郁金硝军良，一服泻痰数趟。
若更顽痰凝结，再加甘遂面尝，
调冲不宜温热，峻剂堪可称王。

【方源】《医学衷中参西录》："治癫狂失心，脉滑实者。"

【组成】生赭石（轧细）60 克，大黄 30 克，朴硝 18 克，清半夏、郁金各 9 克。

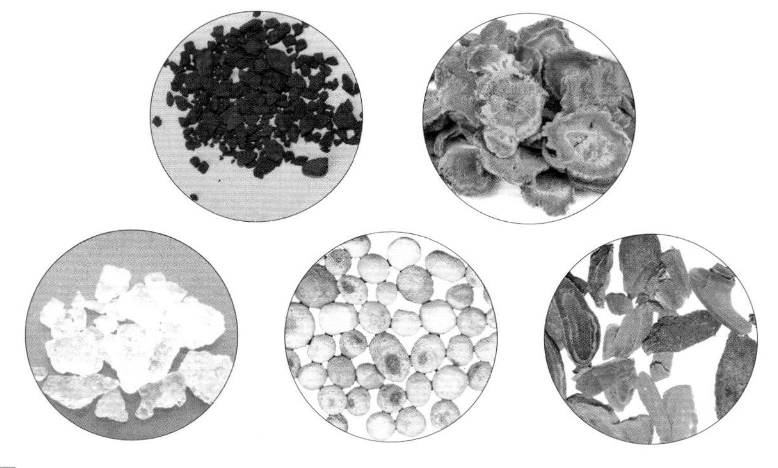

【用法】水煎，每 1 剂，分早晚 2 次温服。

【功用】理痰降逆，镇肝安神。

【主治】癫狂失心，精神抑郁，表情淡漠，语无伦次，静而多喜，甚或突然发狂，妄为妄言，知觉全无，苔腻，脉滑实。

【方义方解】 方中主药重用生赭石，借其重坠之力，摄引痰火下行，窍络壅塞皆通，则心与脑能相助为理，神明自能复其旧，用为君药；大黄、朴硝通腑降逆泻火，以助生赭石之力，朴硝咸寒为心脏对宫之药，以水胜火，又能软坚散结，荡顽痰胶痰，为臣药；配清半夏降逆化痰力增，郁金理气开郁，为佐药。诸药合用，共奏镇坠降逆，降泻痰火之效。

【运用】

1. 辨证要点 本方为镇逆降痰之癫狂通治方。辨证以癫狂而脉滑实为要点。

2. 加减变化 若肝郁火旺者，加钩藤、青黛、青皮；血虚痰火者，加鸡血藤、当归、天竺黄；胃肠湿热者，加厚朴、苍术；火盛伤阴者，加生地黄、麦冬、五味子；气虚者，加党参、黄芪；有精神症状者，合甘麦大枣汤用。

3. 现代运用 现代临床可用于精神分裂症、情感性精神病之痰火壅盛之脉滑实者。

【方论精粹】

《医学衷中参西录》："方中重用赭石，借其重坠之力，摄引痰火下行，俾窍络之塞者皆通，则心与脑能相助为理，神明自复其旧也。

朴硝咸寒属水，为心脏对宫之药，以水胜火，以寒胜热，能使心中之火热消解无余，心中之神明，自得其养，非仅取朴硝之能开痰也。大黄味苦，气香，性凉，能入血分，破一切瘀血，为其气香故兼入气分，少用之亦能调气，治气郁作痛。其力沉而不浮，以攻决为用，下一切积聚。能开心下热痰以愈疯狂，降胃肠热实以通燥结，其香窜透气之力又兼利小便。《本经》谓其能推陈致新，因有黄良之名。半夏味辛，性温，有毒，凡味辛之至者，皆禀秋金之收降之性，故力能下达，为降胃安冲之主药。为其能降胃安冲，所以能止呕吐，能引胃中、肺中湿痰下行，纳气定喘。郁金以行气解郁，消痰涎。诸药合用共奏降痰之功。"

荡痰加甘遂汤

【方歌】

荡痰汤中用硝黄，赭石半夏郁金当，
癫狂失心滑实脉，顽痰凝甚加遂强。

【方源】《医学衷中参西录》：“治前证（癫狂失心，脉滑实者），顽痰凝结之甚者，非其证大实不可轻投。其方，即前方加甘遂末二钱，将他药煎好，调药汤中服。”

【组成】生赭石（轧细）60克，大黄30克，朴硝18克，清半夏、郁金各9克，甘遂末1.5克。

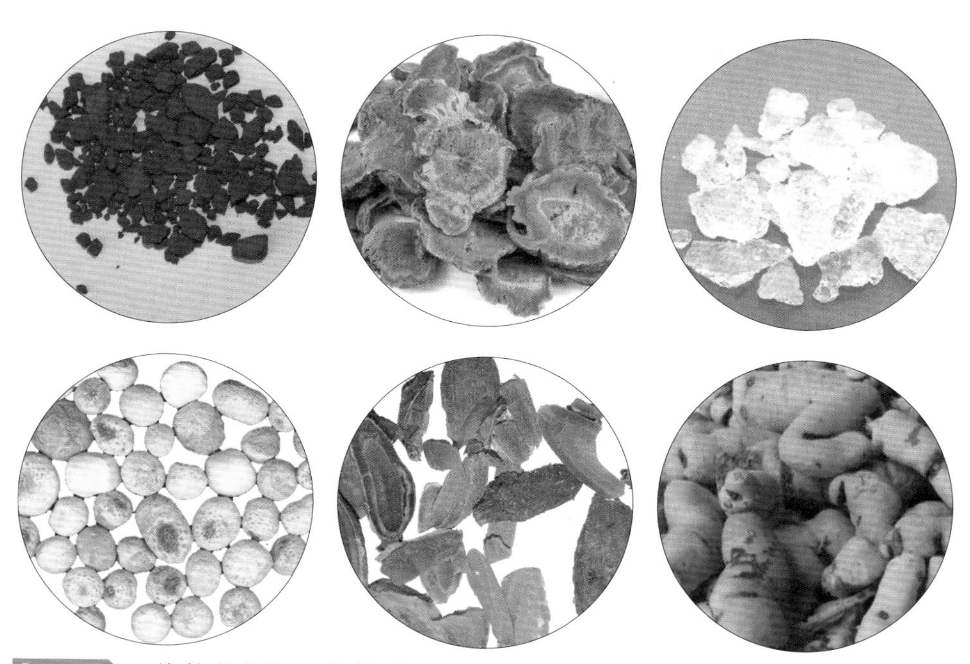

【用法】将他药煎好，将甘遂末调药汤中服。凡用甘遂，宜为末，水送服，或用其末，调药汤中服。若入汤剂煎服，必然吐出。又凡药中有甘遂，不可连日服之，必隔两三日方可再服，不然亦多吐出。又其性与甘草相反，用者须切记。

【功用】 攻逐痰结。

【主治】 癫狂失心，脉滑实，顽痰凝结之甚者。

【方义方解】 方中甘遂性猛烈走窜，后世本草，称其以攻决为用，为下水之圣药。痰亦水也，其行痰之力，亦百倍于他药。用生赭石，借其重坠之力，摄引痰火下行，俾窍络之塞者皆通，则心与脑能相助为理，神明自复其旧也。朴硝咸寒属水，为心脏对宫之药，以水胜火，以寒胜热，能使心中之火热消解无余，心中之神明，自得其养，非仅取朴硝之能开痰也。大黄味苦，气香，性凉，能入血分，破一切瘀血，为其气香故兼入气分，少用之亦能调气，治气郁作痛。其力沉而不浮，以攻决为用，下一切积聚。能开心下热痰以愈疯狂，降胃肠热实以通燥结，其香窜透气之力又兼利小便。《神农本草经》谓其能推陈致新，因有黄良之名。清半夏味辛，性温，有毒，凡味辛之至者，皆禀秋金之收降之性，则力能下达，为降胃安冲之主药。为其能降胃安冲，所以能止呕吐，能引胃中、肺中湿痰下行，纳气定喘。郁金以行气解郁，消痰涎。诸药合用共奏降痰之功。

【运用】

1. 辨证要点 临床辨证以脉滑实火伏而不起，但形体壮实为要点。

2. 现代运用 现代临证主要用于躁狂抑郁症而有上述见症者。

3. 使用注意 本方有甘遂，不可连日服用，必隔两三日方可再服。反之，易致吐，又甘遂反甘草，用时须注意。

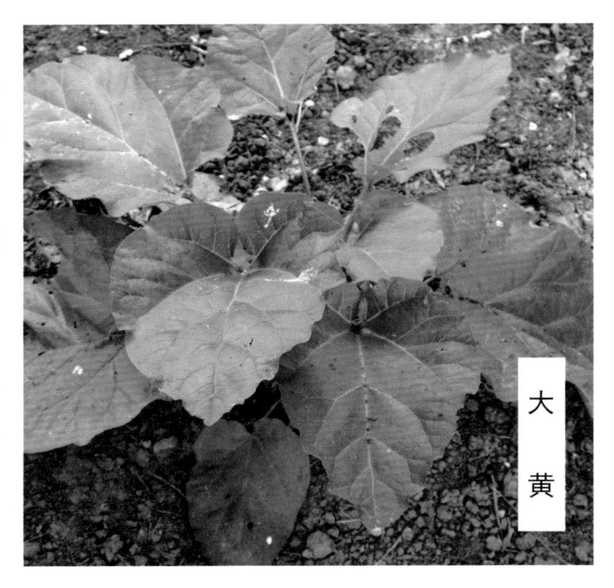
大黄

调气养神汤

【方歌】

调气养神龙眼君，滋血补液保心神；
柏仁龙牡敛肝火，生地天冬能清心；
远志菖蒲开心窍，铁锈朱砂镇肝魂；
麦芽用来顺木气，甘松加入来养神。

【方源】《医学衷中参西录》："治其人思虑过度，伤其神明。或更因思虑过度，暗生内热，其心肝之血，消耗日甚，以致心火肝气，上冲头部，扰乱神经，致神经失其所司，知觉错乱，以是为非，以非为是，而不至于疯狂过甚者。"

【组成】龙眼肉 24 克，柏子仁、生龙骨（捣碎）、生牡蛎（捣碎）各 15 克，远志（不炙）10 克，生地黄 18 克，天冬 12 克，甘松 6 克，生麦芽 9 克，石菖蒲 6 克，甘草 4.5 克，朱砂（研细，用头次煎药汤 2 次送服）0.9 克。

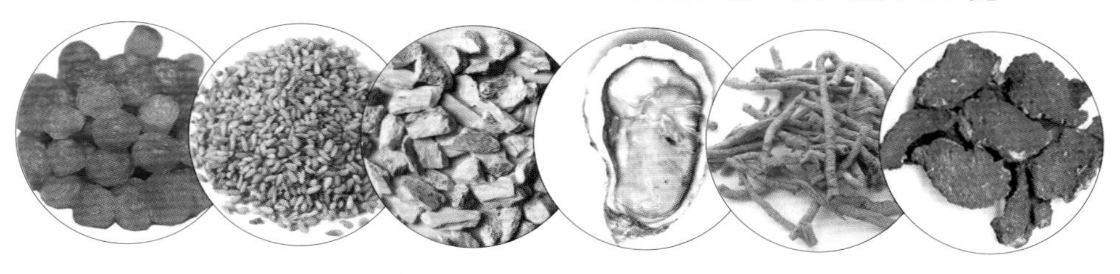

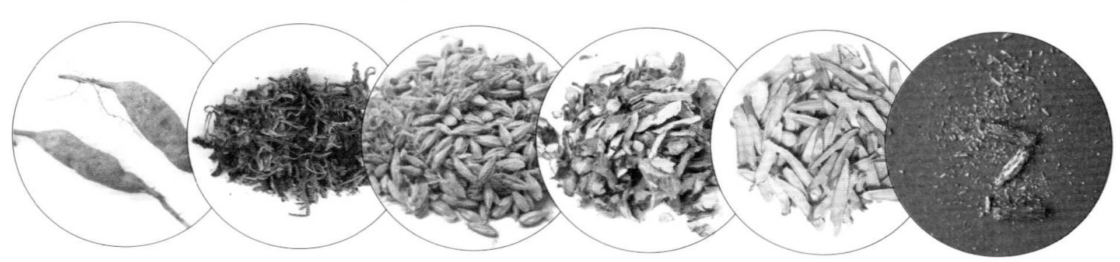

【用法】磨取铁锈浓水煎药，每日 1 剂，分早晚 2 次温服。

【功用】镇惊清热，养心安神。

【主治】思虑过度，伤其神明。或更因思虑过度，暗生内热，其心肝之血，消耗日甚，以致心火肝气，上冲头部，扰乱神经，致神经失其所司，知觉错乱。

【方义方解】《医学衷中参西录》："此乃养神明、滋心血、理肝气、清虚热之方也。龙眼肉色赤入心且多津液，最能滋补血分，兼能保合心气之耗散，故以之为主药；柏子仁多含油质，故善养肝，兼能镇肝，又与龙骨、牡蛎之善于敛戢肝火、肝气者同用，则肝火、肝气自不挟心火上升，以扰乱神经也；用生地黄者，取其能泻上焦之虚热，更能助龙眼肉生血也；用天冬者，取其凉润之性，能清心宁神，即以开燥痰也；用远志、菖蒲者，取其能开心窍、利痰涎，且能通神明也；用朱砂、铁锈水者，以其皆能镇安神经，又能定心平肝也；用生麦芽者，诚以肝为将军之官，中寄相火，若但知敛之镇之，或激动其响应之力，故又加生麦芽，以将顺其性。盖麦芽炒用能消食，生用则善舒肝气也；至于甘松，其性在中医用之以清热、开瘀、逐痹，在西医则推为安养神经之妙药，而兼能治霍乱转筋。盖神经不失其所司，则筋可不转，此亦足见安养神经之效也。"

【运用】

1. 加减变化 胃火炽盛，烦渴喜饮者，加生石膏30克，知母15克；大便秘结或不通畅者，加生大黄15克（泡水冲，对服），厚朴10克；阳明热盛者，加黄连10克，黄芩15克；痰湿中阻者，加郁金10克，法半夏10克，青礞石30克。

2. 现代运用 用于治疗神经衰弱、老年性痴呆、失眠、帕金森氏综合征、脑动脉硬化等症。

治痫风方

加味磁朱丸

【方歌】

加味磁珠赭夏增，再加酒曲用尤灵；
为丸锈水煎汤送，养肾宁心痫可平。

【方源】《医学衷中参西录》："治痫风。"

【组成】磁石（能吸铁者，研极细水飞出，切忌火煅）、代赭石、清半夏各60克，朱砂30克。

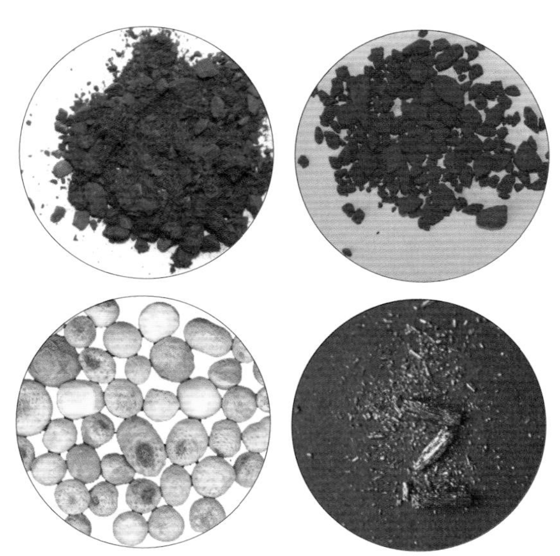

【用法】上药各制为细末，再加酒曲250克，轧细过箩，可得细曲120克。炒熟60克，与生者60克，共和药为丸，梧桐子大。铁锈水煎汤，送服6克，日再服。

【功用】 息风止痉。

【主治】 痫风。

【方义方解】 磁石入肾，镇养真阴，使肾水不外移；朱砂入心，镇养心血，使邪火不上侵。佐以神曲消化滞气，温养脾胃发生之气。痫风之证，莫不气机上逆，痰涎上涌，加代赭石、清半夏既善理痰，又善镇气降气也。送以铁锈汤者，以相火生于命门，寄于肝胆，相火之暴动实与肝胆有关，此肝胆为木脏，即为风脏，内风之煽动，亦莫不于肝胆发轫。铁锈乃金之余气，故取金能制木之理，镇肝胆以熄内风，又取铁能引电之理，借其重坠之性，以引相火下行也。

半夏

药材档案

别名：示姑、地茨菇、老鸹头、地珠半夏、羊眼半夏。

药材特征：本品呈类球形，有的稍偏斜，直径 1 ~ 1.5 厘米。表面白色或浅黄色，顶端有凹陷的茎痕，周围密布麻点状根痕；下面钝圆，较光滑。质坚实，断面洁白，富粉性。气微，味辛辣、麻舌而刺喉。

性味归经：辛，温。有毒。归脾、胃、肺经。

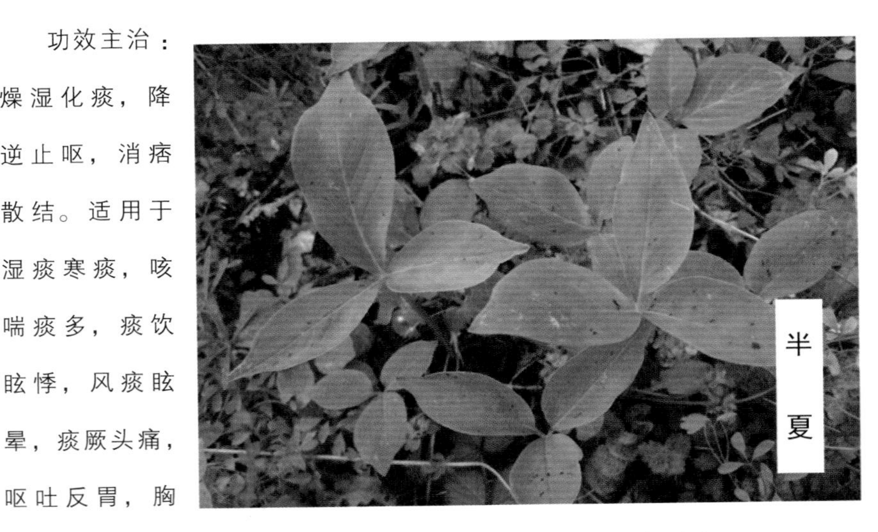

功效主治：燥湿化痰，降逆止呕，消痞散结。适用于湿痰寒痰，咳喘痰多，痰饮眩悸，风痰眩晕，痰厥头痛，呕吐反胃，胸脘痞闷，梅核气。生用外治痈肿痰核。姜半夏多适用于降逆止呕。

通变黑锡丹

【方歌】

通变黑锡铅灰研，麦曲还同硫化铅；
上盛下虚成痫症，阴阳镇纳自安然。

【方源】《医学衷中参西录》："治痫风。"

【组成】铅灰（研细）60克，硫化铅（研细）30克，麦曲（炒熟）45克。

【用法】上3味，水和为丸，梧桐子大。每服5～6丸，多至10丸。用净芒硝1.2～1.5克，冲水送服。若服药后，大便不利者（铅灰，硫化铅皆能涩大便），芒硝又宜多用。

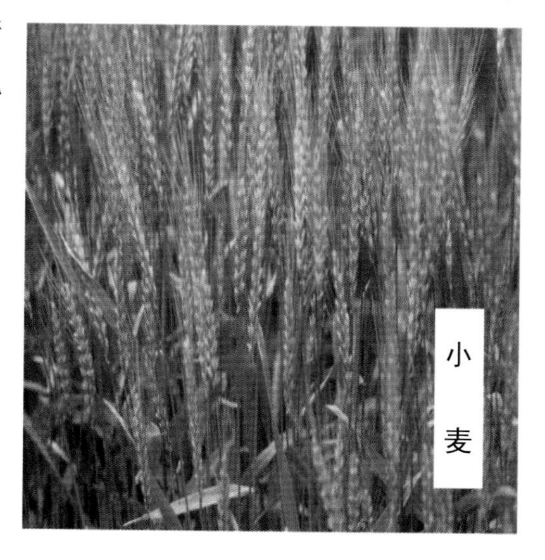

【功用】息风止痉。

【主治】痫风。

【方义方解】本证因风火上扰、下焦阳虚所致，故用硫黄温补下元，铅灰清肝泻火，芒硝泻热软坚，神曲和胃助运。诸药合用，共奏息风止痉之功。

【方论精粹】

《医学衷中参西录》："痫风一病，多有上盛下虚之证，用铅灰者，以其质沉，能镇上浮之阳气，硫化铅中之硫黄辛热药也，能温下之虚也，与铅灰一上一下，诚能息风止痉矣；用麦曲者，恐质沉之药伤中气也；更用芒硝，防硫黄之热而致大便不通矣。"

一味铁养汤

【方歌】

一味独行铁养汤，糜煎铁锈便成方；
痫风胆火连肝火，头痛目眩逆气攘。

【方源】《医学衷中参西录》："治痫风，及肝胆之火暴动，或胁疼，或头疼目眩，或气逆喘吐，上焦烦热，至一切上盛下虚之证皆可。"

【组成】长锈生铁。

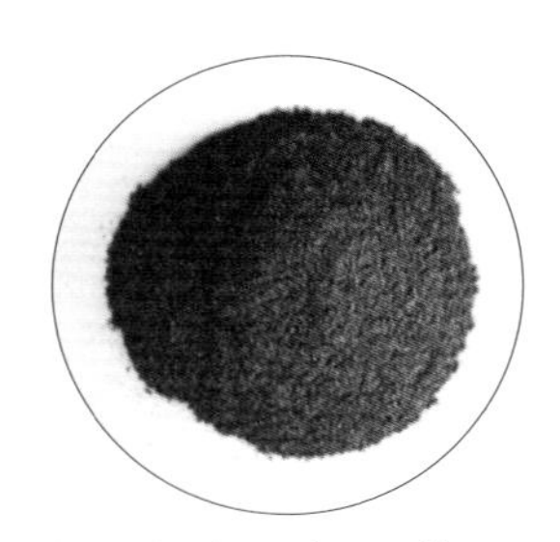

【用法】和水磨取其锈，磨至水皆红色，煎汤服之。

【功用】息风止痉。

【主治】痫风。

【方义方解】本证因风火上扰所致，故用铁锈平肝降逆、息风止痉。

【方论精粹】

《医学衷中参西录》："化学家名铁锈为铁养，以铁与氧气化合而成锈也。其善于镇肝胆者，以其为金之余气，借金以制木也。其善治上盛下虚之证者，因其性重坠，善引逆上之相火下行。相火为阴中之火，与电气为同类，此即铁能引电之理也。其能补养血分者，因人血中原有铁锈，且取铁锈嗅之，又有血腥之气，此乃以质补质，以气补气之理。且人身之血，得氧气则赤，铁锈原铁与氧气化合，故能补养血分也。西人补血之药，所以有铁酒。"

治小儿风证方

定风丹

【方歌】

定风化瘀止惊风，乳没全蝎砂蜈蚣；
诸药研末乳汁服，或加汤剂一并送。

【方源】《医学衷中参西录》:“治初生小儿绵风，其状逐日抽掣，绵绵不已，亦不甚剧。”

【组成】生乳香、生没药各 9 克，朱砂、全蝎各 3 克，全蜈蚣大者 1 条。

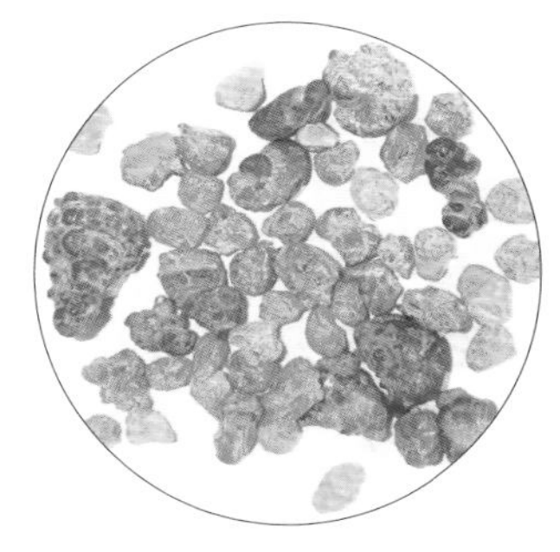

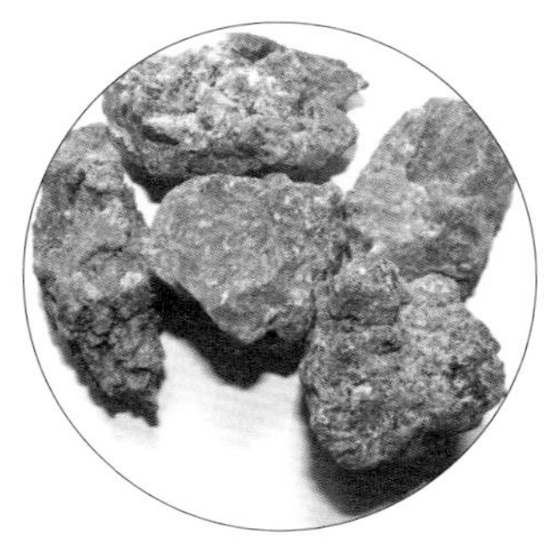

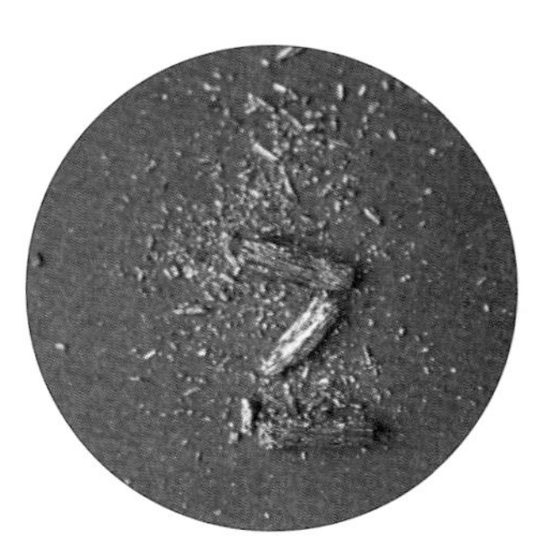

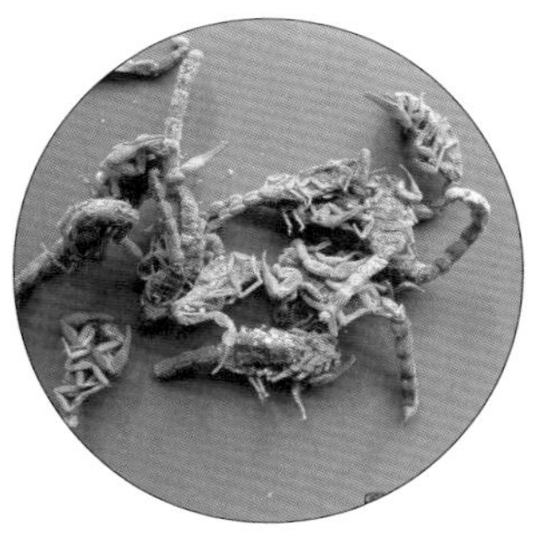

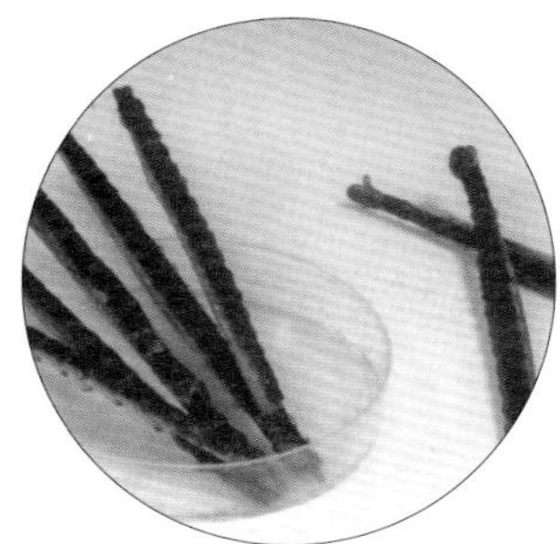

【用法】 共为细末，用药1克左右，置小儿口中，乳汁送下，每日服药5次。必要时根据病症煮汤剂送服此丹。

【功用】 平肝息风，化瘀止痉。

【主治】 小儿惊风。

【方义方解】 生乳香、生没药行气化瘀，配伍朱砂、蜈蚣、全蝎镇惊息风。《巢氏病源》:“小儿惊者，由气血不和，寒热内生，心神不定，所以发惊。”小儿发惊，盖由气壅致瘀，痰饮内停所致，唐容川：“须知痰水之壅由瘀血，但毒瘀血则痰饮自消。”因此本方用生乳香、生没药行气化瘀，荡涤痰饮，除惊风之缘由。加以息风之虫类药，治疗惊风、绵风有效。

【运用】

1. 辨证要点 惊风是小儿时期常见的危重病证，以临床出现抽搐、昏迷为主要症状。

2. 加减变化 虚者，可配伍生黄芪、当归、党参；脾虚者，可配伍山药、生白术、鸡内金；肝肾亏虚者，可配伍熟地黄、山茱萸、枸杞子、酸枣仁；脾肾阳虚者，可配伍丁香、肉桂、川椒、补骨脂、干姜、炮附子；肝胆火盛者，可配伍羚羊角、钩藤、薄荷、柴胡、龙胆草、青黛；阳明火热盛者，可配伍生石膏；痰盛者，可配伍清半夏、胆南星、僵蚕、茯神、代赭石、铁锈水。

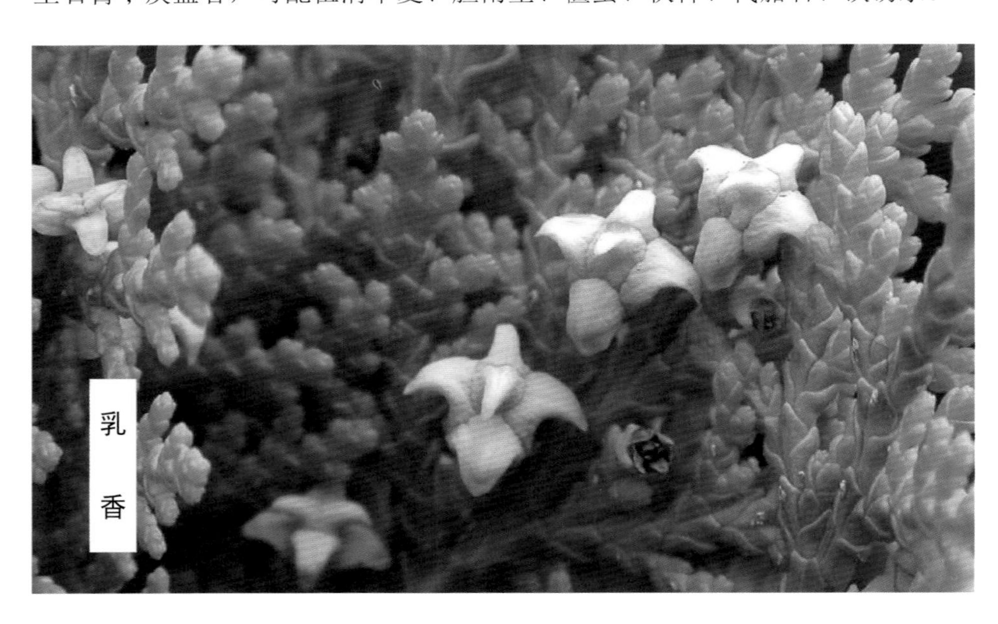
乳香

镇风汤

【方歌】

小儿急惊镇风汤，胆草青黛钩羚羊，
茯神僵蚕半夏赭，薄荷朱砂锈水方。

【方源】《医学衷中参西录》上册："治小儿急惊风。其风猝然而得，四肢搐搦，身挺颈痉，神昏面热，或目睛上窜，或痰涎上壅，或牙关紧闭，或热汗淋漓。"

【组成】钩藤钩9克，羚羊角（另炖对服）、薄荷各3克，龙胆草、青黛、清半夏、生赭石（轧细）、茯神、僵蚕各6克，朱砂（研细送服）0.6克。

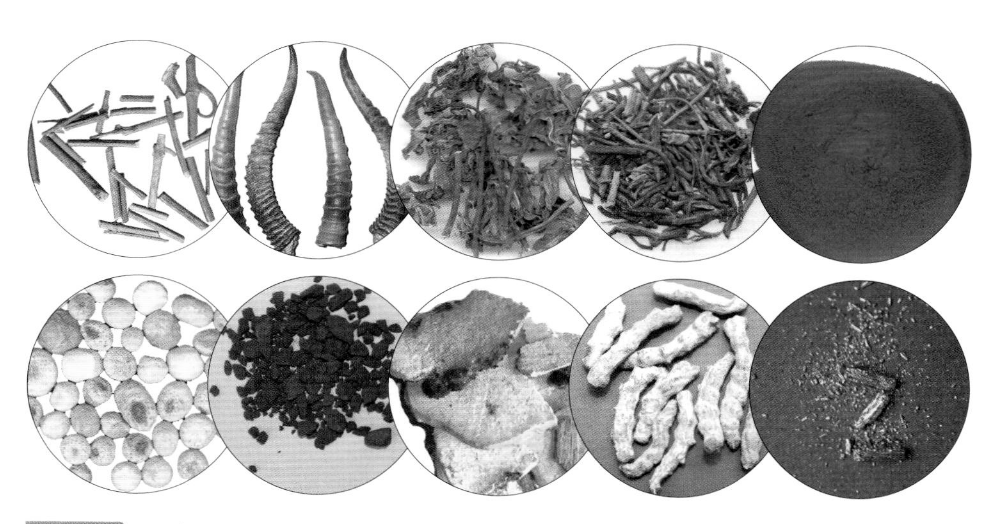

【用法】磨浓生铁锈水煎药。

【功用】镇风止痉，化痰开窍。

【主治】小儿急惊风。

【加减变化】小儿得此证者，不必皆由惊恐，有因外感之热，传入阳明而得者，方中宜加生石膏；有因热疟而得者，方中宜加生石膏、柴胡。

【方义方解】 方中钩藤平肝息风；羚羊角清热息风，与龙胆草、青黛共清肝热而热不致上冲，热不上冲而风自熄，况青黛又能开窍醒神。用清半夏、生赭石配伍，既善理痰，又善镇气降气也。用茯神以安神健脾，消痰涎之源。朱砂、薄荷醒神开窍，僵蚕通络息风。用生铁锈水煎药，借其重坠之性，以引风火下行也。

龙 胆

药材档案

别名：胆草、草龙胆、山龙胆、水龙胆、龙须草、龙胆草。

药材特征：

龙胆：根茎呈不规则的块状，长 1 ~ 3 厘米，直径 0.3 ~ 1 厘米；表面暗灰棕色或深棕色，上端有茎痕或残留茎基，周围和下端着生多数细长的根。根圆柱形，略扭曲，长 10 ~ 20 厘米，直径 0.2 ~ 0.5 厘米。表面淡黄色或黄棕色，上部多有显著的横皱纹，下部较细，有纵皱纹及支根痕。质脆，易折断。断面略平坦，皮部黄白色或淡黄棕色，木部色较浅，呈点状环列。气微，味甚苦。

坚龙胆：表面无横皱纹，外皮膜质，易脱落，木部黄白色，易与皮部分离。

性味归经：苦，寒。归肝、胆经。

功效主治：清热燥湿，泻肝胆火。适用于湿热黄疸，阴肿阴痒，带下，湿疹瘙痒，肝火目赤，耳鸣耳聋，胁痛口苦，强中，惊风抽搐。

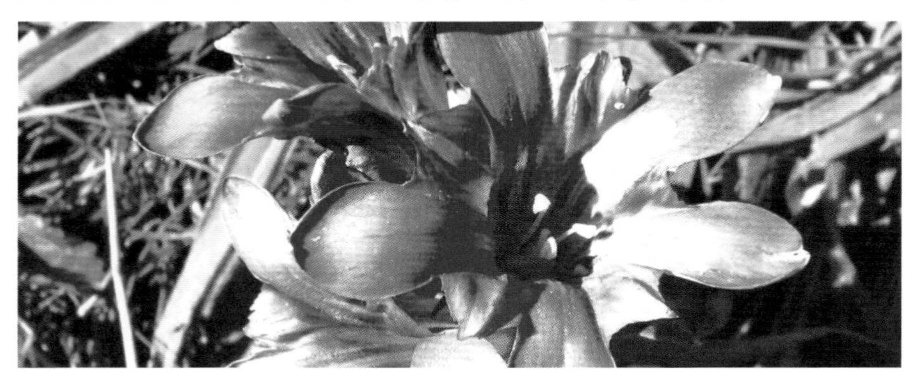

治内外中风方

搜风汤

【方歌】

搜风参麝夏防风，蚕柿石膏七味同；
猝倒昏迷成险候，或兼偏废总收功。

【方源】《医学衷中参西录》：“中风之证，多因五内大虚，或秉赋素虚，或劳力劳神过度，风自经络袭入，直透膜原而达脏腑，令脏腑各失其职。或猝然昏倒，或言语蹇涩，或溲便不利，或溲便不觉，或兼肢体痿废偏枯。”

【组成】防风18克，人参（另炖）12克，清半夏9克，生石膏24克，僵蚕6克，柿霜饼（冲服）15克，麝香（药汁送服）0.3克。

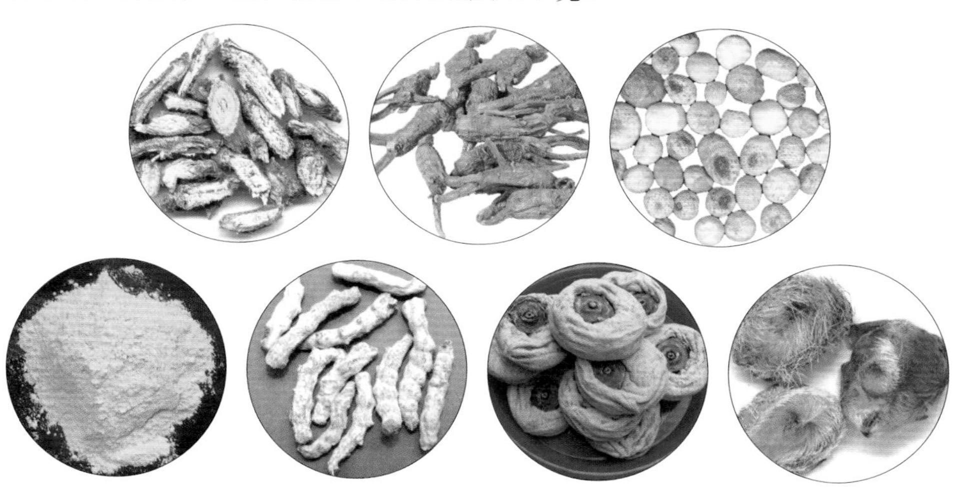

【用法】上药除人参、柿霜饼、麝香三味外，余药水煎服，每日1剂，日服2次。人参另炖同服，也可用党参21克代之。柿霜饼研末冲服，或服药时同嚼服。神志昏迷者，用麝香一味，先置鼻闻之，再冲于汤液中灌服。

【功用】 搜风化痰。

【主治】 中风。

【加减变化】 若其人元气不虚，而偶为邪风所中，可去人参，加蜈蚣 1 条，全蝎 3 克；若其证甚实，而闭塞太甚者，或二便不通，或脉象郁涩，可加生大黄适量。

【方义方解】 真中风者极少，类中风症极多，外风引动内风之证亦不少见，且常为痰热壅闭证。本方重用防风以引麝香深入脏腑搜风。尤恐元气不足，不能运化药力以逐风外出，则用人参大补元气，扶正以祛邪也。风蕴脏腑多生内热，人参补气亦助阳生热，则用生石膏甘寒清热。痰涎壅滞，阻碍呼吸，用清半夏以降之，柿霜饼以润之。妙在僵蚕同类相使，引祛风之药至于病所而化痰奏功，乃从治之法。

【方论精粹】

《医学衷中参西录》："中风之证，多因五内大虚，或禀赋素虚，或劳力伤神过度，风自经络袭入，直透膜原而达脏腑，令脏腑各失其职。或猝然昏倒，或言语謇涩，或溲便不利，或溲便不觉，或兼肢体痿废偏枯，此乃至险之证。中之轻者，犹可迟延岁月，中之重者，治不如法，危在翘足间也。故重用防风引以麝香深入脏腑以搜风。犹恐元气虚弱，不能运化药力以逐风外出。故用人参大补元气，扶正即以胜邪也。用石膏者，因风蕴脏腑多生内热，人参补气助阳分亦能生热，石膏质重气轻性复微寒，其重也能深入脏腑，其轻也能外达皮毛，其寒也能祛脏腑之热，而即解人参之热也。用僵蚕者，徐灵胎谓邪之中人，有气无形，穿经入络，愈久愈深，以气类相反之药投之，则拒而不入，必得与之同类者和入诸药使为向导，则药至病所，而邪与药相从，药性渐发，邪或从毛孔出，从二便出，不能复留，此从治之法也。僵蚕因风而僵，与风同类，故善引祛风之药至于病所成功也。用半夏、柿霜者，诚以此证皆痰涎壅滞，有半夏以降之，柿霜以润之，而痰涎自息也。"

逐风汤

【方歌】

逐风汤里用归芪，羌独蜈蚣全蝎施；
脑证神昏抽搐甚，安神通络此方宜。

【方源】《医学衷中参西录》："治中风抽掣及破伤后受风抽掣者。"

【组成】生黄芪18克，当归12克，羌活6克，独活6克，全蝎6克，蜈蚣（大者）2条。

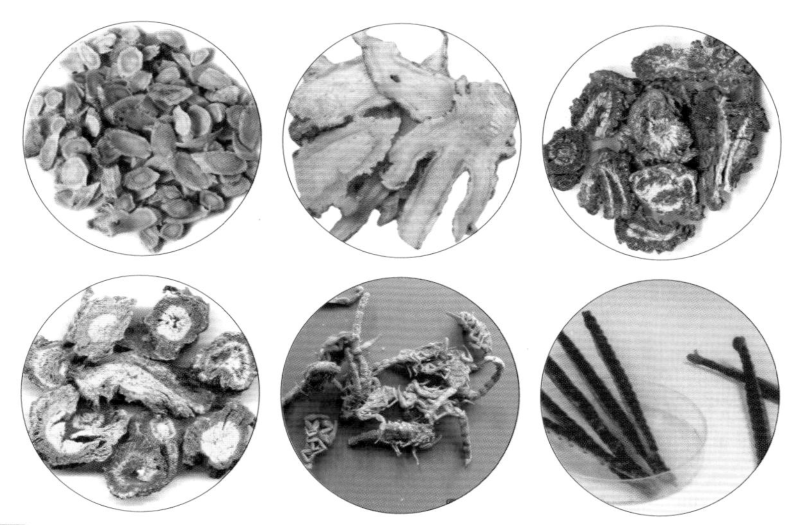

【用法】水煎，分2次温服，每日1剂。

【功用】息风止痉，益气活血。

【主治】中风抽掣、破伤风后受风抽掣者。

【方义方解】抽掣由于风痰阻于经络，经隧不利，筋肉失养所致或由于风邪侵入经脉，发为牙关紧闭，四肢抽搐，角弓反张。蜈蚣最善搜风，贯穿经络脏腑无所不至；生黄芪、当归可保摄气血，扶助正气；全蝎助蜈蚣息风止痉，通络止痛；羌活、独活亦能上下祛风以止痛，上药共用，抽掣可止。

加味黄芪五物汤

【方歌】

加味黄芪五物汤，归芍桂术陈艽姜。

【方源】《医学衷中参西录》："治历节风证，周身关节皆疼，或四肢作疼，足不能行步，手不能持物。"

【组成】生黄芪 30 克，白术、当归、白芍各 15 克，桂枝、秦艽、陈皮各 9 克，生姜 5 片。

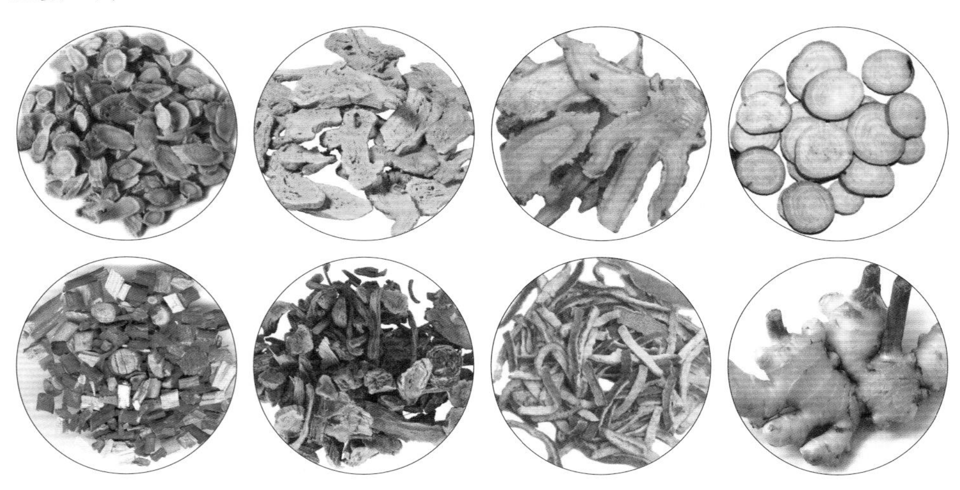

【用法】水煎，每日 1 剂，分早晚 2 次温服。

【功用】健脾益气，活血散风。

【主治】可治寒热两种痛风。

【加减变化】热者，加知母；凉者，加附子；脉滑有痰者，加半夏。

【方义方解】方中黄芪补气固表，桂枝、生姜祛风解肌，当归、白芍养血通络，白术、甘草健脾益气，秦艽祛风止痛，陈皮行气和胃。诸药合用，共奏健脾益气、活血散风之功。

【方论精粹】

《医学衷中参西录》："《金匮》桂枝芍药知母汤，治历节风之善方也。而气虚者用之，仍有不效之时，以其不胜麻黄、防风之发也。今取《金匮》治风痹之黄芪五物汤，加白术以健脾补气，而即以逐痹（《神农本草经》逐寒湿痹）。当归以生其血，血活自能散风（方书谓血活风自去）。秦艽为散风之润药，性甚和平，祛风而不伤血。陈皮为黄芪之佐使，又能引肌肉经络之风达皮肤由毛孔而出也。广橘红其大者皆柚也，非橘也。《神农本草经》原橘、柚并称，用于药中，橘、柚似无须分别（他处柚皮不可入药）。且名为橘红，其实皆不去白，诚以原不宜去也。"

当归

药材档案

别名：云归、西当归、秦归、马尾归、岷当归。

药材特征：本品略呈圆柱形，下部有支根3～5条或更多，长15～25厘米。表面黄棕色至棕褐色，具纵皱纹及横长皮孔样突起。根头（归头）直径1.5～4厘米，具环纹，上端圆钝，有紫色或黄绿色的茎及叶鞘的残基；主根（归身）表面凹凸不平；支根（归尾）直径0.3～1厘米，上粗下细，多扭曲，有少数须根痕。质柔韧，断面黄白色或淡黄棕色，皮部厚，有裂隙和多数棕色点状分泌腔，木部色较淡，形成层环黄棕色。有浓郁的香气，味甘、辛、微苦。

柴性大、干枯无油或断面呈绿褐色者不可供药用。

性味归经：甘、辛，温。归肝、心、脾经。

功效主治：补血活血，调经止痛，润肠通便。适用于血虚萎黄，眩晕心悸，月经不调，经闭痛经，虚寒腹痛，风湿痹痛，肠燥便秘，跌仆损伤，痈疽疮疡。酒当归活血通经。适用于经闭痛经，风湿痹痛，跌仆损伤。

加味玉屏风散

【方歌】 加味玉屏蜡桂崇，归芪防术白矾充；
固表散风兼活血，仗他防治破伤风。

【方源】《医学衷中参西录》："治破伤后预防中风，或已中风而瘛疭，或因伤后房事不戒以致中风。"

【组成】 生黄芪 30 克，白术 24 克，当归 18 克，桂枝、防风各 4.5 克，黄蜡 9 克，生白矾 3 克。

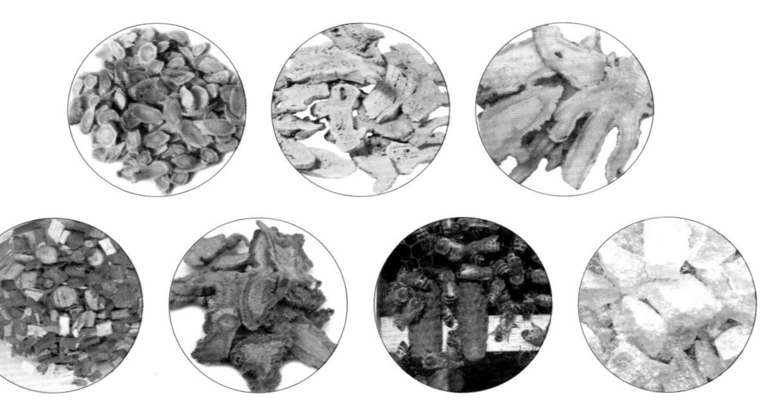

【用法】 水煎，每日 1 剂，分早晚 2 次温服。

【功用】 预防中风。

【主治】 破伤后预防中风，或已中风而瘛疭。

【加减变化】 若已中风抽掣者，宜加蜈蚣 2 条；若更因房事不戒以致中风抽风者，宜再加鹿角胶 9 克（烊化），独活 4.5 克;若脉象有热者，用此汤时，知母、天冬皆可酌加。

【方义方解】 方中用生黄芪以固皮毛，白术以实肌肉，黄蜡、生白矾以护膜原。犹恐破伤时微有感冒，又用当归、防风、桂枝以活血散风，其防风、桂枝之分量特轻者，诚以此方原为预防中风而设，不欲重用发汗之药以开腠理也。

镇肝息风汤

【方歌】

张氏镇肝息风汤，龙牡龟牛治亢阳，
代赭天冬元芍草，茵陈川楝麦芽襄。

【方源】《医学衷中参西录》："治内中风症（亦名类中风，即西人所谓脑充血证），其脉弦长有力（即西医所谓血压过高），或上盛下虚，头目时常眩晕，或脑中时常作疼发热，或目胀耳鸣，或心中烦热，或时常噫气；或肢体渐觉不利，或口眼渐形㖞斜，或面色如醉；甚或眩晕，至于颠仆，昏不知人，移时始醒，或醒后不能复元，精神短少，或肢体痿废，或成偏枯。"

【组成】怀牛膝、生赭石（轧细）各 30 克，生龙骨（捣碎）、生牡蛎（捣碎）、生龟甲（捣碎）、白芍、玄参、天冬各 15 克，川楝子（捣碎）、生麦芽、茵陈各 6 克，甘草 4.5 克。

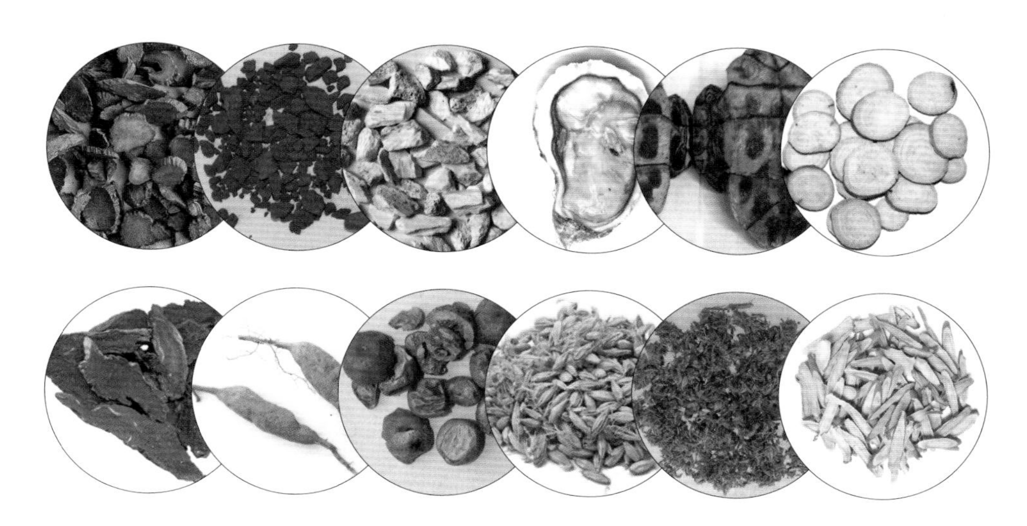

【用法】水煎，分 2 次温服，每日 1 剂。

【功用】镇肝息风，滋阴潜阳。

【主治】 类中风。头目眩晕，目胀耳鸣，脑部热痛，面色如醉，心中烦热，或时常噫气，或肢体渐觉不利，口眼渐形㖞斜；甚或眩晕颠仆，昏不知人，移时始醒，或醒后不能复元，脉弦长有力。

【方义方解】 本方所治之类中风，张氏称之为内中风。其病机为肝肾阴虚，肝阳化风所致。肝为风木之脏，体阴而用阳，肝肾阴虚，肝阳偏亢，阳亢化风，风阳上扰，则见头目眩晕、目胀耳鸣、脑部热痛、面红如醉；肾水不能上济心火，心肝火盛，则心中烦热；肝阳偏亢，气血随之逆乱，遂致卒中。轻则风中经络，肢体渐觉不利，口眼渐形㖞斜；重则风中脏腑，眩晕颠仆，不知人事等，即《素问·调经论》所谓"血之与气，并走于上，则为大厥，厥则暴死。气复反则生，不反则死。"本证以肝肾阴虚为本，肝阳上亢，气血逆乱为标，但以标实为主。治以镇肝息风为主，佐以滋养肝肾。

方中怀牛膝归肝肾经，入血分，性善下行，重用以引血下行，并有补益肝肾之效为君；生赭石之质重沉降，镇肝降逆，合牛膝以引气血下行，急治其标；生龙骨、生牡蛎、生龟甲、白芍益阴潜阳，镇肝息风，共为臣药；玄参、天冬下走肾经，滋阴清热，合生龟甲、白芍滋水以涵木，滋阴以柔肝；肝为刚脏，性喜条达而恶抑郁，过用重镇之品，势必影响其条达之性，又以茵陈、川楝子、生麦芽清泄肝热，疏肝理气，以遂其性，以上俱为佐药。甘草调和诸药，合生麦芽能和胃安中，以防金石、介类药物碍胃为使。

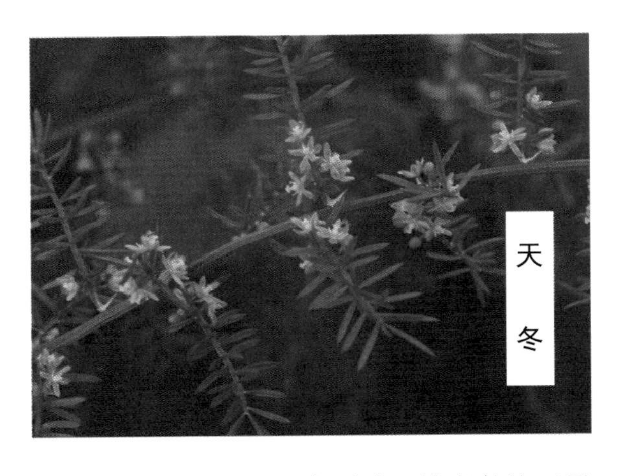

全方重用潜镇诸药，配伍滋阴、疏肝之品，共成标本兼治，而以治标为主的良方。

【运用】

1. 辨证要点 本方是治疗类中风之常用方。无论是中风之前，还是中风之时，抑或中风之后，皆可运用。临床应用以头目眩晕，脑部热痛，面色如醉，脉弦长有力为辨证要点。

2. 加减变化 心中烦热甚者，加石膏、栀子以清热除烦；痰多者，加胆南星、竹沥水以清热化痰；尺脉重按虚者，加熟地黄、山茱萸以补肝肾；中风后遗有半身不遂、口眼㖞斜等不能复元者，可加桃仁、红花、丹参、地龙等活血通络。

3. 现代运用 本方常用于高血压、脑血栓形成、脑出血、血管神经性头痛等属于肝肾阴虚，肝风内动者。

4. 使用注意 若属气虚血瘀之风，则不宜使用本方。要注意区别有很多虚证明显的，本方在降气血上逆之势力量较强，所以脉弦长有力以强调标实为主，要十分注意。

【方论精粹】

《医学衷中参西录》："风名内中，言风自内生，非风自外来也。《内经》谓'诸风掉眩，皆属于肝。'盖肝为木脏，木火炽盛，亦自有风。此因肝木失和，风自肝起。又加以肺气不降，肾气不摄，冲气、胃气又复上逆。于斯，脏腑之气化皆上升太过，而血之上注于脑者，亦因之太过，致充塞其血管而累及神经。其甚者，致令神经失其所司，至昏厥不省人事。西医名为脑充血证，诚由剖解实验而得也。是以方中重用牛膝以引血下行，此为治标之主药。而复深究病之本源，用龙骨、牡蛎、龟板、芍药以镇熄肝风，赭石以降胃降冲，玄参、天冬以清肺气，肺中清肃之气下行，自能镇制肝木。至其脉之两尺虚者，当系肾脏真阴虚损，不能与真阳维系。其真阳脱而上奔，并挟气血以上冲脑部，故又加熟地、萸肉以补肾敛肾。从前所拟之方，原只此数味，后因用此方效者固多，间有初次将药服下，转觉气血上攻而病加剧者，于斯加生麦芽、茵陈、川楝子即无此弊。盖肝为将军之官，其性刚果，若但用药强制，或转激发其反动之力。茵陈为青蒿之嫩者，得初春少阳生发之气，与肝木同气相求，泻肝热兼舒肝郁，实能将顺肝木之性。麦芽为谷之萌芽，生用之亦善将顺肝木之性，使不抑郁。川楝子善引肝气下达，又能折其反动之力。方中加此三味，而后用此方誉，自无他虞也。"

怀牛膝

药材档案

别名：牛茎、百倍、土牛膝、牛膝、红牛膝。

来源：本品为苋科植物牛膝的根。

性味归经：苦、甘、酸，平。归肝、肾经。

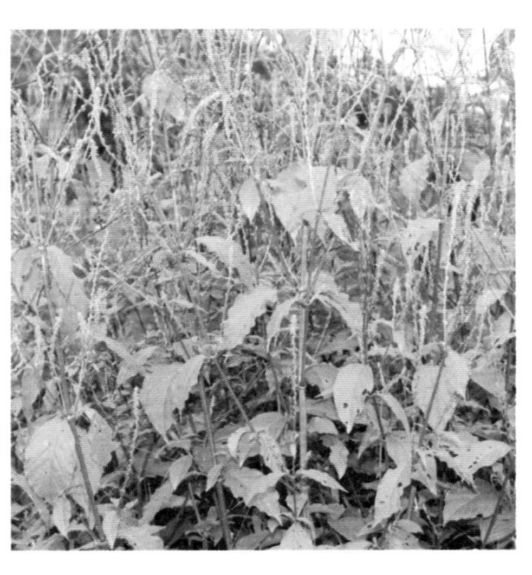

功能主治：逐瘀通经，补肝肾，强筋骨，利尿通淋，引血下行。适用于经闭，痛经，产后腹痛，胞衣不下，腰膝酸痛，筋骨无力，下肢痿软，淋证，水肿，头痛，眩晕，牙痛，日疮，吐血，衄血，跌打损伤。

用量用法：内服：5 ~ 12 克，煎服；或浸酒；或入丸、散。外用：适量，捣敷；捣汁滴鼻；或研末撒入牙缝。

使用注意：孕妇慎用。

牡　蛎

药材档案

别名：蛎蛤、牡蛤、海蛎子、海蛎子壳、海蛎子皮。

来源：本品为牡蛎科动物长牡蛎、大连湾牡蛎或近江牡蛎的贝壳。

养殖。

性味归经：咸，微寒。归肝、胆、肾经。

功能主治：重镇安神，潜阳补阴，软坚散结。适用于惊悸失眠，眩晕耳鸣，瘰疬痰核，癥瘕痞块。煅牡蛎收敛固涩，制酸止痛。用于自汗盗汗，遗精滑精，崩漏带下，胃痛吞酸。

用量用法：内服：9 ~ 30 克，煎服，宜先煎。

加味补血汤

【方歌】

加味仍名补血汤，归芪龙眼鹿胶当；
丹参乳没甘松伍，风中虚寒治本方。

【方源】 《医学衷中参西录》："治身形软弱，肢体渐觉不遂，或头重目眩，或神昏健忘，或觉脑际紧缩作疼，甚或昏仆移时苏醒致成偏枯，或全身痿废，脉象迟弱，内中风症之偏虚寒者（肝过盛生风，肝虚极亦可生风），此即西人所谓脑贫血病也。"

【组成】 生黄芪 30 克，当归、龙眼肉各 15 克，鹿角胶（另炖同服）、丹参、乳香、没药各 9 克，甘松 6 克。

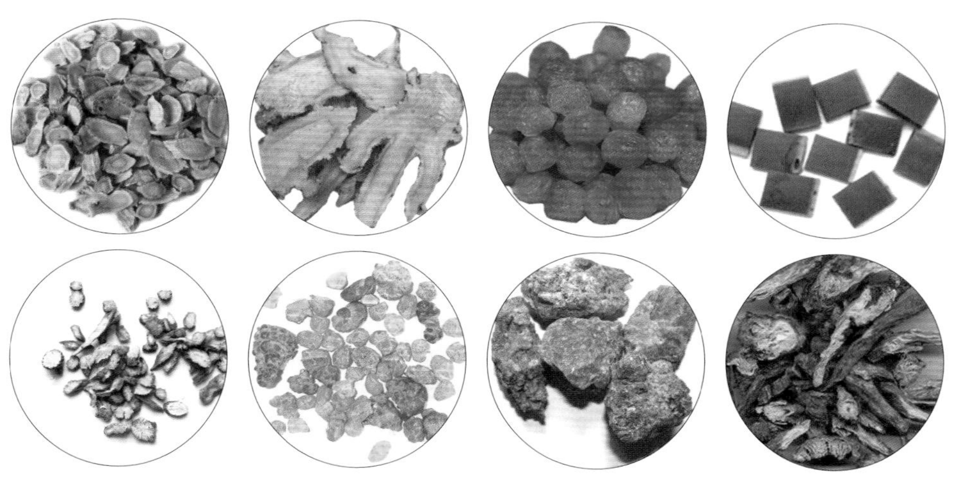

【用法】 水煎，每日 1 剂，分早晚 2 次温服。

【功用】 补血补髓。

【主治】 脑贫血病。

【加减变化】 服之觉热者，酌加天花粉、天冬；觉发闷者，加生鸡内金 4.5 克或 6 克。服数剂后，若不甚见效，可用所煎药汤送服麝香 0.06 克（取其香能通窍），或真冰片 0.15 克亦可。

【方义方解】气能生血，气旺则血亦不虚，则方中不以当归为主药，而以生黄芪为主药，取其能大补元气，元气充盛，则能助血上行，而营养脑髓。用龙眼肉者，因其味甘色赤，多含津液，最能助当归生血也。用鹿角者，因鹿之角原生于头顶督脉之上，督脉为脑髓之来源，则鹿角胶之性善补脑髓，凡脑中血虚者，其脑髓亦必虚，用之以补脑髓，实可与补血之药相助为理也。用丹参、乳香、没药者，因气血虚者，其经络多瘀滞，此于偏枯萎废亦颇有关系，加此通气活血之品，以化其经络之瘀滞，则偏枯萎废者自易愈也。用甘松者，为其能助心房运动有力，以多输血于脑，且又为调养神经之要品，能引诸药至脑以调养其神经也。用麝香、冰片者，取其香能通窍以开闭也。

甘　松

药材档案

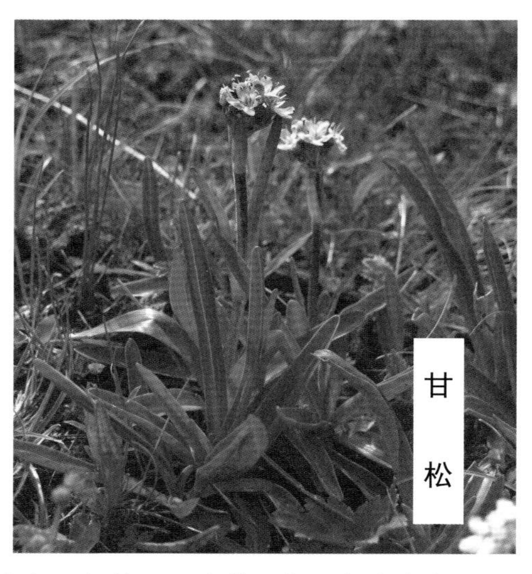

别名：麝果、香松、甘松香、人身香。

药材特征：本品略呈圆锥形，多弯曲，长 5 ~ 18 厘米。根茎短小，上端有茎、叶残基，呈狭长的膜质片状或纤维状。外层黑棕色，内层棕色或黄色。根单一或数条交结、分枝或并列，直径 0.3 ~ 1 厘米。表面棕褐色，皱缩，有细根及须根。质松脆，易折断，断面粗糙，皮部深棕色，常成裂片状，木部黄白色。气特异，味苦而辛，有清凉感。

性味归经：辛、甘，温。归脾、胃经。

功效主治：理气止痛，开郁醒脾。适用于脘腹胀满，食欲不振，呕吐。外治牙痛，脚肿。

建瓴汤

【方歌】

建瓴汤是锡纯方，山膝龙牡生地黄，
赭石芍药柏子配。肝阳眩晕一扫光。

【方源】《医学衷中参西录》："论脑充血证可预防及其证误名中风之由（附建瓴汤）。"

【组成】生怀山药、怀牛膝各 30 克，生赭石 24 克（轧细），生龙骨（捣细）、生牡蛎（捣细）、生地黄各 18 克，白芍、柏子仁各 12 克。

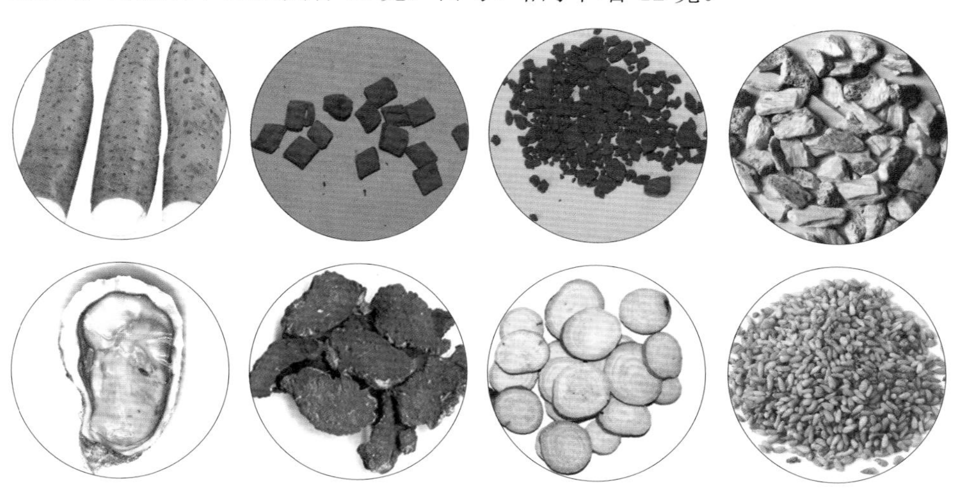

【用法】水煎服。

【功用】镇肝息风，滋阴安神。

【主治】肝阳上充，头目眩晕，耳鸣耳胀，心悸健忘，烦躁不宁，失眠多梦，脉弦硬而长等。

【方义方解】本方中怀牛膝引血下行，并能补益肝肾，为主药。生赭石与生牡蛎、生龙骨相配，镇肝息风，降逆潜阳，是为辅药。生地黄、白芍、生怀山药滋养阴液，以制阳亢；柏子仁滋养阴血，安心宁神，均为使药。诸药配伍，共奏镇肝息风，安神滋阴之效。

【运用】

1. 辨证要点 主要用于治疗肝阳上亢之证。临床应用以眩晕、心悸、口干、舌稍红、脉弦而长，为其辨证要点。

2. 加减变化 临床如见腰膝酸软、精神萎靡、形瘦、烦热等肝肾阴虚证者，加熟地黄、山茱萸、龟甲。面红、目赤、口苦、便秘、尿赤等肝火偏盛证者，加龙胆草、牡丹皮、生大黄、钩藤等。

方名释义

“建”，音蹇，通瀽，倒水、泼水之意；“瓴”，一指盛水之瓶，一指瓦沟。“建瓴”为“高屋建瓴”成语的省句。本方中重用滋养阴液，柔肝息风之品，辅以重镇潜阳，养血安神之药，既能平肝潜阳，又能宁心安神，使肝阳得平，内风熄除，心神安守，诸证自解。比喻服用本方后，其镇肝息风之效，好像瓶水从高屋脊上向下倾倒，言其居高临下,不可阻挡之势。张锡纯认为“服后能使脑中之血如建瓴之水下行，脑充血之证自愈”。因而名为“建瓴汤”。

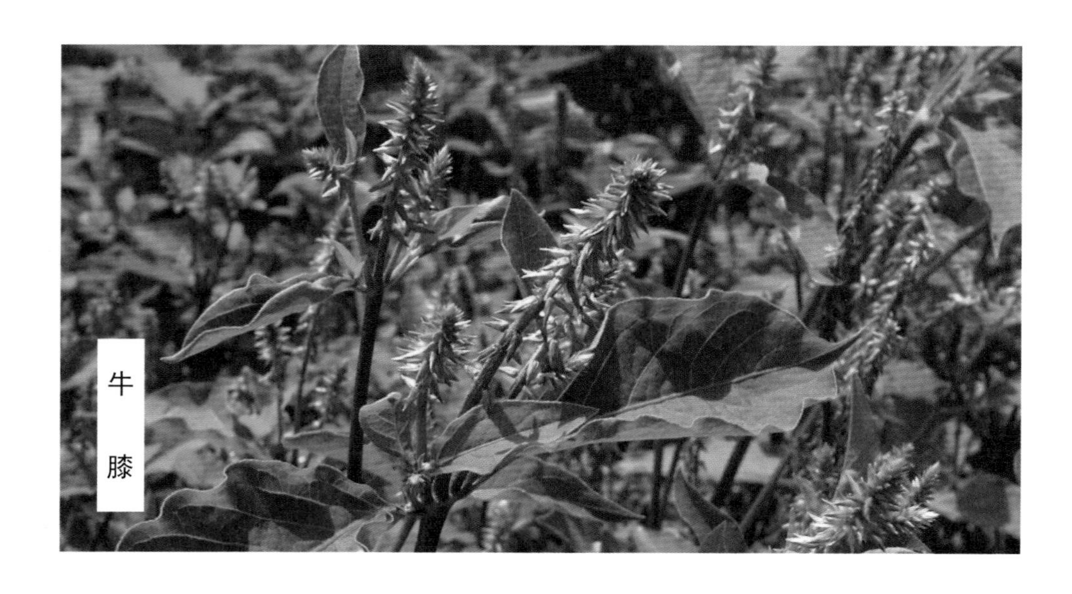

牛膝

治肢体痿废方

振颓汤

【方歌】

振颓归术与参芪，姜膝灵仙乳没知；
补气健脾通脉络，祛风治痿恰相宜。

【方源】《医学衷中参西录》:“治痿废。”

【组成】 生黄芪 18 克，知母、牛膝各 12 克，人参、白术、当归、生乳香、生没药各 9 克，威灵仙 4.5 克，干姜 6 克。

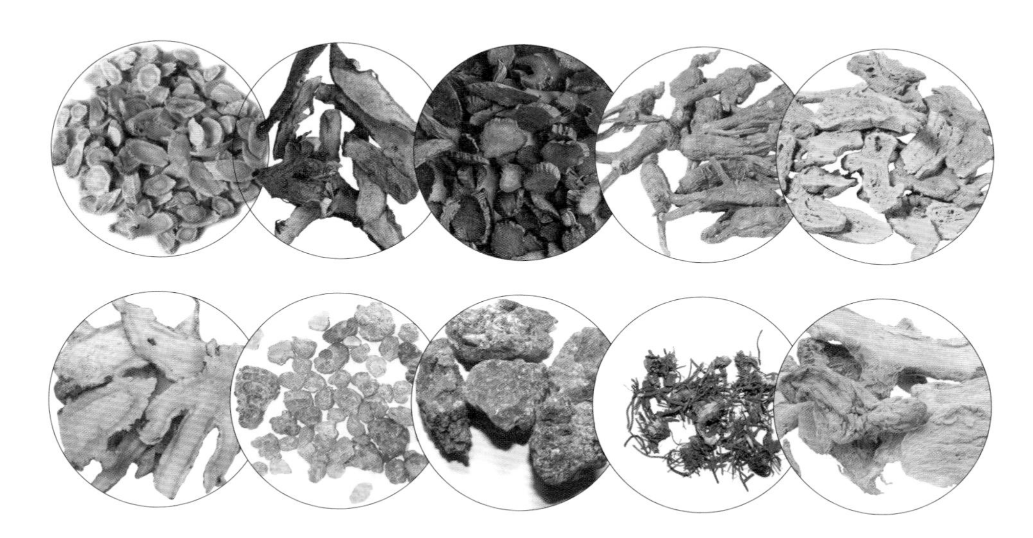

【用法】 水煎，每日 1 剂，分早晚 2 次温服。

【功用】 补气健脾，活血通络。

【主治】 痿废。

【加减变化】 热者，加生石膏或至两许；寒者，去知母加附子。筋骨受风者，加天麻；脉弦硬而大者，加龙骨、牡蛎，或更加山茱萸亦佳；骨痿废者，加鹿角胶6克，虎骨胶6克（另炖同服），然二胶伪者甚多，若恐其伪，可用续断9克，菟丝子9克代之；手足皆痿者，加桂枝6克。

【方义方解】 方中用生黄芪以补大气；白术以健脾胃；当归、生乳香、生没药以流通血脉；威灵仙以祛风消痰，恐其性偏走泄，而以人参之气血兼补者佐之；干姜以开气血之痹；知母以解干姜、人参之热，则药性和平，可久服而无弊。其阳明有实热者，加石膏以清阳明之热，仿《金匮要略》风引汤之义也。营卫经络有凝寒者，加附子以解营卫经络之寒，仿《金匮要略》近效术附汤之义也。至其脉弦硬而大，乃内风煽动，真气不固之象，加龙骨、牡蛎以熄内风敛真气。骨痿者加鹿角胶、虎骨胶取其以骨补骨也。筋骨受风者，加明天麻取其能搜筋骨之风，又能补益筋骨也。若其痿专在于腿，可但用牛膝以引之下行。若其人手足并痿者，又宜加桂枝兼引之上行。

知　母

药材档案

别名：地参、水须、淮知母、穿地龙。

药材特征：本品呈长条状，微弯曲，略扁，偶有分枝，长3～15厘米，直径0.8～1.5厘米，一端有浅黄色的茎叶残痕。表面黄棕色至棕色，上面有一凹沟，具紧密排列的环状节，节上密生黄棕色的残存叶基，由两侧向根茎上方生长；下面隆起而略皱缩，并有凹陷或突起的点状根痕。质硬，易折断，断面黄白色。气微，味微甜、略苦，嚼之带黏性。

性味归经：苦、甘，寒。归肺、胃、肾经。

功效主治：清热泻火，滋阴润燥。适用于外感热病，高热烦渴，肺热燥咳，骨蒸潮热，内热消渴，肠燥便秘。

姜胶膏

【方歌】

姜胶两味制成膏，外贴诸风效最昭；
血滞寒凝成痛痹，身肢麻木总能疗。

【方源】《医学衷中参西录》：“治肢体受凉疼痛，或有凝寒阻遏血脉，麻木不仁。”

【组成】鲜姜自然汁 500 克，明亮水胶 120 克。

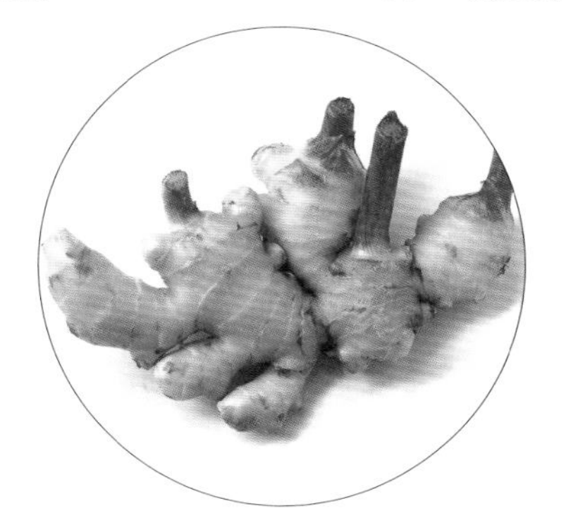

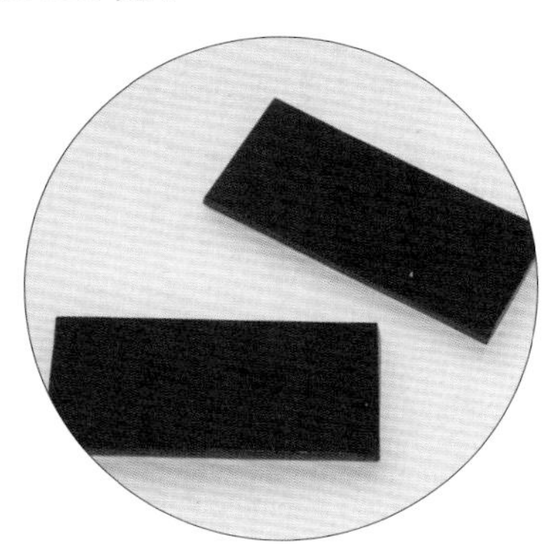

【用法】上 2 味同熬成稀膏，摊于布上，贴患处，旬日一换。凡因受寒肢体疼痛，或因受寒肌肉麻木不仁者，贴之皆可治愈。即因受风而筋骨疼痛，或肌肉麻木者，贴之亦可治愈。唯有热肿疼者，则断不可用。

【功用】通痹止痛。

【主治】肢体受凉疼痛，或有凝寒阻遏血脉，麻木。

【加减变化】若证因受风而得者，拟用细辛细末掺于膏药之中，或用他祛风猛悍之药，掺于其中，其奏效当更捷也。

【方义方解】方中用鲜姜之辛辣开通，热而能散，能温暖肌肉，深透筋骨，以除其凝寒痼冷，而涣然若冰释也；用明亮水胶者，借其黏滞之力，然后可熬之成膏也。

振颓丸

【方歌】

振颓丸里甲蜈蚣，参术钱归乳没同；
痿废症深兼用此，偏枯麻木亦收功。

【方源】《医学衷中参西录》："痿废之剧者，可兼服此丸，或单服此丸。并治偏枯，痹木诸证。"

【组成】人参、白术（炒）各60克，当归、马钱子（法制，本药有剧毒，慎用）、乳香、没药、穿山甲（蛤粉炒）各30克，全蜈蚣大者（不用炙）5条。

【用法】共轧细过箩，炼蜜为丸，如桐子大。每服6克，无灰温酒送下，日再服。制马钱子法：将马钱子先去净毛，水煮两三沸即捞出。用刀将外皮皆刮净，浸热汤中，旦、暮各换汤1次，浸足3昼夜，取出。再用香油煎至纯黑色，掰开视其中心微有黄意，火候即到。将马钱子捞出，用温水洗数次，将油洗净。再用沙土，同入锅内炒之；土有油气，换土再炒，以油气尽净为度。

【功用】补气健脾，活血通络。

【主治】痿废、偏枯、痹木诸证。

【方义方解】肢体痿废，是肢体筋脉弛缓，软弱无力，渐至肌肉萎缩而不能随意运动的一类病证。方中人参、白术益气健脾；当归养血活血；乳香、没药行气活络；马钱子舒筋止痛；穿山甲活血通经；蜈蚣祛风止痉。诸药配伍，对痿废之证自当有效。"振"，有振起之意；"颓"，乃衰败之谓。言服本方后，可使痓废之肢体重新振起，以至恢复正常，故名"振颓丸"。

【方论精粹】

《医学衷中参西录》："马钱子即番木鳖，其毒甚烈，而其毛与皮尤毒。然制之有法，则有毒者可至无毒。而其开通经络，透达关节之力，实远胜于他药也。"

补偏汤

【方歌】

补偏汤中加减多，用治偏枯法灵活；
黄芪当归天花粉，天冬甘松生乳没；
病左加鹿右添虎，初服蜈蚣与羌活；
脉大弦硬萸龙牡，冷甚附子肉桂搁；
热加石膏之一两，古方可考自有说。

【方源】《医学衷中参西录》：“治偏枯。”

【组成】生黄芪 45 克，当归 15 克，天花粉、天冬各 12 克，甘松、生乳香、生没药各 9 克。

【用法】水煎，每日 1 剂，分早晚 2 次温服。

【功用】补益气阴，活血通络。

【主治】偏枯。

【加减变化】偏枯之证，因其胸中大气虚损，不能充满于全身，外感之邪即于其不充满之处袭入经络，闭塞血脉，以成偏枯之证。病在左者，宜用鹿茸（汤浸对服）、鹿角（剉细炙服），或鹿角胶（另炖同服）作引。病在右者，宜用虎骨（剉细炙服）或虎骨胶（另炖同服）作引。初服此汤时，宜加羌活 6 克，全蜈蚣 1 条（焙焦研细），以祛风通络，三四剂后去之。脉大而弦硬者，宜加山茱萸（核皆去净）、生龙骨、生牡蛎，至脉见和软后去之。服之觉闷者，可佐以疏通之品，如丹参、生鸡内金（捣细）、陈皮、白芥之类，凡破气之药皆不宜用。觉热者，可将天花粉、天冬加重，热甚者可加生石膏，或至两许。觉凉者，宜去天花粉、天冬。凉甚者，加附子、肉桂（捣细冲服）。

【方义方解】痿证既久，气阴双亏，虚则不能荣养经脉，久之络脉痹阻。方中以生黄芪、当归补益气血，则气血不虚而能荣养经脉；天冬大寒而能滋阴清虚热，伍天花粉更滋补阴液；生乳香、生没药活血通络，更用甘松以斡旋中气，不令天冬之寒伤中气，诸药合用共奏气阴双补，活血通络之效。

治膈食方

参赭培气汤

【方歌】 噎嗝之证最难治，党参天冬生赭石；
知母归身蓉半夏，柿霜饼寒徐咽吃。

【方源】《医学衷中参西录》:“治膈食。”

【组成】 党参 18 克，天冬、肉苁蓉各 12 克，生赭石（煅）24 克，清半夏、当归各 9 克，知母、柿霜饼（服药后含化，徐徐咽之）各 15 克。

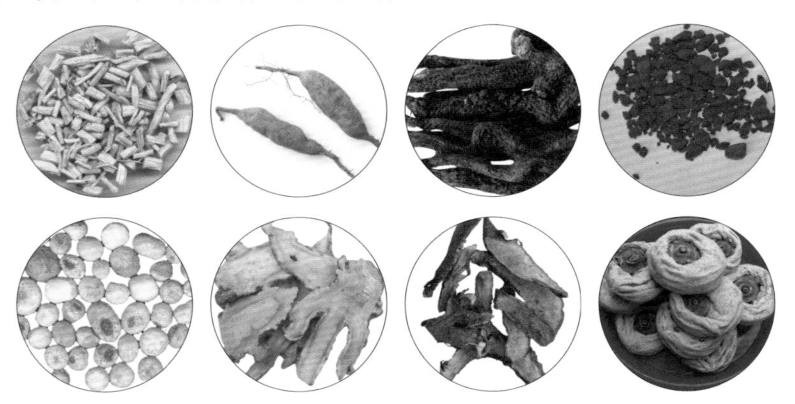

【用法】 水煎，每日 1 剂，分 2 次温服。

【功用】 补气降逆安冲，清热润燥通便。

【主治】 膈食。中气不旺，胃气不能息息下降，而乘虚上干，致痰涎并随逆气上并，以壅塞贲门，而生噎膈反胃者。

【方义方解】 治疗膈食当以补中益气为主，方中党参是也。以降逆安冲为佐，以清痰理气为使，方中之生赭石、清半夏、柿霜饼是也。又虑清半夏性燥，则加知母、天冬、当归身、柿霜饼以清热润燥、生津生血也；用肉苁蓉者，以其能补肾和能安冲，冲气不上冲，则胃气易于下降。且患此证者，多有便难之虞，肉苁蓉与当归身、生赭石并用，其润便通结之功，又甚效也。

【运用】

1. 加减变化 贲门有瘀血者加三棱6克，桃仁6克。

2. 现代运用 贲门失迟缓症；食管癌、胃癌、结肠癌、直肠癌、原发性肝癌、胰腺癌等。

党参

药材档案

别名：叶子菜、潞党参、汶党参、上党参、防风党参、仙草根。

药材特征：

党参：呈长圆柱形，稍弯曲，长10～35厘米，直径0.4～2厘米。表面黄棕色至灰棕色，根头部有多数疣状突起的茎痕及芽，每个茎痕的顶端呈凹下的圆点状；根头下有致密的环状横纹，向下渐稀疏，有的达全长的一半，栽培品环状横纹少或无；全体有纵皱纹及散在的横长皮孔样突起，支根断落处常有黑褐色胶状物。质稍硬或略带韧性，断面稍平坦，有裂隙或放射状纹理，皮部淡黄白色至淡棕色，木部淡黄色。有特殊香气，味微甜。

素花党参（西党参）：长10～35厘米，直径0.5～2.5厘米。表面黄白色至灰黄色，根头下致密的环状横纹常达全长的一半以上。断面裂隙较多，皮部灰白色至淡棕色。

川党参：长10～45厘米，直径0.5～2厘米。表面灰黄色至黄棕色，有明显不规则的纵沟。质较软而结实，断面裂隙较少，皮部黄白色。

性味归经：甘，平。归脾、肺经。

功效主治：健脾益肺，养血生津。适用于脾肺气虚，食少倦怠，咳嗽虚喘，气血不足，面色萎黄，心悸气短，津伤口渴，内热消渴。

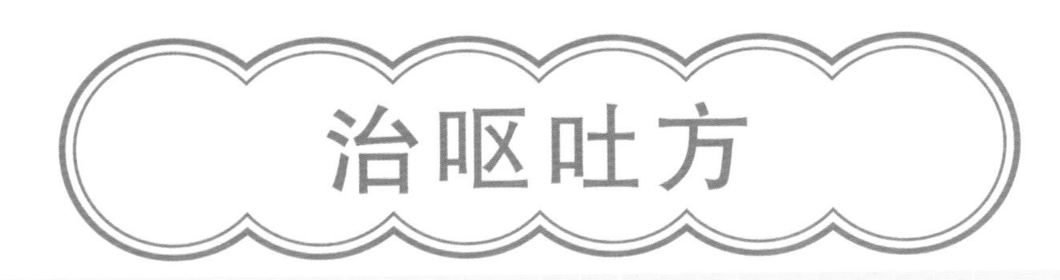

治呕吐方

镇逆汤

【方歌】 镇逆止呕赭夏芍，参姜黛萸龙胆草；
胃气上逆胆火冲，清胆和胃效果好。

【方源】《医学衷中参西录》："治呕吐，因胃气上逆，胆火上冲者。"

【组成】生赭石（轧细）18 克，青黛、生姜、党参各 6 克，清半夏、龙胆草各 9 克，白芍 12 克，吴茱萸 3 克。

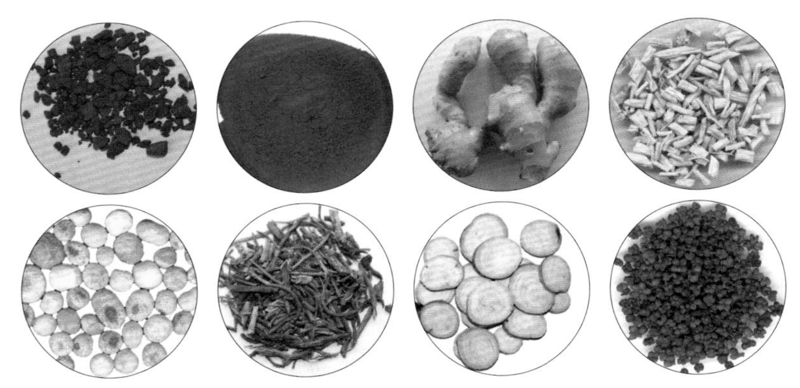

【用法】水煎，分 2 次温服，每日 1 剂。

【功用】清胆和胃，降逆止呕。

【主治】呕吐，因胃气上逆，胆火上冲者。

【方义方解】从来呕吐之证，多因胃气、冲气并而上逆。清半夏为降胃安冲之主药，《金匮要略》治呕吐，有大、小半夏汤。镇逆汤用清半夏、生姜，佐以吴茱萸增强降逆止呕之力。党参培养胃中之气化，以和胃气。生赭石其质重坠，善镇逆气，降痰涎，止呕吐，通燥结。白芍味苦微酸，善滋阴养血，退热除烦，为其味苦，能入胆而益胆汁；为其味酸而兼苦，且又性凉，又善泄肝胆之热，此用之以降胆火。龙胆草能降胃气，坚胃质，泄肝胆之热，凡胃热气逆，胃汁短少者，服之可以开胃进食；肝胆之热上炎者用之皆能治愈。青黛凉血，清胆火。全方降逆、止呕、和胃、清胆以治疗胃气上逆，胆火上冲之呕吐。

【运用】

1. **辨证要点** 上腹部灼痛，汁性液体，甚至出血。

2. **加减变化** 偏于热者，舌苔薄黄腻，加竹茹、黄芩、茵陈、蒲公英等；偏于寒者，舌质暗淡，舌苔白或白滑，去生姜，加干姜、砂仁、肉豆蔻；脾胃虚弱，加白术、茯苓、白扁豆；疼痛剧烈，加延胡索、丹参、炒蒲黄、五灵脂等。

3. **现代运用** 常用于治疗返流性胃炎、反流性食管炎等。

干 姜

药材档案

别名：均姜、白姜、干生姜。

药材特征：干姜：呈扁平块状，具指状分枝，长3～7厘米，厚1～2厘米。表面灰黄色或浅灰棕色，粗糙，具纵皱纹及明显的环节。分枝处常有鳞叶残存，分枝顶端有茎痕或芽。质坚实，断面黄白色或灰白色，粉性或颗粒性，内皮层环纹明显，维管束及黄色油点散在。气香、特异。味辛辣。

干姜片：为不规则纵切片或斜切片，具指状分枝，长1～6厘米，宽1～2厘米，厚0.2～0.4厘米。外皮灰黄色或浅黄棕色，粗糙，具纵皱纹和明显的环节，切面灰黄色或灰白色，略显粉性，可见较多的纵向纤维，有的呈毛状。质坚实，断面纤维性。气香、特异，味辛辣。

性味归经：辛，热。归脾、胃、肾、心、肺经。

功效主治：温中散寒，回阳通脉，温肺化饮。适用于脘腹冷痛，呕吐泄泻，肢冷脉微，痰饮喘咳。

薯蓣半夏粥

【方歌】 薯蓣半夏粥为名，研末煎汤合制成；
寒入干姜热柿粉，胃冲逆气总能平。

【方源】《医学衷中参西录》："治胃气上逆，冲气上冲，以致呕吐不止，闻药气则呕吐益甚，诸药皆不能下咽者。"

【组成】 山药（轧细）、清半夏（有毒，慎用）各 30 克。

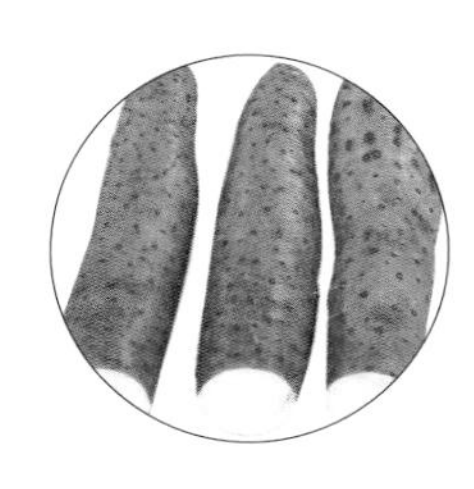
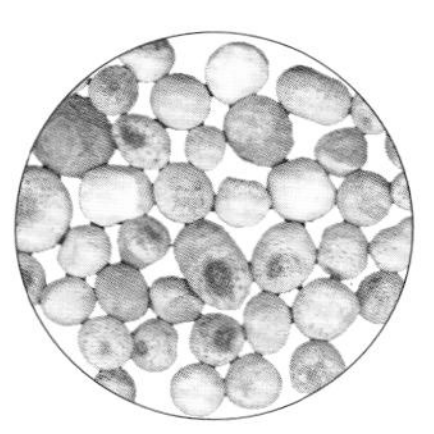

【用法】 上 2 味，先将清半夏用微温之水淘洗数次，不使分毫有矾味。用做饭小锅（勿用药甑）煎取清汤约 2 杯半，去渣调入山药细末，再煎两三沸，其粥即成，和白砂糖食之。

【功用】 补肺肾，敛冲逆，降胃气，止呕吐。

【主治】 呕吐不止。

【方义方解】 若上焦有热者，以柿霜代砂糖，凉者用粥送服干姜细末 1.5 克许。

【方义方解】《医学衷中参西录》："从来呕吐之证，多因胃气冲气并而上逆。半夏为降胃安冲之主药，故《金匮》治呕吐，有大、小半夏汤。特是呕者，最忌矾味，而今之坊间鬻者，虽清半夏也有矾。故必将矾味洗净，而后以治呕吐，不致同于抱薪救火也。其多用至 30 克者，诚以半夏味本辛辣，因坊间治法太过，辣味全消，又经数次淘洗，其力愈减，必额外多用之，始能成降逆止呕之功也。而必与山药作粥者，凡呕吐之人，饮汤则易吐，食粥则借其稠黏留滞之力，可以略存胃腑，以待药力之施行。且山药在上大能补肺安津，则多用半夏不虑其燥，在下大能补肾敛冲，则冲气得养，自安其位。且与半夏皆无药味，故用于呕吐甚剧，不能服药者尤宜也。"

治霍乱方

急救回生丹

【方歌】

急救回生用薄荷，朱砂冰片甘草和；
诸般痧疹皆能治，霍乱抽筋效更多。

【方源】 《医学衷中参西录》：“治霍乱吐泻转筋，诸般痧证暴病，头目眩晕，咽喉肿疼，赤痢腹疼，急性淋证。”

【组成】 朱砂（顶高者）4.5 克，冰片 0.9 克，薄荷冰 0.6 克，甘草（细末）3 克。

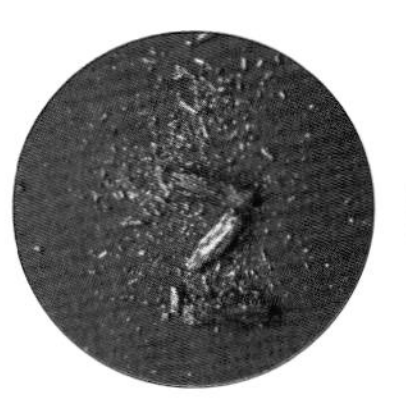
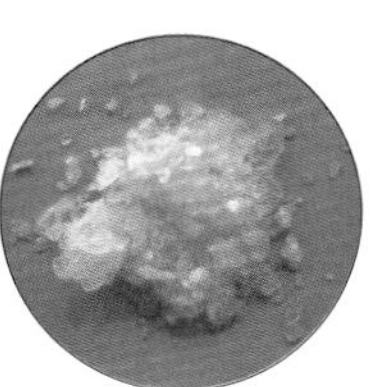
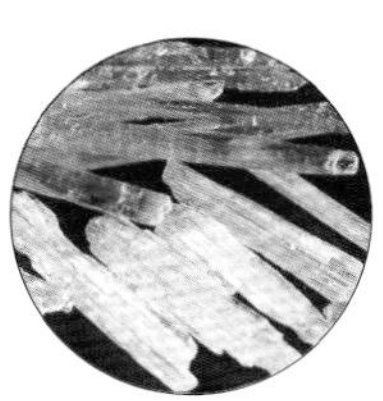
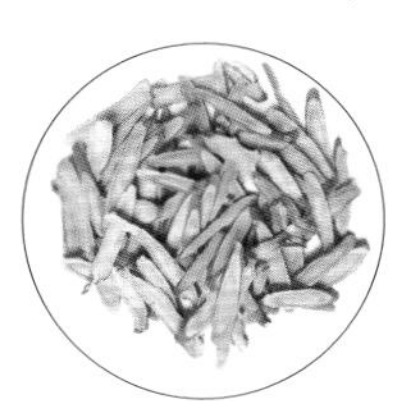

【用法】 上药 4 味共研细，分作 3 次服，开水送下，约半点钟服 1 次。若吐剧者，宜于甫吐后急服之。若于将吐时服之，恐药未暇展布即吐出。服后温覆得汗即愈。服 1 次得汗者，后 2 次仍宜服之。若服完 1 剂未痊愈者，可接续再服 1 剂。若其吐泻已久，气息奄奄有将脱之势，但服此药恐不能挽回，宜接服急救回阳汤。

【功用】 解毒强心，辟秽和中。

【主治】 霍乱吐泻转筋，诸般痧证暴病，头目眩晕，咽喉肿疼，赤痢腹疼，急性淋证。

【方义方解】 薄荷冰辛烈香窜，无窍不通，周身之毒皆能扫除；冰片具解表之性，服之能作汗解，使内蕴之邪由汗透出，冰片力易上升至脑，以清脑之毒也；甘草最善解毒，又能调和中宫，以止吐泻，且又能调和冰片、薄荷冰之气味，使人服之不致过于苛辣也；朱砂色赤入心，能解心中窜入之毒，且又重坠，善止呕吐，俾服药后不致吐出。

卫生防疫宝丹

【方歌】

卫生防疫用冰片，草辛朱荷白芷俱；
霍乱转筋诸腹痛，一切痧症用有功。

【方源】《医学衷中参西录》："治霍乱吐泻转筋，下痢腹疼，及一切痧症。平素口含化服，能防一切疠疫传染。"

【组成】甘草（细末）300克，细辛（细末）45克，白芷（细末）30克，薄荷冰（细末）12克，冰片（细末）6克，朱砂（细末）90克。

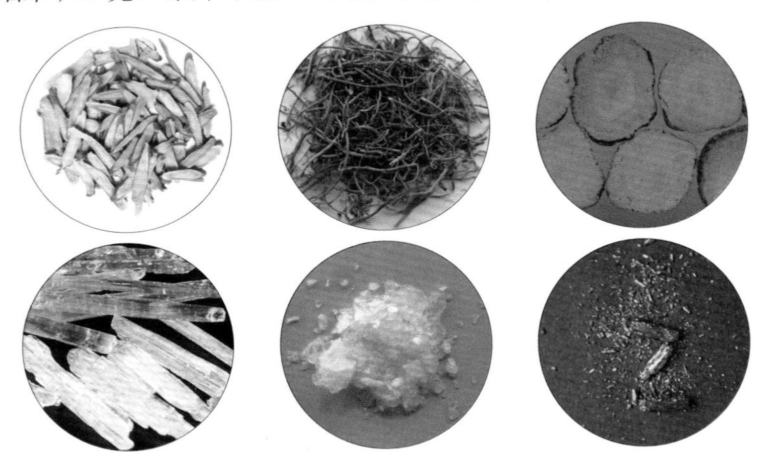

【用法】先将前5味和匀，用水为丸如桐子大，晾干（不宜日晒），再用朱砂为衣，勿令余剩。装以布袋，杂以琉珠，来往闯荡，务令光滑坚实。如此日久，可不走气味。若治霍乱证，宜服80丸，开水送服。余证宜服40～50丸。服后均宜温覆取微汗。若平素含化以防疫疠，自1丸至4～5丸皆可。

【功用】醒脑养神。

【主治】霍乱吐泻转筋，下痢腹疼，一切痧症，头疼、牙疼。

【方义方解】本方重用甘草解毒；薄荷冰、冰片芳香提神开窍；朱砂安神；细辛、白芷祛秽止痛。

【运用】

1. 辨证要点 主要用于治疗痧症，风邪秽毒等病症。临床应用以吐泻转筋腹痛或头痛、风湿痹痛等为其辨证要点。

2. 现代运用 可用于治疗肠炎腹痛，血管神经性头痛，胃痛等病症。

3. 注意事项 不宜用于高热实证。因本品朱砂含量较多，不宜过量服用和持久服用。以免汞中毒。

【方论精粹】

《医学衷中参西录》："以上二方（急救回生丹和卫生防疫宝丹），后方较前方多温药两味。前方性微凉，后方则凉热平均矣。用者斟酌于病因，凉热之间，分途施治可也。后方若临证急用，不暇为丸，可制为散，每服一钱，效更速。"

细辛

药材档案

别名：少辛、小辛、细条、细草、山人参、独叶草、金盆草。

药材特征：

北细辛：常卷曲成团。根茎横生呈不规则圆柱状，具短分枝，长 1 ~ 10 厘米，直径 0.2 ~ 0.4 厘米；表面灰棕色，粗糙，有环形的节，节间长 0.2 ~ 0.3 厘米，分枝顶端有碗状的茎痕。根细长，密生节上，长 10 ~ 20 厘米，直径 0.1 厘米；表面灰黄色，平滑或具纵皱纹；有须根及须根痕；质脆，易折断，断面平坦，黄白色或白色。气辛香，味辛辣、麻舌。

汉城细辛：根茎直径 0.1 ~ 0.5 厘米，节间长 0.1 ~ 1 厘米。

华细辛：根茎长 5 ~ 20 厘米，直径 0.1 ~ 0.2 厘米，节间长 0.2 ~ 1 厘米。气味较弱。

性味归经：辛，温。归心、肺、肾经。

功效主治：祛风散寒，祛风止痛，通窍，温肺化饮。适用于风寒感冒，头痛，牙痛，鼻塞流涕，鼻鼽，鼻渊，风湿痹痛，痰饮喘咳。

急救回阳汤

【方歌】

急救回阳芍草朱，淮山苏党赭山萸；
神昏霍乱濒危候，却病还将正气扶。

【方源】 《医学衷中参西录》："治霍乱吐泻已极，精神昏昏，气息奄奄，至危之候。"

【组成】 党参、山茱萸（去净核）各24克，山药30克，白芍15克，炙甘草9克，代赭石（研细）12克，朱砂（研细）1.5克。

【用法】 先用童便半盅炖热，送下朱砂，继服汤药。

【功用】 回阳救逆，和中解毒。

【主治】 霍乱吐泻，精神昏昏，气息奄奄，至危之候。

【加减变化】 服此汤后，若身温脉出，觉心中发热有烦躁之意者，宜急滋其阴分。若玄参、白芍之类，加炙甘草以和之，煎1大剂，分数次温饮下。此《伤寒论》太阳篇，先用甘草干姜汤继用甘草芍药汤之法也。

【方义方解】 《医学衷中参西录》："诚以得此证者，往往因治不如法，致日夜吐泻不已，虚极将脱，危在目前。病势至此，其从前之因凉因热皆不暇深究。惟急宜重用人参以回阳，山药、芍药以滋阴，山萸肉以敛肝气之脱（此证吐泻之始，肝木助邪侮土，吐泻之极而肝气转先脱），炙甘草以和中气之漓，此急救回阳汤所以必需也。用赭石者，不但取其能止呕吐，俾所服之药不致吐出，诚以吐泻已久，阴阳将离，赭石色赤入心，能协同人参，助心气下降。而方中山药，又能温固下焦，滋补真阴，协同人参以回肾气之下趋，使之上行也。用朱砂且又送以童便者，又以此时百脉闭塞，系心脏为毒气所伤，将熄其鼓动之机，故用朱砂直入心以解毒，又引以童便使毒气从尿道泻出，而童便之性又能启发肾中之阳上达，以应心脏也。是此汤为回阳之剂，实则交心肾和阴阳之剂也。"

治泄泻方

益脾饼

【方歌】

益脾小饼口味香，白术内金和干姜；
另外加入红枣肉，食疗止泻不寻常。

【方源】《医学衷中参西录》:“治脾胃湿寒，饮食减少，长作泄泻，完谷不化。”

【组成】白术 120 克，干姜、鸡内金各 60 克，熟枣肉 250 克。

【用法】上药 4 味，白术、鸡内金生用，每味轧细焙熟。再将干姜轧细，共和枣肉，同捣如泥，作小饼。木炭火上炙干，空心时，当点心，细嚼咽之。

【功用】温中散寒，健脾化湿。

【主治】脾胃虚寒之食少、腹泻、食滞不化等症。

【方义方解】方用白术健脾止泻，干姜温中健胃，鸡内金消食开胃，再与气味香甜、营养丰富，能健脾益气、补血壮神之熟枣肉同用，共奏健脾开胃、消食止泻之功。

【运用】

1. **辨证要点** 胃痛绵绵，喜温喜按，纳食减少，神疲乏力，大便溏薄，四肢不温。

2. **加减变化** 若并非完谷不化。亦可仅用白术、熟枣肉。

3. **现代运用** 常用于治疗慢性腹泻、慢性结肠炎、小儿厌食。可作病后体弱或慢性肠炎、消化不良、贫血患者之膳食。

扶中汤

【方歌】

张氏自拟扶中汤，白术山药合成方；
补火生土龙眼肉，缠绵腹泻细思量。

【方源】《医学衷中参西录》：“治泄泻久不止，气血俱虚，身体羸弱，将成劳瘵之候。”

【组成】白术（炒）、山药、龙眼肉各30克。

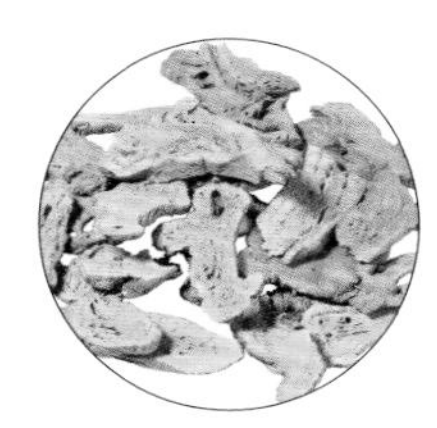
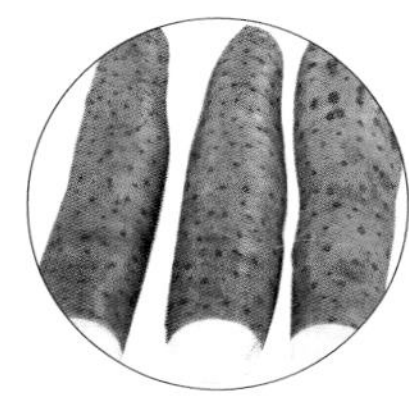
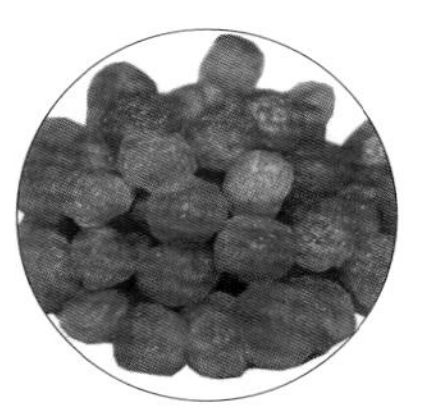

【用法】水煎，每日1剂，分早晚2次温服。

【功用】健脾止泻。

【主治】气血虚弱型久泄、劳瘵证。

【方义方解】龙眼肉味甘能补脾，气香能醒脾，诚为脾家要药，且心为脾母，龙眼肉色赤入心，又能补益心脏，俾母旺自能荫子也；白术性温而燥，气香不窜，味苦微甘微辛，善健脾胃，消痰水，止泄泻，治脾虚作胀，脾湿作渴，脾弱四肢运动无力，甚或作疼；山药乃平补脾肾之良药，补脾而不温燥，滋肾而止泻，三味合用，健脾祛湿，益气固涩，泄泻自止。

【运用】

1. **辨证要点** 中气不足，气血亏虚，身体羸弱者。

2. **加减变化** 小便不利者，加椒目9克（炒，捣）；气血虚甚，可酌加黄芪、党参、当归、白芍、阿胶、鹿茸、鹿角片等。

3. **现代运用** 各种消化系统疾病、循环系统疾病等辨证为心脾不足、气血两虚证者。

薯蓣粥

【方歌】

> 薯蓣粥方独力支，若逢闷滞益陈皮；
> 阴虚喘嗽成劳热，滑泻溲难用亦宜。

【方源】《医学衷中参西录》："治阴虚劳热，或喘，或嗽，或大便滑泻，小便不利，一切羸弱虚损之证。"

【组成】山药（轧细过箩）500克。

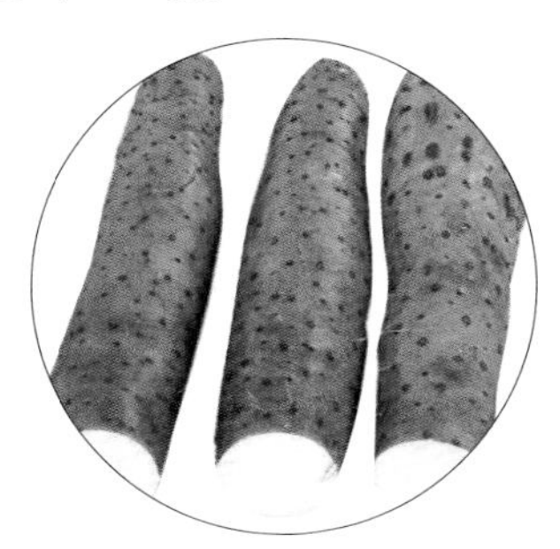

【用法】上药味，每服用21～24克，或至30克，和凉水调入锅内，置炉上，不住以箸搅之，二三沸，即成粥服之。若小儿服，或少调以白糖亦可。

【功用】补气生津。

【主治】阴虚劳热，一切羸弱虚损之证。

【加减变化】此粥多服久服，间有发闷者，掺以西药白布圣1瓦同服，则无此弊，且更多进饮食。

【方义方解】山药之功效，一味薯蓣饮后曾详言之。至治泄泻，必变饮为粥者，诚以山药汁本稠黏，若更以之作粥，则稠黏之力愈增，大有留恋肠胃之功也。且大便溏泻者，多因小便不利，山药能滋补肾经，使肾阴足，而小便自利，大便自无溏泻之患。

薯蓣鸡子黄粥

【方歌】

著蓣鸡子黄做粥，泄泻日久是良谋；
山药为末用水煎，熟鸡子黄一并投。

【方源】《医学衷中参西录》："治泄泻久，而肠滑不固者。"

【组成】山药（轧细过箩）500 克，熟鸡子黄 3 枚。

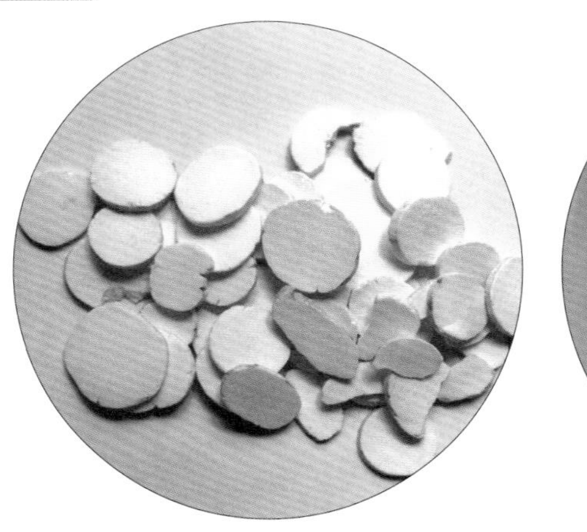

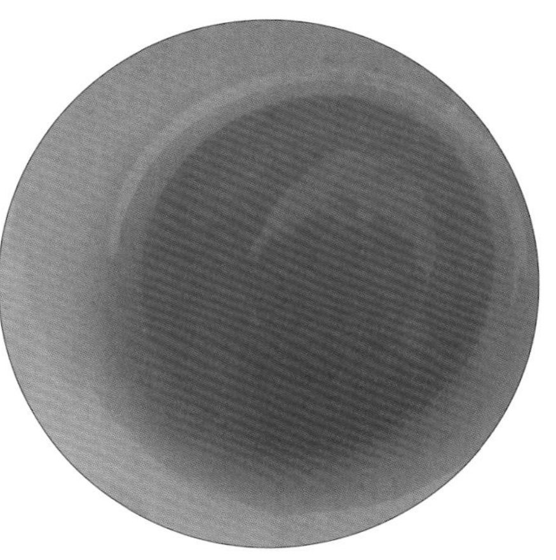

【用法】用鸡子数枚煮熟，取其黄捏碎，调薯蓣粥中服之。

【功用】健脾和中，涩肠止泻。

【主治】脾气不足，久泄不止，乏力少气等症。

【方义方解】《医学衷中参西录》："盖鸡子黄，有固涩大肠之功，且较鸡子白，易消化也。山药之性，能滋阴又能利湿，能滑润又能收涩。是以补肺补肾兼补脾胃。且其含蛋白质最多，在滋补药中诚为无上之品，特性甚和平，宜多服常服耳。陈修园谓：'山药为寻常服食之物，不能治大病。'非也！山药之汁晶莹透彻，黏而且滑，纯是蛋白之质，则人服之大有补益。然必生煮服之，其蛋白之质始全。若炒焦而后入煎剂，其蛋白之质已涸，虽服亦何益哉。"

薯蓣芣苜粥

【方歌】

薯蓣车前肾燥方，调和煮粥日三尝；
阴虚便滑兼溲涩，又治虚劳痰嗽伤。

【方源】 《医学衷中参西录》："治阴虚肾燥，小便不利，大便滑泻，兼治虚劳有痰作嗽。"

【组成】 山药（轧细）30 克，生车前子 12 克。

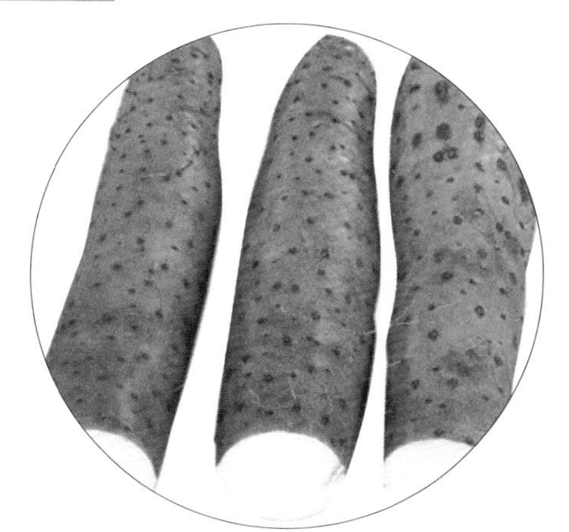

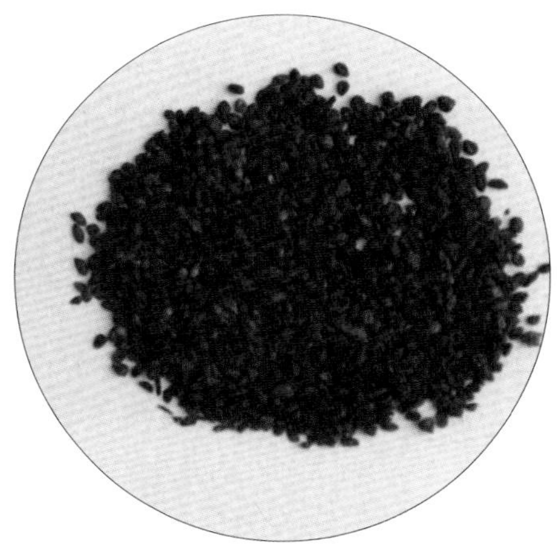

【用法】 上 2 味，同煮作粥服之，1 日连服 3 次，小便自利，大便自固。

【功用】 利小便，实大便。

【主治】 阴虚肾燥。

【方义方解】 《医学衷中参西录》："盖山药能固大便，而阴虚小便不利者服之，又能利小便。车前子能利小便而性兼滋阴，可为补肾药之佐使，又能助山药以止大便。况二药皆汁浆稠黏，同作粥服之，大能留恋肠胃，是以效也。治虚劳痰嗽者，车前宜减半。盖用车前者，以其能利水，即能利痰，且性兼滋阴，于阴虚有痰者尤宜。而仍不敢多用者，恐水道过利，亦能伤阴分也。"

加味天水散

【方歌】

加味仍名天水散，暑天泄泻服之安；
淮山滑石兼甘草，退热消炎指顾间。

【方源】《医学衷中参西录》：“治暑日泄泻不止，肌肤烧热，心中燥渴，小便不利，或兼喘促。小儿尤多此证，用此方更佳。”

【组成】山药 30 克，滑石 18 克，甘草 9 克。

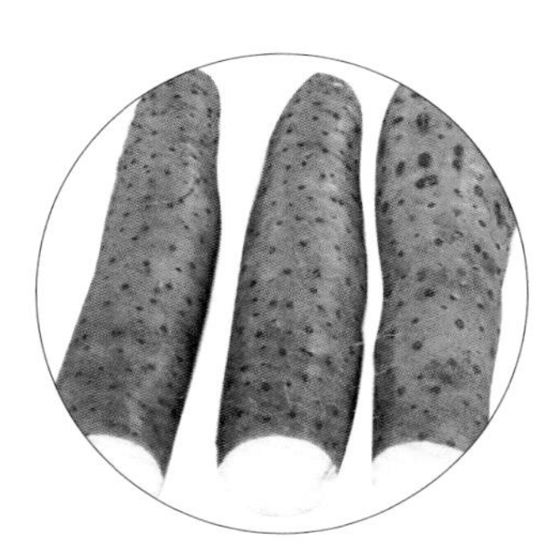

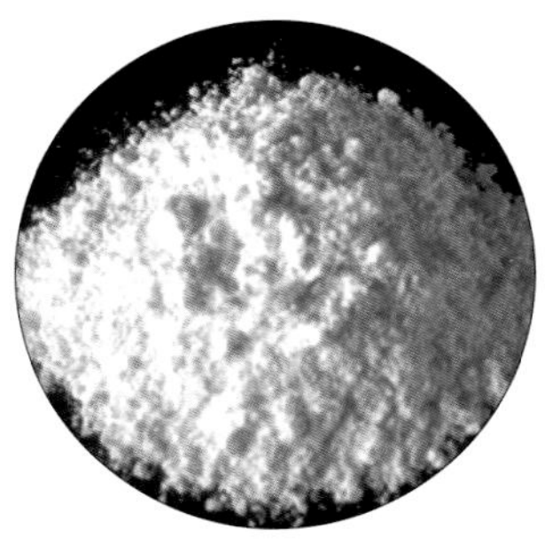

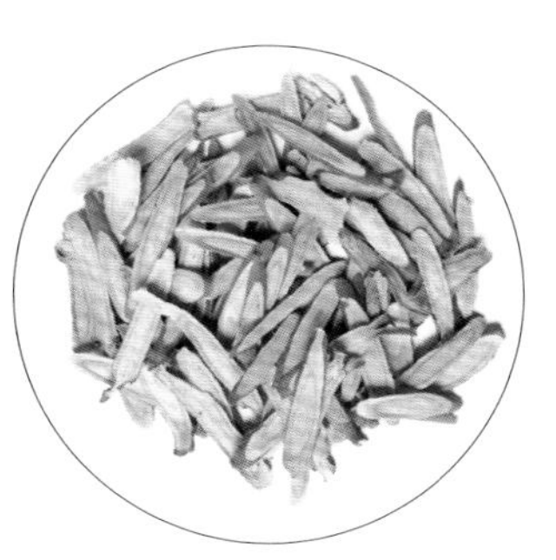

【用法】水煎，每日 1 剂，分早晚 2 次温服。

【功用】清解暑热，健脾止泻。

【主治】暑日泄泻不止，肌肤烧热，心中燥渴，小便不利，或兼喘促。

【方义方解】《医学衷中参西录》：“方中用天水散以清溽暑之热。而甘草分量三倍原方（原方滑石六、甘草一、故亦名六一散），其至浓之味与滑石之至淡者相济，又能清阴虚之热。又重用山药之大滋真阴、大固元气者，以参赞之。真阴足，则小便自利；元气固，则泄泻自止，且其汁浆稠黏，与甘草之甘缓者同用，又能逗留滑石，不至速于淡渗。俾其清凉之性由胃输脾，由脾达肺，水精四布，下通膀胱，则周身之热与上焦之燥渴喘促，有不倏然顿除者乎？”

加味四神丸

【方歌】

四神丸中加椒黄，温阳之力有加强；
温肾暖脾治肾泻，黎明不用如厕忙。

【方源】《医学衷中参西录》："治黎明腹疼泄泻。"

【组成】补骨脂（酒炒）、生姜（切片）各 180 克，吴茱萸（盐炒）90 克，五味子（炒）、肉豆蔻（面裹煨）各 120 克，花椒（微焙）30 克，生硫黄 18 克，大枣 81 枚。

【用法】先煮姜至沸，入枣同煮，至烂熟去姜，余药为细末，和大枣肉为丸，桐子大。睡前服，一次 5 ～ 8 克，开水送服。

【功用】温肾暖脾，固肠止泻。

【主治】五更泻。

【方义方解】"黎明腹泻"系肾阳虚衰所致，"火为土之母，命火一衰，脾土当弱，不可腐熟水谷，而作泻也，此时若恪守通利健运之信条，势必偾事，务须改弦易辙，从温补肾阳入手，方选四神丸（或做汤）以治之。然此药病轻者可愈，病重者服之，间或不愈，以其补火之力犹微也，故为加花椒，硫黄之大补元阳以助之"。

《医学衷中参西录》："本方中，用补骨脂以补命门，吴茱萸以补肝胆，此焙火之基也。然泻者关乎下焦，实又关乎中焦，故又用肉豆蔻之辛温者，以暖补脾胃，且其味辛而涩，协同无味之酸收者，又能固涩大肠，摄下焦气化。且姜枣同煎，而丸以枣肉，使辛甘化合，自能引下焦之阳，以达中焦也。然此药病轻者可愈，病重者服之，间或不愈，以其补火之力犹微也。故又加花椒、硫黄之大补元阳者以助之，而后药力始能胜病也。"

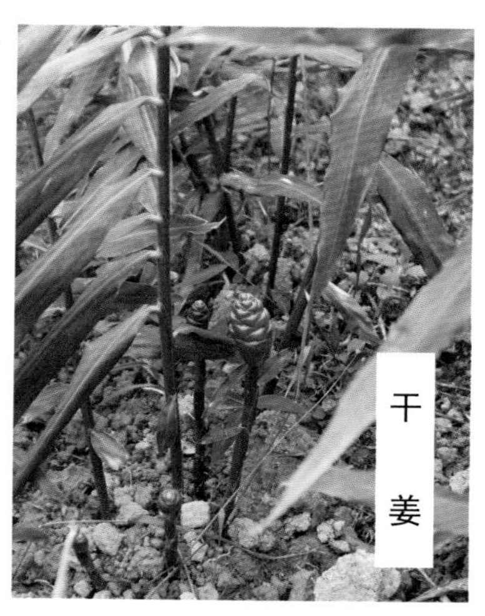

干姜

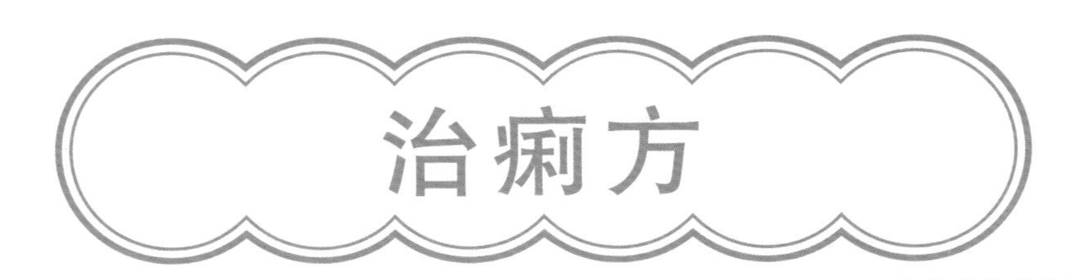

治痢方

燮理汤

【方歌】 燮理汤方止痢好，金银花与生山药，
黄连肉桂寒热用，牛蒡白芍生甘草。

【方源】 《医学衷中参西录》："治下痢服前药未痊愈者。若下痢已数日，亦可迳服此汤。又治噤口痢。"

【组成】 山药24克，金银花15克，白芍18克，牛蒡子（炒，捣）、甘草各6克，黄连、肉桂（去粗皮，将药煎至数十沸再入）各4.5克。

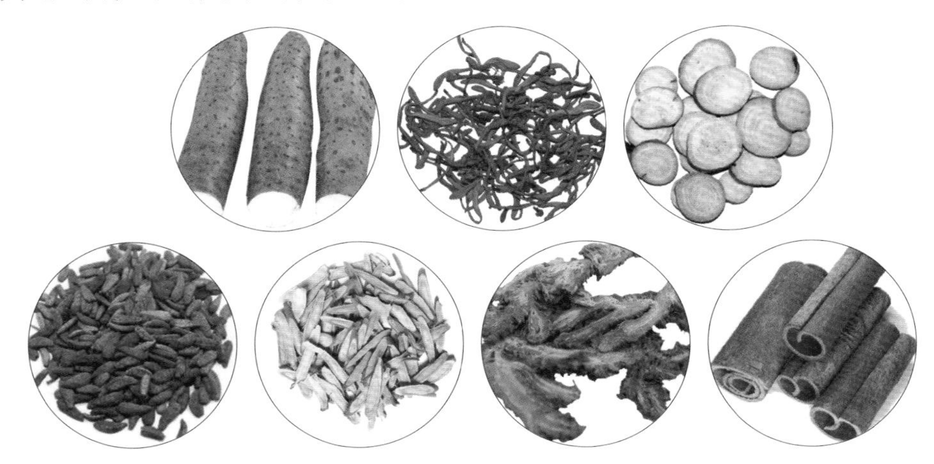

【用法】 水煎，分2次温服，每日1剂。

【功用】 调理阴阳，清肠泄毒。

【主治】 下痢数日未愈，及噤口痢。

【方义方解】 本方重用山药以健脾和胃；黄连清其热，肉桂温其寒，二药合用，调理寒热；白芍配甘草缓急止痛，且白芍善利小便，起清利湿邪之效；金银花、牛蒡清热解毒。诸药相配，共奏健脾和胃，调理阴阳，清肠泄毒之效。

【运用】

1. 加减变化 单赤痢，加生地榆6克；单白痢，加生姜6克；血痢，加鸦胆子20粒（去皮），药汁送服；如属热痢下重已久，或迁延失治，造成肠黏膜严重损害，所下之痢色紫腥臭，杂以脂膜，则宜加三七粉9克，温开水分2次吞服，多能止住脓血。

2. 现代运用 主治慢性结肠炎。症见腹痛腹泻，大便黏液或脓血便。

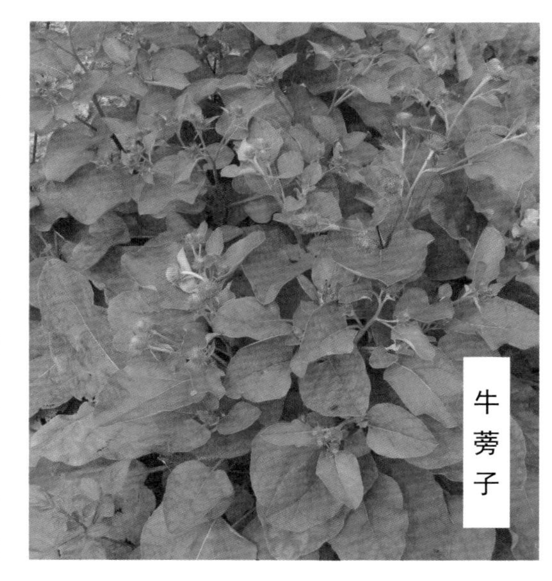
牛蒡子

【方论精粹】

《医学衷中参西录》："痢证古称滞下。所谓滞下者，诚以寒火凝结下焦，瘀为脓血，留滞不下，而寒火交战之力又逼迫之，使之下也。故方中黄连以治其火，肉桂以治其寒，二药等份并用，阴阳燮理于顷刻矣；用白芍者，《伤寒论》诸方，腹疼必加芍药协同甘草，亦燮理阴阳之妙品。且痢证之噤口不食者，必是胆火逆冲胃口；里急后重者，必是肝火下迫大肠，白芍能泻肝胆之火，故能治之。矧肝主藏血，肝胆火戢，则脓血自敛也。用山药者，滞下久则阴分必亏，山药之多液，可滋脏腑之真阴。且滞下久，则气化不固，山药之收涩，更能固下焦之气化也。又白芍善利小便，自小便以泻寒火之凝结。牛蒡子能通大便，自大便以泻寒火之凝结。金银花与甘草同用，善解热毒，可预防肠中之溃烂。单白痢则病在气分，故加生姜以行气。单赤痢则病在血分，故加地榆以凉血。至痢中多带鲜血，其血分为尤热矣，故加鸦胆子，以大清血分之热。拙拟此方以来，岁遇患痢者不知凡几，投以此汤，即至剧者，连服数剂亦必见效。"

化滞汤

【方歌】 化滞山楂归芍甘，生姜莱菔力能堪；
最宜初痢排红白，急缓痛除理细参。

【方源】 《医学衷中参西录》："治下痢赤白，腹疼，里急后重初起者。若服药后病未痊愈，继服后方（燮理汤）。"

【组成】 白芍 30 克，山楂 18 克，当归、莱菔子（炒，捣）各 15 克，甘草、生姜各 6 克。

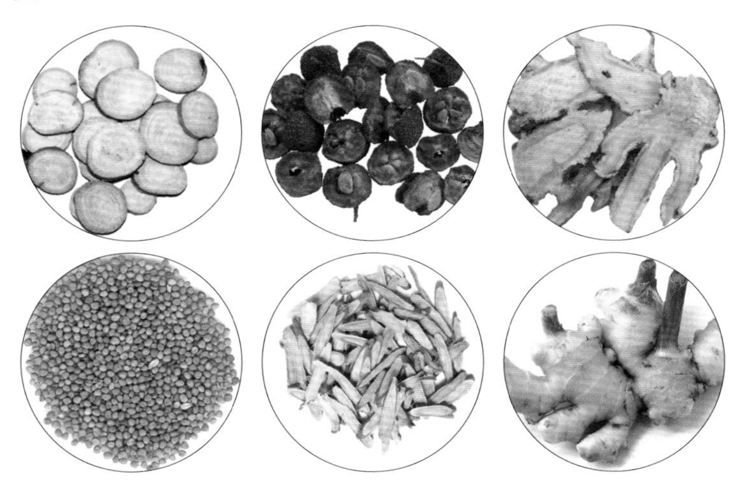

【用法】 水煎，分 2 次温服，每日 1 剂。

【功用】 缓肝止痛，化滞止痢。

【主治】 下痢赤白，腹痛，里急后重初起者。

【加减变化】 若身形壮实者，可加大黄 9 克，朴硝 9 克下之。

【方义方解】 用白芍以泻肝之热，甘草以缓肝之急，莱菔子以开气分之滞，当归、山楂以化血分之滞，生姜与白芍并用又善调寒热之互相凝滞，且当归汁液最滑，痢患滞下而以当归滑之，其滞下愈向痢目愈也。

解毒生化丹

【方歌】

解毒特名生化丹，银花芍草七鸦餐；
缠绵毒痢排脓臭，化腐生肌治不难。

【方源】《医学衷中参西录》："治痢久郁热生毒，肠中腐烂，时时切疼，后重，所下多似烂炙，且有腐败之臭。"

【组成】金银花 30 克，白芍 18 克，甘草 9 克，三七（捣细）6 克，鸦胆子（有小毒，慎用）60 粒。

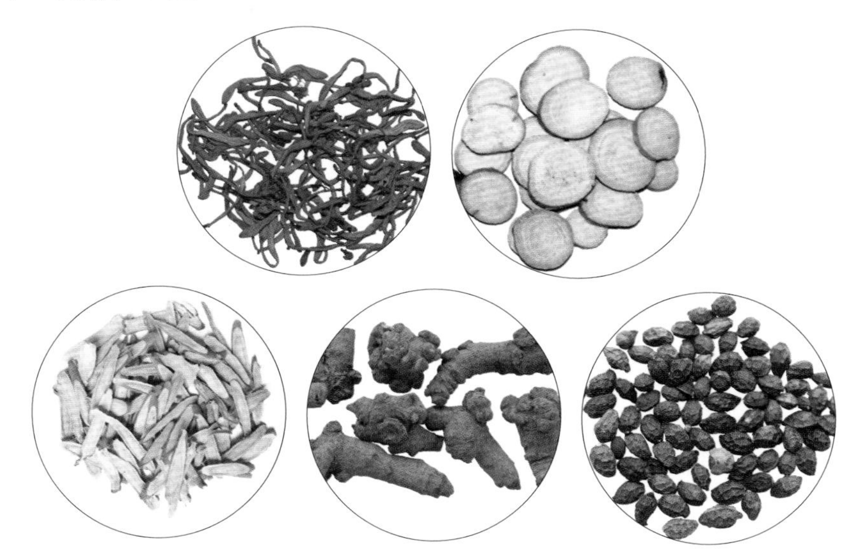

【用法】上药 5 味，先将三七、鸦胆子，用白砂糖化水送服。次将余药煎汤服。病重者，1 日须服 2 剂始能见效。

【功用】清热解毒，化腐生肌。

【主治】痢久郁热生毒，肠中腐烂，疼且后重，所下多似烂炙，且有腐败之臭。

【方义方解】鸦胆子、金银花清热解毒，止痢；白芍、三七、甘草行血和营，缓急止痛。

天水涤肠汤

【方歌】

> 天水涤肠滑草崇，淮山参芍白头翁；
> 肠中切痛身羸弱，解毒滋阴固气功。

【方源】 《医学衷中参西录》：“久痢不愈，肠中浸至腐烂，时时切疼，身体因病久而羸弱者。”

【组成】 山药、滑石各 30 克，白芍 18 克，党参、白头翁各 9 克，甘草 6 克。

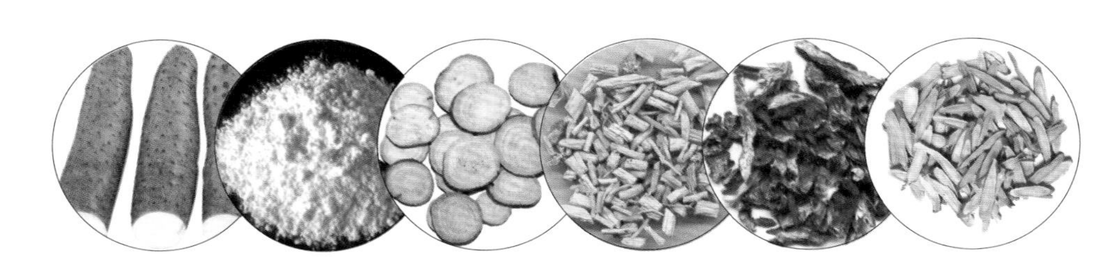

【用法】 水煎，分 2 次温服，每日 1 剂。

【功用】 清热利湿止痢。

【主治】 痢久而肠中腐烂者。

【方义方解】 此方中重用滑石和甘草，为方中主药，亦即河间所创之天水散，两药结合善清热而治热痢。滑石与山药各等量，煎汤服之则上能清热，下能止泻，莫不随手奏效。本方所治久痢不愈，而身体羸弱，脾胃之气受损，而山药汁本稠黏，大有留恋肠胃之功也。白芍味酸而兼苦，且又性凉，又善泻肝胆之热，以除痢疾后重（痢后重者，皆因肝胆之火下迫），白芍与甘草同用则调和气血，善治腹疼。白头翁清热凉血，解毒止痢，为要药。而方中用党参者，因痢久体虚，所下者又多腐败，则于滋阴清火解毒中，特加党参以助其生机。诸药相合共成清热解毒，止痢又不伤正气之功。

通变白头翁汤

【方歌】

汤名通便白头翁，山药秦皮芍草同；
三七地榆鸦胆子，热深痢久效称雄。

【方源】《医学衷中参西录》："治热痢下重腹疼，及患痢之人，从前曾有鸦片之嗜好者。"

【组成】山药 30 克，白头翁、白芍各 12 克，秦皮、地榆、三七（轧细）各 9 克，甘草 6 克，鸦胆子（有小毒，慎用）60 粒。

【用法】上药共 8 味，先将三七、鸦胆子用白蔗糖水送服一半；再将余煎汤服。其相去之时间，宜至点半钟。所余一半，至煎汤药渣时，仍如此服法。

【功用】清热凉血解毒，养阴和营止痢。

【主治】热痢下重腹疼。

【方义方解】《伤寒论》治厥阴热痢下重者，有白头翁汤，其方以白头翁为主，而以秦皮、黄连、黄柏佐之。白头翁临风僻静，特立不挠，用以为君者，欲平走窍之火，必先定动摇之风也；秦皮浸水青蓝色，得厥阴风木之化；而性凉能泻肝家之热，用以为臣；以黄连、黄柏为使者，其性寒能除热，其味苦又能坚肠也。总使风木遂其上行之性，则热痢下重自除。风火不相煽而燎原，则热渴饮水自止也。因其方中尽却病之药，而无扶正之药，于证之兼虚者不宜。且黄连、黄柏并用，恐其苦寒之性妨碍脾胃，过侵下焦也。且《伤寒论》白头翁汤，原治时气中初得之痢。如此通变之，至痢久而肠中腐烂者，服之亦可旋愈也。

三宝粥

【方歌】 三宝痢久气滑脱，山药田七鸦胆子。

【方源】 《医学衷中参西录》："治痢久，脓血腥臭，肠中欲腐，兼下焦虚惫，气虚滑脱者。"

【组成】 山药（轧细）30克，三七（轧细）6克，鸦胆子（有小毒，慎用）50粒。

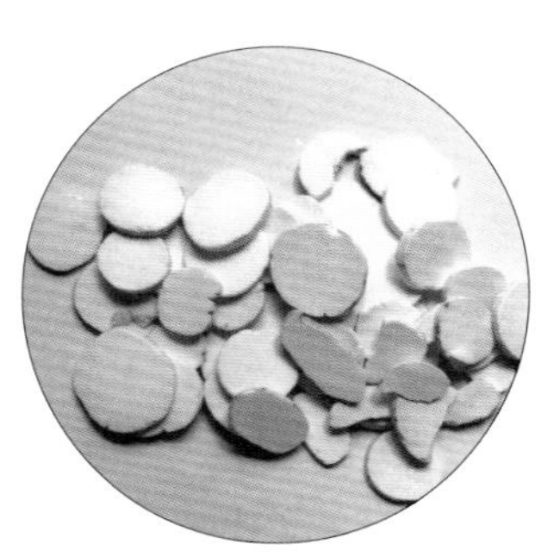

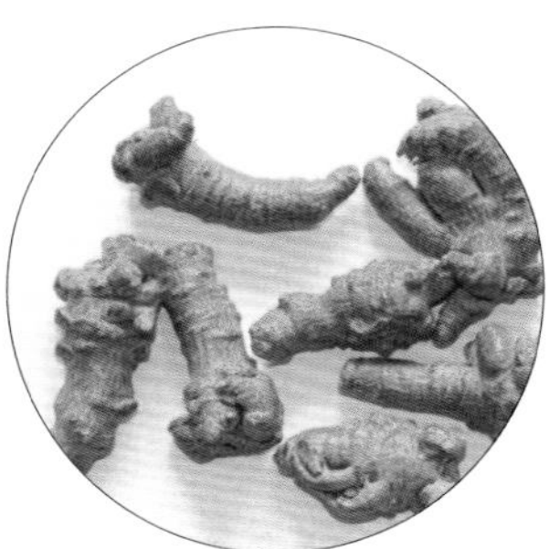

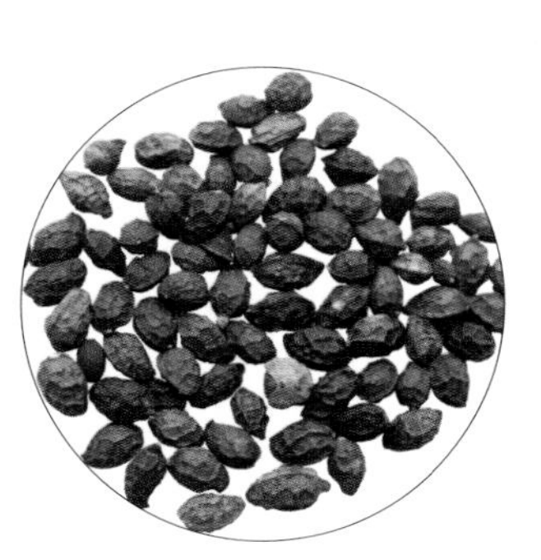

【用法】 上药3味，先用水4盅，调和山药末煮作粥。煮时，不住以筷搅之，一二沸即熟，约得粥1大碗。即用其粥送服三七末、鸦胆子。

【功用】 健脾益气，扶正祛邪。

【主治】 休息痢。

【方义方解】 鸦胆子清热解毒，凉血止痢；三七活血敛疡；山药益气养阴，护胃，有留恋肠胃之功。

通变白虎加人参汤

【方歌】

通便白虎加人参，山药白芍草膏煎；
痢兼赤白周身热，清散热邪仗此痊。

【方源】《医学衷中参西录》:“治下痢，或赤、或白、或赤白参半，下重腹疼，周身发热，服凉药而热不休，脉象确有实热者。”

【组成】生石膏（捣细）60 克，白芍 24 克，山药 18 克，人参（用党参按此分量，至高丽参则断不可用）15 克，甘草 6 克。

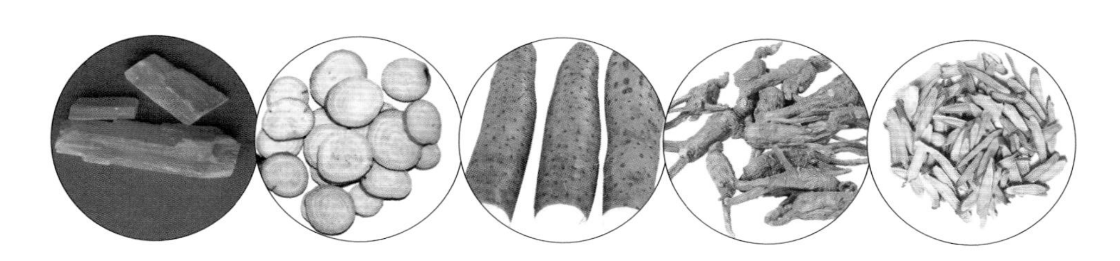

【用法】上 5 味，用水 4 盅，煎取清汤 2 盅，分 2 次温饮之。

【功用】清热止痢。

【主治】下痢。

【方义方解】《医学衷中参西录》:“此方即《伤寒论》白虎加人参汤，以芍药代知母、山药代粳米也。痢疾身热不休者，服清火药而热亦不休者，方书多诿为不治。夫治果对证，其热焉有不休之理。此乃因痢证夹杂外感，其外感之热邪，随痢深陷，永无出路，以致痢为热邪所助，日甚一日而永无愈期。惟治以此汤，以人参助石膏，能使深徐上升外散，消解无余。加以芍药、甘草以理下重腹疼。山药以滋阴固下，连服数剂，无不热退而痢愈者。”

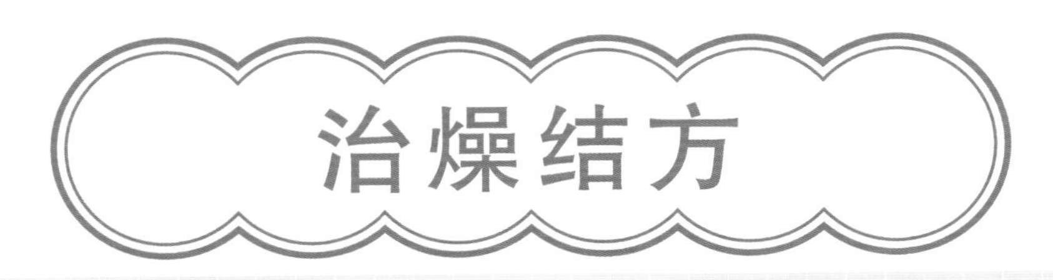

硝菔通结汤

【方歌】

> 硝菔合成通结汤，大肠燥结立奇方；
> 体虚应把人参加，有济之师仔细商。

【方源】《医学衷中参西录》:“治大便燥结久不通，身体兼羸弱者。”

【组成】朴硝 120 克，鲜莱菔 2500 克。

【用法】将莱菔切片，同朴硝和水煮之。初次煮，用莱菔片 500 克，水 2500 克，煮至莱菔烂熟捞出。就其余汤，再入莱菔 500 克。如此煮 5 次，约得浓汁 1 大碗，顿服之。若不能顿服者，先饮一半，停 1 点钟，再温饮一半，大便即通。

【功用】通下燥结。

【主治】大便燥结久不通。

【加减变化】若脉虚甚，不任通下者，加人参数钱，另炖同服。

【方义方解】方中鲜莱菔可理气消导，朴硝可通里攻下。两药合用，共奏降气通便之功。

【方论精粹】

《医学衷中参西录》:“软坚散结，朴硝之所长也。然其味咸性寒，若遇燥结甚实者，少用之则无效，多用之则咸寒太过，损肺伤肾。其人或素有劳疾或下元虚寒者，尤非所宜也。惟与莱菔同煎数次，则朴硝之咸味，尽被莱菔提出，莱菔之汁浆，尽与朴硝融化。夫莱菔味甘，性微温，煨熟食之，善治劳嗽短气，其性能补益可知。”

赭遂攻结汤

【方歌】

赭遂为名攻结汤，朴硝咸降配干姜；
肠间宿食相凝结，开滞攻坚力量强。

【方源】《医学衷中参西录》："治宿食结于肠间，不能下行，大便多日不通。其证或因饮食过度，或因恣食生冷，或因寒火凝结，或因呕吐既久，胃气冲气，皆上逆不下降。"

【组成】生赭石（轧细）60克，朴硝15克，干姜6克，甘遂（轧细，药汁送服）4.5克。

【用法】水煎，每日1剂，分早晚2次温服。

【功用】攻结通便，降胃安冲。

【主治】宿食结于肠间不能下行，大便多日不通。

【加减变化】热多者，去干姜；寒多者，酌加干姜数钱；呕多者，可先用生赭石30克，干姜4.5克煎服，以止其呕吐。呕吐止后，再按原方煎汤，送甘遂末服之。

【方义方解】《医学衷中参西录》："朴硝虽能软坚，然遇大便燥结过甚，肠中毫无水分者，其软坚之力，将无所施。甘遂辛窜之性，最善行水，能引胃中之水直达燥结之处，而后朴硝因水气流通，乃得大施其软坚之力，燥结虽久，亦可变为溏粪，顺流而下也。特是甘遂力甚猛悍，以攻决为用，能下行亦能上达，若无以驾驭之，服后恒至吐泻交作。况此证多得之涌吐之余，或因气机不能下行，转而上逆，未得施其攻决之力，而即吐出者。故以赭石之镇逆，干姜之降逆，协力下行，以参赞甘遂成功也。且干姜性热，朴硝性寒，二药并用，善开寒火之凝滞。寒火之凝滞于肠间者开，宿物之停滞于肠间者亦易开也。"

通结用葱白熨法

【方歌】

通结别开熨法奇，先将葱白切成丝；
热锅醋炒熨脐眼，素食坚凝燥结宜。

【方源】《医学衷中参西录》：“治宿食结于肠间，不能下行，大便多日不通。其证或因饮食过度，或因恣食生冷，或因寒火凝结，或因呕吐既久，胃气冲气，皆上逆不下降。”

【组成】大葱白（切作细丝）2000 克，干米醋多备待用。

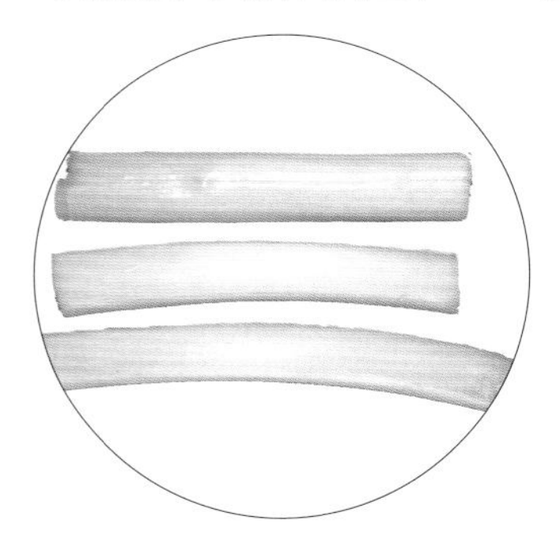
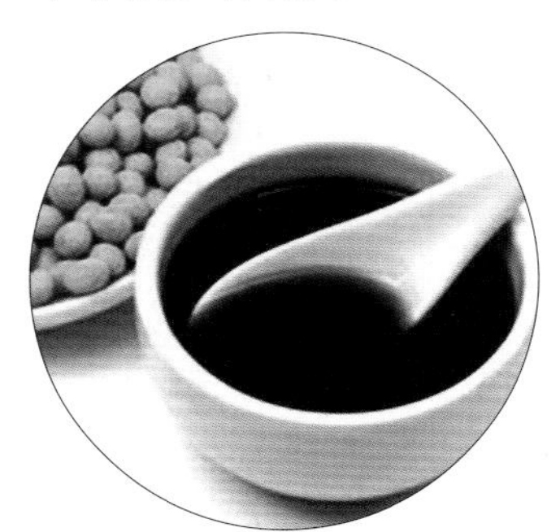

【用法】将葱白丝和醋炒至极热，分作 2 包，乘热熨脐上。凉则互换，不可间断。其凉者，仍可加醋少许，再炒热，然炒葱时，醋之多少，须加斟酌，以炒成布包后，不至有汤为度。熨至 6 点钟，其结自开。

【功用】辛温通便。

【主治】宿食结于肠间不能下行，大便多日不通。

【方义方解】《医学衷中参西录》：“此盖借其温通之性，自脐透达，转入大肠，以启大便之路也，然仅以火炙其一端，则热力之透达颇难，葱白熨法代之，则小便因寒不通，或因气滞不通者，取效当更速也。又此熨法，不但可通二便，凡疝气初得用此法，无不愈者。”

治消渴方

玉液汤

【方歌】

玉液汤治糖尿病，山药知母鸡内金，
葛芪五味天花粉，临证治疗用时多。

【方源】《医学衷中参西录》:“治消渴。消渴，即西医所谓糖尿病，忌食甜物。”

【组成】 山药30克，生黄芪15克，知母18克，生鸡内金（捣细）6克，葛根4.5克，五味子、天花粉各9克。

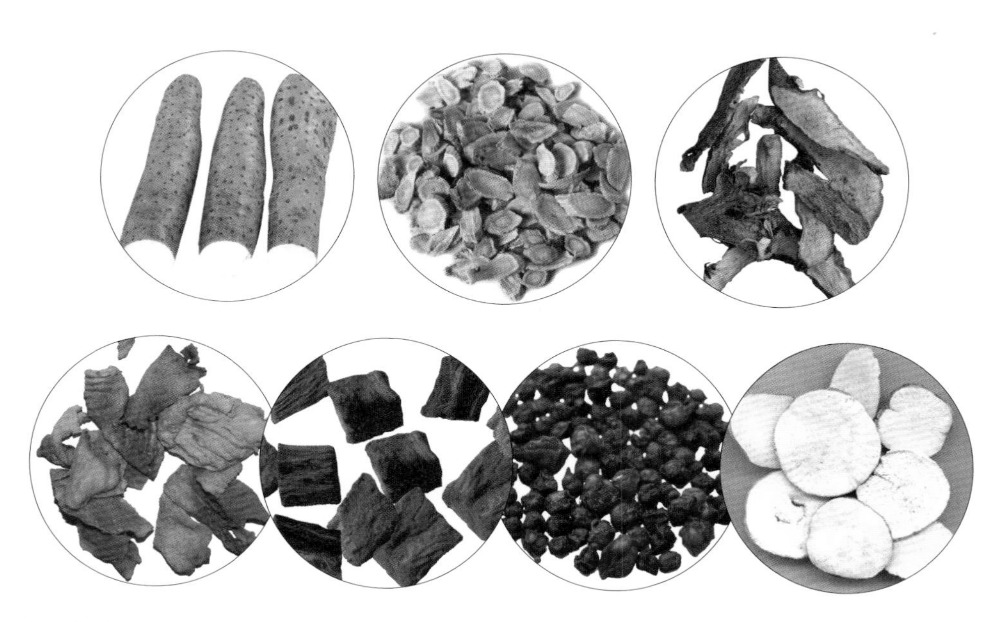

【用法】 水煎，每日1剂，分早晚2次温服。

【功用】 益气滋阴，固肾止渴。

【主治】 消渴病。症见口渴引饮，饮水不解，小便频数量多，或小便混浊，困倦气短，脉虚细无力等。

【方义方解】 本方所治乃脾气不升，真阴不足，脾肾两虚所致（以脾虚为主）。脾主升清，散精于肺，肺主治节，上以布津润口，下以通调水道，注入膀胱。今脾不升清，津不上承于口，则口渴引饮，饮水不解；肾阴不足，肾失封藏，膀胱不约，则小便频数量多；脾肾两虚，则困倦气短，脉虚细无力。治宜益气生津为主，辅以固肾止渴。

方中山药、黄芪用量较重为君，取其补脾固肾，益气生津之功，一则使脾气升，散精达肺，输布津液以止渴，二则使肾气固，封藏精微以缩尿；知母、天花粉滋阴清热，润燥止渴为臣药；佐以葛根助黄芪升发脾胃清阳，输布津液而止渴；鸡内金助脾健运，运化水谷精微，“化饮食中糖质为津液也”（《医学衷中参西录》）；五味子助山药补肾固精，收敛阴津以缩尿，使精微不至于下趋。

【运用】

1. 辨证要点 本方为治疗消渴日久，气阴两虚的常用方。以口渴尿多，困倦气短，脉虚细无力为辨治要点。

2. 加减变化 若气虚较甚，脉虚细者，加人参以补气；小溲频数者，加山茱萸以固肾。

3. 现代运用 常用于治疗癌症放疗后、糖尿病、甲亢、小儿夏季热、尿崩症等见口渴尿多属脾肾两虚者。

【方论精粹】

《医学衷中参西录》：“消渴之证，多由于元气不升，此方乃升元气以止渴者也。方中以黄芪为主，得葛根能升元气。而又佐以山药、知母、花粉以大滋真阴，使之阳升而阴应，自有云行雨施之妙也。用鸡内金者，因此证尿中皆含有糖质，用之以助脾胃强健，化饮食中糖质为津液也。用五味者，取其酸收之性，大能封固肾关，不使水饮急于下趋也。”

滋膵饮

【方歌】

滋膵薯芪萸地同，猪胰加入奏肤功；
若见脉洪为实热，参加白虎作先锋。

【方源】《医学衷中参西录》：“治消渴。”

【组成】黄芪、山茱萸各 15 克，生地黄、生怀山药各 30 克，生猪胰子（切碎）9 克。

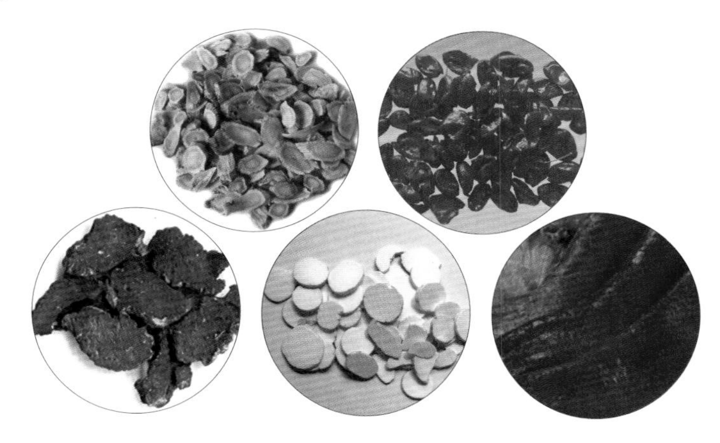

【用法】上 5 味，将前 4 味煎汤，送服猪胰子一半，至煎渣时，再送服余一半。

【功用】补肾滋胰，生津止渴。

【主治】消渴（糖尿病）。

【加减变化】若遇中、上二焦积有实热脉象洪实者，可先服白虎加人参汤数剂，将实热消去强半，再服此汤，亦能奏效。

【方义方解】黄芪升元气以止渴；生怀山药能补脾固肾，以止小便频数，且色白入肺，能润肺生水，即以止渴也；生地黄能助肾中之真阴，上潮以润肺，又能协同山茱萸以封固肾关也；山茱萸补益肝肾，封固肾关；生猪胰子即猪之膵，是人之膵病，而可补以物之膵也。

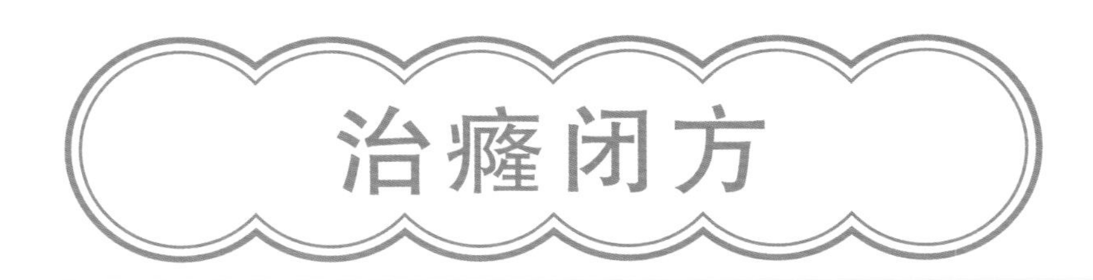

治癃闭方

宣阳汤

【方歌】

宣阳参麦与灵仙，更合地肤四味全；
气弱阳虚艰小便，通调水道启源泉。

【方源】《医学衷中参西录》："治阳分虚损，气弱不能宣通，致小便不利。"

【组成】党参 12 克，麦冬（带心）18 克，威灵仙、地肤子各 4.5 克。

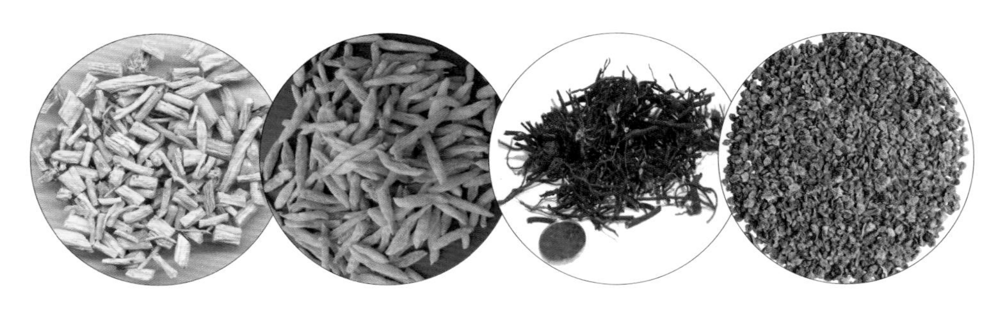

【用法】水煎，每日 1 剂，分早晚 2 次温服。

【功用】益气宣利。

【主治】阳分虚损，气弱不能宣通，致小便不利。

【方义方解】方中党参补元气以复气化；麦冬滋阴液而制参之温性；威灵仙走而不守，宣通十二经脉，《本草纲目》谓其"味微辛咸，辛泄气，咸泄水"，亦取其宣通泄水之义；地肤子分利水湿。共成益气宣利之剂。本方适用于元气虚而小便不利者。

鸡胵汤

【方歌】

鸡胵汤用术陈皮，柴胡芍药嫩姜随；
脾虚气郁因成鼓，消积调中大有为。

【方源】《医学衷中参西录》：“治气郁成臌胀，兼治脾胃虚而且郁，饮食不能运化。”

【组成】生鸡内金（去净瓦石、糟粕，捣碎）、白芍各12克，白术、生姜各9克，柴胡、陈皮各6克。

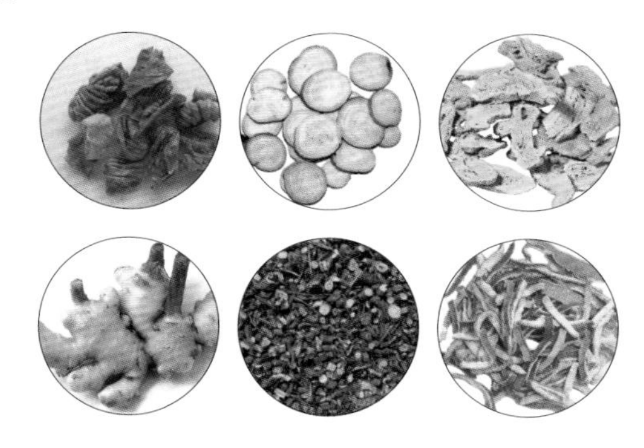

【用法】水煎，每日1剂，分早晚2次温服。

【功用】行气解郁，健脾消聚。

【主治】气郁成鼓胀，兼治脾胃虚而且郁。

【加减变化】若小便时觉热，且色黄赤者，宜酌加滑石数钱。

【方义方解】生鸡内金为鸡之脾胃，中有瓦石铜铁皆能消化，其善化有形淤积可知，能直入脾中，以消回血管之瘀滞；而又以白术之健补脾胃者以驾驭之，则消化之力愈大；柴胡《本经》谓“主肠胃中饮食积聚，能推陈致新”，其能佐生鸡内金消瘀可知，且与陈皮并用，一升一降，而气自流通也；用白芍者，因其病虽系气臌，亦必挟有水气，白芍善利小便，即善行水，且与生姜同用，又能调和营卫，使周身之气流通也。

鸡胵茅根汤

【方歌】

鸡胵茅根合一方，再加姜术更优良；
理气之中兼利水，固应鼓胀复安康。

【方源】《医学衷中参西录》:“治水臌气臌并病，兼治单腹胀，及单水臌胀，单气臌胀。”

【组成】生鸡内金（去净瓦石、糟粕，轧细）15 克，生白术分量用时斟酌，鲜白茅根（轧细）60 克。

【用法】先将鲜白茅根煎汤数茶盅（不可过煎，一两沸后慢火温至鲜白茅根沉水底汤即成）。先用 1 盅半，加生姜 5 片，煎生鸡内金末，至半盅时，再添鲜白茅根汤 1 盅，七八沸后，澄取清汤（不拘 1 盅或 1 盅多）服之。所余之渣，仍用鲜白茅根汤煎服。日进 1 剂，早晚各服药 1 次。

【功用】健脾消聚，行气利水。

【主治】水臌，气臌。

【加减变化】初服小便即多，数日后大便亦多。若至日下二三次，宜减生鸡内金 3 克，加生白术 3 克。又数日，胀见消，大便仍勤，可减生鸡内金 3 克，加白术 3 克。又数日，胀消强半，大便仍勤，可再减生鸡内金 3 克，加白术 3 克。如此精心随病机加减，俾其补破之力，适与病体相宜，自能痊愈。若无鲜白茅根，可用药房中干白茅根 30 克代之。无鲜茅根即可不用生姜。所煎鲜白茅根汤宜当日用尽，煎药后若有余剩，可当茶温饮之。

【方义方解】《医学衷中参西录》:“鸡内金之功效，前方下已详论之矣。至于茅根最能利水，人所共知。而用于此方，不但取其利水也，茅根春日发生最早，是禀一阳初生之气，而上升者也。故凡气郁而不畅者，茅根皆能畅达之。善利水又善理气，故能佐鸡内金，以奏殊功也。加生姜者，恐鲜茅根之性微寒也。”

济阴汤

【方歌】

张氏济阴生白芍，地肤熟地龟板妙；
滋阴养血利小便，恢复肾气畅三焦。

【方源】《医学衷中参西录》："治阴分虚损，血亏不能濡润，致小便不利。"

【组成】熟地黄 30 克，生龟甲、白芍各 15 克，地肤子 3 克。

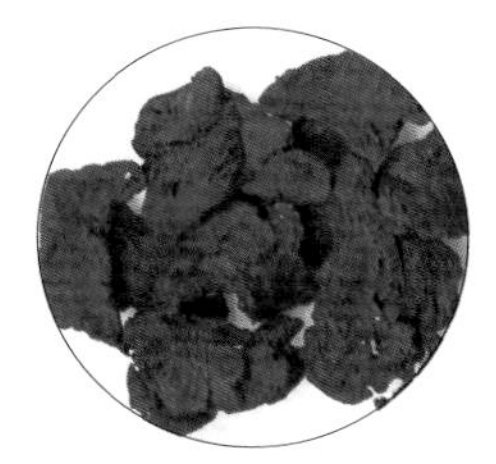
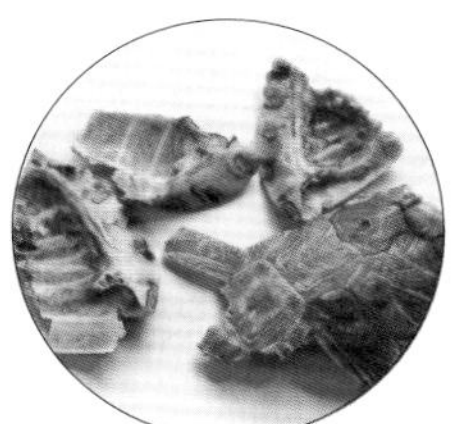
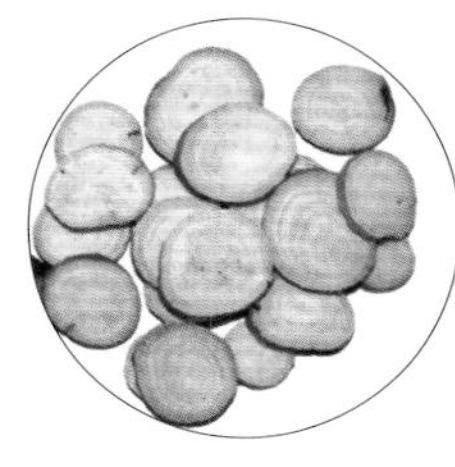
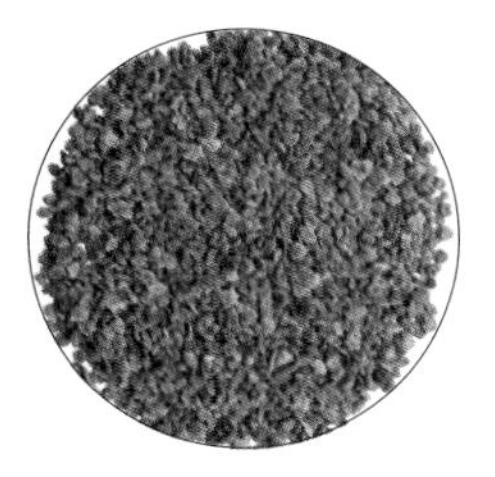

【用法】水煎，分 2 次服，每日 1 剂。

【功用】滋阴养血，通利小便。

【主治】阴分虚损，小便不利。

【方义方解】此为张锡纯治疗阴虚癃闭之效方。方中重用熟地黄滋阴养血，作为主药；辅以龟甲益阴潜阳；白芍养血生津，张氏云其"善利小便，能行熟地之滞"；更佐地肤子之苦寒清热利尿。诸药相合，共奏养阴清热，通利小便之效。

【方论精粹】

《医学衷中参西录》："《内经》所谓'州都之官，津液存焉，气化则能出'者是也。此脉阴阳俱虚，致气化损伤，不能运化水饮以达膀胱，此小便所以滴沥全无也。一方，以人参为君，辅以麦冬以济参之热，灵仙以行参之滞，少加地肤子为向导药，名之曰宣阳汤。一方以熟地为君，辅以龟板以助熟地之润，芍药以行熟地之滞，亦少加地肤子为向导药，名之曰济阴汤。"

白茅根汤

【方歌】

白茅根疗水肿证，单味独用效奇特；
清热利水又养阴，止血更宜藕相合。

【方源】《医学衷中参西录》:“治阳虚不能化阳，小便不利，或有湿热壅滞，以致小便不利，积成水肿。”

【组成】白茅根（取鲜者，去净皮与节间小根，细切）500 克。

【用法】将茅根用 4 大碗水煮一沸，移其锅置至炉旁，候十数分钟，视其茅根若不沉水底，再煮一沸，移其锅置炉旁，须臾视其根皆沉水底其汤即成。去渣温服多半杯口服 5 ～ 6 次，夜服 2 ～ 3 次，使药力相继，周十二时，小便自利。

【功用】利水消肿，通腑泄热。

【主治】水肿证，可见肌肤发热，心内作渴，小便甚少等症。

【方义方解】此水肿，乃阳虚不能化阴或有湿热壅滞，以致小便不利，积为水肿。白茅根其性微凉，味甘而且淡。为其凉也，能去实火；为其甘也，能清虚热；为其淡也，能利小便。且其根不但中空，周遭爿上有 12 小孔，像人十二经络，故能宣通脏腑，畅达经络，兼治外感之热，而利周身之水也。白茅根善清虚热而不伤脾胃，鲜藕片善化瘀血而兼滋新血，合用为涵养真阴之妙品，且其形皆中空，均能利水，血亦属水，能引泛滥逆上之血徐徐下行，安其部位也，小蓟能清血分之热，血热之妄行，则用以治吐衄。

【运用】

1. **辨证要点** 肌肤发热，心内作渴，小便甚少等。
2. **加减变化** 咳嗽痰中带血者，加鲜藕片；兼有虚热者，加鲜小蓟 60 克。
3. **现代运用** 常用于治疗急性肾小球肾炎、慢性肾小球肾炎。

加味苓桂术甘汤

【方歌】 加味苓桂术甘汤，添加参附灵仙姜；温阳化饮又健脾，湿盛水肿效力强。

【方源】 《医学衷中参西录》：“治水肿小便不利，其脉沉迟无力，自觉寒凉者。”

【组成】 白术、干姜、人参各 9 克，桂枝、茯苓、附子各 6 克，甘草 3 克，威灵仙 4.5 克。

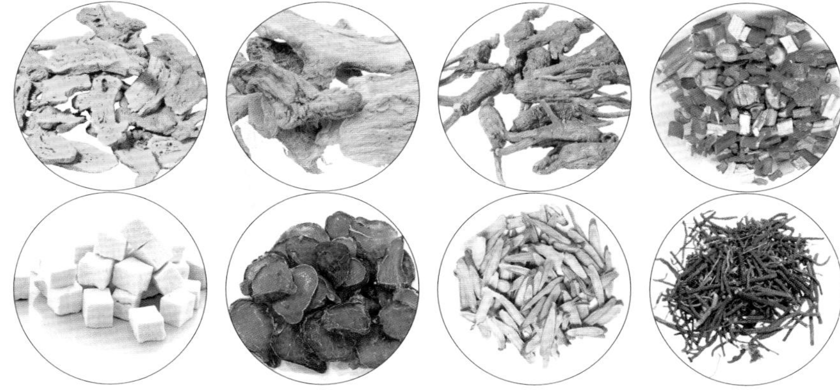

【用法】 水煎，分 2 次温服，每日 1 剂。

【功用】 健脾渗湿，温阳化饮。

【主治】 水肿小便不利。

【加减变化】 肿满之证，忌用甘草，以其性近壅滞也，惟与茯苓同用，转能泻湿满，则方中未将甘草减去。若肿胀甚剧，恐其壅滞者，去之亦可。服药数剂后，小便微利，其脉沉迟如故者，用此汤送服生硫黄末 0.12 ～ 0.15 克。若不觉温暖，体验渐渐加多，以服后移时觉微温为度。

【方义方解】 《医学衷中参西录》：“人之水饮，非阳气不能宣通。上焦阳虚者，水饮停于膈上。中焦阳虚者，水饮停于脾胃。下焦阳虚者，水饮停于膀胱。水饮停蓄既久，逐渐渍于周身，而头面肢体皆肿，甚或腹如抱瓮，而鼓胀成矣。

此方用苓桂术甘汤，以助上焦之阳。即用甘草协同人参、干姜以助中焦之阳。又人参同附子名参附汤（能固下焦元阳将脱），协同桂枝更能助下焦之阳（桂枝上达胸膈，下通膀胱故肾气丸用桂枝不用肉桂）。三焦阳气宣通，水饮亦随之宣通，而不复停滞为患矣，至灵仙与人参并用，治气虚小便不利甚效。而其通利之性，又能运化术、草之补力，俾胀满者服之，毫无滞碍，故加之以为佐使也。若药服数剂后，脉仍如故，病虽见愈，实无大效。此真火衰微太甚，恐非草木之品所能成功，故又用生硫黄少许，以补助相火。诸家本草，谓其能使大便润，小便长，补火之中大有行水之力，故用之，因凉成水肿者尤良也。服生硫黄法，其中有治水肿之验案宜参观。脉沉水肿与脉浮水肿迥异。脉浮者，多系风水，腠理闭塞，小便不利。当以《金匮》越婢汤发之，通身得汗，小便自利，若浮而兼数者，当是阴虚火动，宜兼用凉润滋阴之药。脉沉水肿，亦未可遽以凉断，若沉而按之有力者，系下焦蕴热未化，仍当用凉润之药，滋阴以化其阳，小便自利，惟其脉沉而且迟，微弱欲无，询之更自觉寒凉者，方可放胆用此汤无碍，或但服生硫黄，试验渐渐加多，亦可奏效。特是肿之剧者，脉之部位皆肿，似难辨其沉浮与有力无力，必重按移时，使按处成凹，始能细细辨认。”

白　术

药材档案

别名：于术、山连、浙术、冬白术、山姜、天蓟。

药材特征：本品为不规则的肥厚团块，长 3 ~ 13 厘米，直径 1.5 ~ 7 厘米。表面灰黄色或灰棕色，有瘤状突起及断续的纵皱和沟纹，并有须根痕，顶端有残留茎基和芽痕。质坚硬不易折断，断面不平坦，黄白色至淡棕色，有棕黄色的点状油室散在；烘干者断面角质样，色较深或有裂隙。气清香，味甘、微辛，嚼之略带黏性。

性味归经：苦、甘，温。归脾、胃经。

功效主治：健脾益气，燥湿利水，止汗，安胎。适用于脾虚食少，腹胀泄泻，痰饮眩悸，水肿，自汗，胎动不安。土白术健脾，和胃，安胎。适用于脾虚食少，泄泻便溏，胎动不安。

寒通汤

【方歌】

寒通汤方疗效好，知柏滑石生杭芍，
下焦实热小便闭，投之立马见功劳。

【方源】《医学衷中参西录》："治下焦蕴蓄实热，膀胱肿胀，溺管闭塞，小便滴沥不通。"

【组成】滑石、白芍各 30 克，知母、黄柏各 24 克。

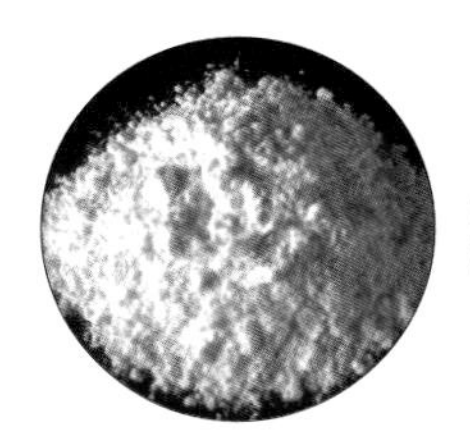
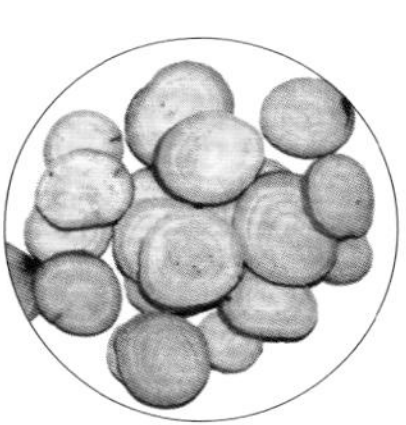
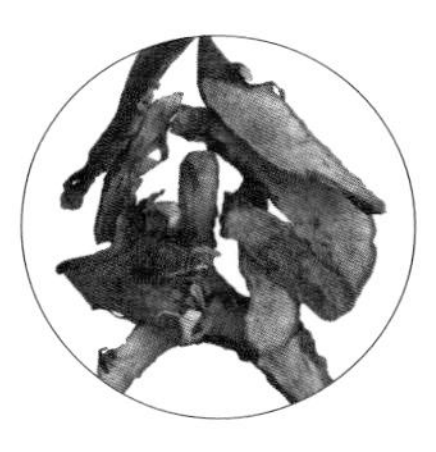
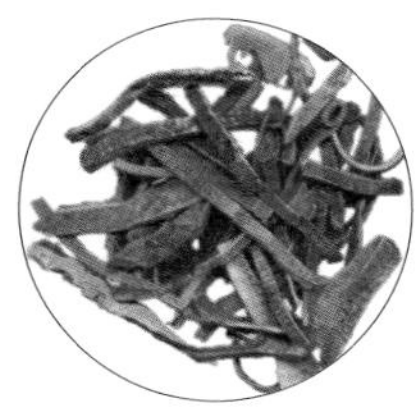

【用法】水煎，每日 1 剂，分早晚 2 次温服。

【功用】清热化湿，利水通淋。

【主治】下焦蕴蓄实热，膀胱肿胀。溺管闭塞，小便滴沥不通。

【方义方解】滑石色白味淡，质滑而软，性凉而散。以其饶有淡渗之力，《神农本草经》谓其主癃闭。因热小便不利者，滑石最为要药；白芍味苦微酸，性凉多液，善滋阴养血，退热除烦，能收敛上焦浮越之热下行自小便而出，为阴虚有热小便不利者之要药；知母味苦，性寒，液浓而滑能清胃热、润肺燥、滋肾水、通利小便；黄柏苦寒，清下焦蕴热。诸药合用，清热养阴，通利小便。

【运用】

1. 辨证要点 点滴难下，疼痛难忍，膀胱隆起者。

2. 加减变化 气虚者，加黄芪 10 克，党参 20 克；气血凝滞偏重，加桃仁 10 克，大黄 6 克；阳虚者，加附子 10 克；热甚者，加白花蛇舌草 15 克，金银花 15 克。

3. 现代运用 常用于治疗前列腺肥大。

升麻黄芪汤

【方歌】

升麻黄芪汤升提，当归补血柴胡集；
可治水肿与癃闭，胞系了戾亦相宜。

【方源】《医学衷中参西录》:“治小便滴沥不通。偶因呕吐咳逆，或侧卧欠伸，可通少许，此转胞也。用升提药，提其胞而转正之，胞系不了戾，小便自利。”

【组成】生黄芪 15 克，当归 12 克，升麻、柴胡各 6 克。

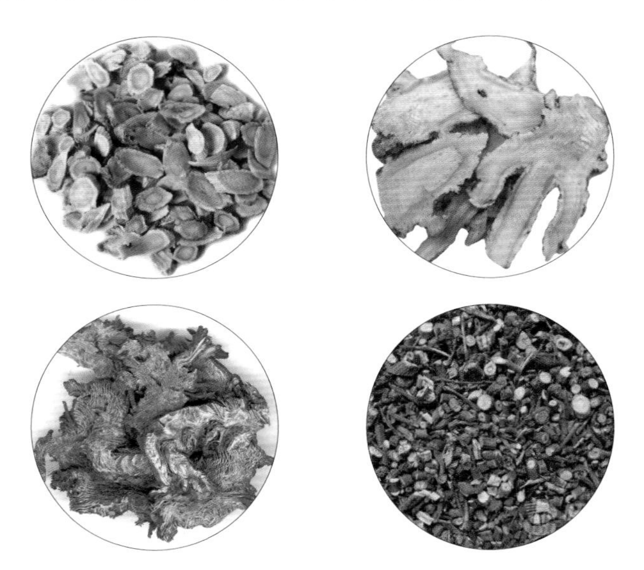

【用法】水煎，分 2 次温服，每日 1 剂。

【功用】益气升陷。

【主治】气机下陷，小便滴沥不通，偶因呕吐咳嗽，或侧卧欠伸，可通少许。

【方义方解】方中生黄芪健脾益气，升阳举陷，同升麻配伍，以升举脾气；柴胡升达肝气，使肝气通达，一使其气机不致下陷，再则使肝疏泄正常；肝藏血，若疏肝而不补血，恐有耗血之弊，则佐补血的当归，使柴胡疏肝而不损耗肝阴，因此，当归又可照顾到肝藏血的功能。本方用药虽少，却兼顾到肝脾两脏，一面升阳举陷，一面使肝疏泄正常。

【运用】

1. **辨证要点** 本方以气机下陷、小便滴沥不通为辨证要点。

2. **加减变化** 气虚甚者，可重用黄芪；少腹坠胀，加党参或红参；小便淋沥甚者，加木通；尿道灼热者，加甘草、牛膝、滑石。

3. **现代运用** 本方常用于治疗产后尿潴留、排尿异常等。

【方论精粹】

《医学衷中参西录》："三焦之气化不升则不降。小便不利者，往往因气化下陷，郁于下焦，滞其升降流行之机也。故用一切利小便之药不效，而投以升提之药恒多奇效。是以拙拟此汤，不但能治转胞，并能治小便癃闭也。古方有但重用黄芪，治小便不利，积成水肿者（参阅陆定圃《冷庐医话》）。水肿之证，有虚有实，实者似不宜用黄芪。然其证实者甚少，而虚者居多。至其证属虚矣，又当详辨其为阴虚阳虚，或阴阳俱虚。阳虚者气分亏损，可单用、重用黄芪。阴虚者其血分枯耗，宜重用滋阴之药，兼取阳生阴长之义，而以黄芪辅之。至阴阳俱虚者，黄芪与滋阴之药，可参半用之。医者不究病因，痛诋为不可用，固属鲁莽，至其连用除湿猛剂，其鲁莽尤甚。盖病至积成水肿，即病因实者，其气血至此，亦有亏损。猛悍药，或一再用犹可。若不得已而用至数次，亦宜以补气血之药辅之。况其证原属重用黄芪治愈之虚证乎。至今之医者，对于此证，纵不用除湿猛剂，亦恒多用利水之品。不知阴虚者，多用利水之药则伤阴；阳虚者，多用利水之药亦伤阳。夫利水之药，非不可用，然贵深究其病因，而为根本之调治，利水之药，不过用作向导而已。"

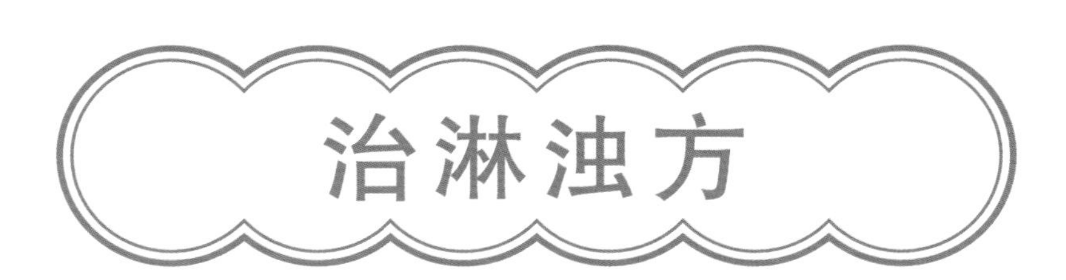

理血汤

【方歌】

理血白头龙牡胶，淮山茜芍海螵蛸；
血淋便溺因于热，化滞滋阴百虑消。

【方源】《医学衷中参西录》："治血淋及溺血、大便下血，证之由于热者。"

【组成】山药 30 克，生龙骨（捣细）、生牡蛎（捣细）各 18 克，海螵蛸（捣细）12 克，茜草 6 克，白芍、白头翁、阿胶各 9 克。

【用法】水煎，每日 1 剂，分早晚 2 次温服。

【功用】清热通淋，滋阴固涩。

【主治】血淋及溺血。

【加减变化】溺血者，加龙胆草 9 克；大便下血者，去阿胶，加龙眼肉 15 克。

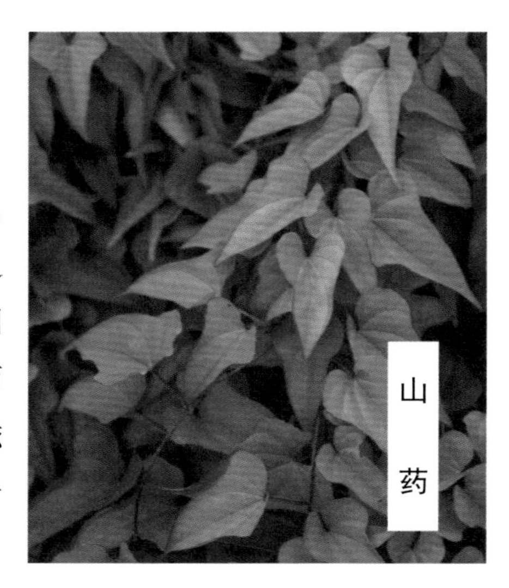
山药

【方义方解】血淋之症，多由纵欲太过，肾脏因虚生热，以致血热妄行。方中山药、阿胶以补肾脏之虚；白头翁以清肾脏之热；茜草、海螵蛸以化其凝滞而兼能固其滑脱；生龙骨、生牡蛎以固其滑脱而兼能化其凝滞；白芍以利小便而兼能滋阴清热，所以适用于血淋、溺血等属于肾阴不足而血分有热者。

膏淋汤

【方歌】

> 膏淋汤中生地黄，山药芡实龙骨襄，
> 杭芍牡蛎与党参，固涩止淋此方求。

【方源】《医学衷中参西录》："治膏淋……膏淋之证，小便混浊，更兼稠黏，便时淋涩作疼。"

【组成】山药 30 克，生芡实、生龙骨（捣细）、生牡蛎（捣细）、生地黄（切片）各 18 克，党参、白芍各 9 克。

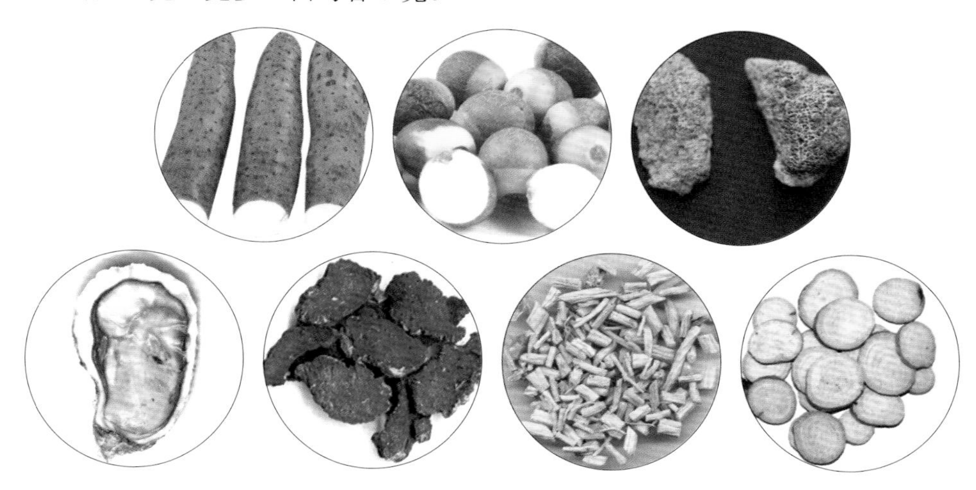

【用法】水煎，每日 1 剂，分早晚 2 次温服。

【功用】补肾固涩，清热止淋。

【主治】膏淋。小便混浊如米泔，黏稠上有浮油，沉淀有絮状物，或夹凝块，或混有血色、血丝、血块，便时淋涩作痛。口干，苔白微腻，脉濡数。

【方义方解】方用山药、生地黄、党参、白芍益肾健脾；配以生芡实、生龙骨、生牡蛎缩泉固脱涩精。合而用之，共奏益肾健脾，固涩止淋之功。

【运用】

1. **辨证要点** 主要用于治疗脾肾虚亏所致膏淋证。临床应用以小便不畅、尿如脂膏、舌淡脉细数无力，为其辨证要点。

2. **加减变化** 若其证混浊而不黏稠者，“是但出之溺道”，宜减生龙骨、生牡蛎之半；脾气虚，有下坠感者，加升麻 3 克、黄芪 30 克；茎中痛者，加白茅根 30 克，芦根 30 克。

3. **现代运用** 急慢性尿路感染、结石、结核、急慢性前列腺炎，以及乳糜尿等病，证似膏淋者皆可参本方治疗。

4. **注意事项** 凡小便灼热疼痛、苔黄腻、舌质红之实证膏淋症，不宜应用本方。

【方论精粹】

《医学衷中参西录》：“此证由肾脏亏损，暗生内热。肾脏亏损则蛰藏不固，精气易于滑脱；内热暗生，则膀胱熏蒸，小便改其澄清。久之，三焦之气化滞其升降之机，遂至便时牵引作痛，而混浊稠粘矣。故用山药，芡实以补其虚，而兼有收摄之功；龙骨、牡蛎以固其脱，而兼有化滞之用；地黄、芍药以清热利便，潞参以总提其气化，而斡旋之也。若其证混浊，而不稠粘者，是但出之溺道，用此方时，宜减龙骨、牡蛎之半。”

芡　实

药材档案

别名：鸿头、卯菱、雁头、乌头、水流黄、鸡头实、水鸡头、雁喙实。

药材特征：本品呈类球形，多为破粒，完整者直径 5 ~ 8 毫米。表面有棕红色内种皮，一端黄白色，约占全体 1/3，有凹点状的种脐痕，除去内种皮显白色。质较硬，断面白色，粉性。气微，味淡。

性味归经：甘、涩，平。归脾、肾经。

功效主治：益肾固精，补脾止泻，除湿止带。适用于遗精滑精，遗尿尿频，脾虚久泻，白浊，带下。

气淋汤

【方歌】

> 气淋升补仗黄芪，乳没柴知芍佐宜；
> 调理下焦通气化，消除瘀热在清滋。

【方源】《医学衷中参西录》：“治气淋……气淋之证，少腹常常下坠作疼，小便频数，淋涩疼痛。”

【组成】生黄芪 15 克，知母 12 克，白芍 9 克，柴胡 6 克，生乳香、生没药各 3 克。

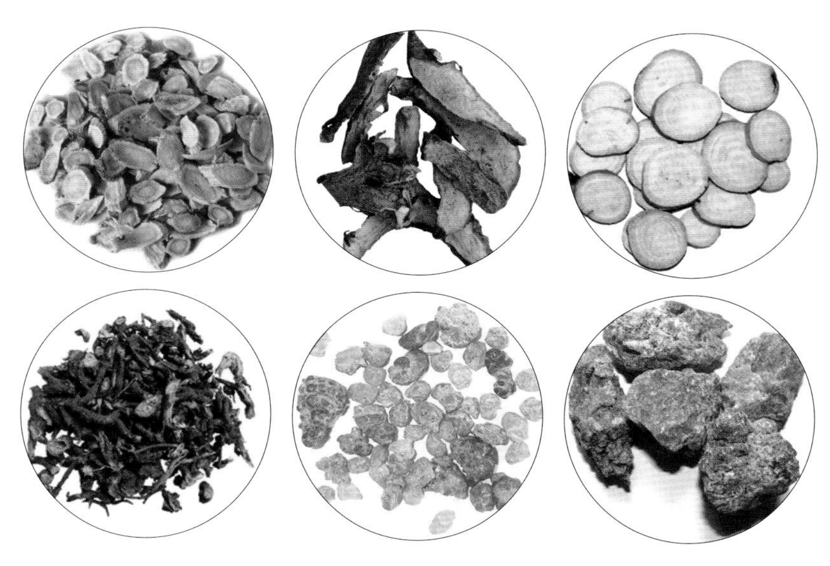

【用法】水煎，每 1 剂，分早晚 2 次温服。

【功用】补气升提，解郁活血。

【主治】气淋。

【方义方解】生黄芪、柴胡补气升提；生黄芪性热，于淋汪不宜，则加知母、白芍以解热滋阴，而白芍之性，又善引诸药之力至膀胱也；郁久则血瘀，用乳香、没药以活血化瘀。诸药合用，共奏补气升提、解郁活血之功。

劳淋汤

【方歌】

劳淋山药与阿胶，芡实生知白芍调；
劳力劳心曾过度，真阴滋补热能消。

【方源】《医学衷中参西录》："治劳淋……劳淋之证，因劳而成。其人或劳力过度、或劳心过度、或房劳过度，皆能暗生内热，耗散真阴。阴亏热炽，熏蒸膀胱，久而成淋，小便不能少忍，便后仍复欲便，常常作疼。"

【组成】山药 30 克，生芡实、知母、阿胶、白芍各 9 克。

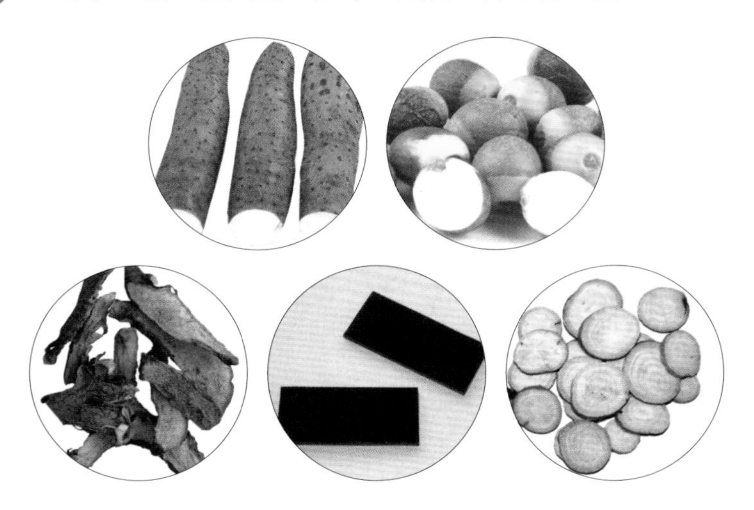

【用法】水煎，每日 1 剂，分早晚 2 次温服。

【功用】健脾益肾。

【主治】劳淋。

【方义方解】方中山药为滋阴良药，又为补脾固肾之良药，治淋证之淋涩频数，诚为有一无二之妙品；知母凉肾；阿胶滋阴，补血止血；白芍养血敛阴；芡实补脾祛湿，益精固肾。诸药滋补真阴，而少以补气、固涩之药佐之，其淋自愈。

砂淋丸

【方歌】

砂淋硝石朴硝平，芪芍鸡金知母并；
消化石砂兼化滞，滋阴补气或安宁。

【方源】《医学衷中参西录》：“治砂淋，亦名石淋……石淋之证，因三焦气化瘀滞，或又劳心劳力过度，或房劳过度，膀胱暗生内热。内热与瘀滞煎熬，久而结成砂石，堵塞溺道，疼楚异常。”

【组成】黄色生鸡内金（鸡鸭皆有肫皮，而鸡者色黄，易去净沙石）30克，生黄芪、知母各24克，白芍、硼砂各18克，朴硝、硝石各15克。

【用法】共轧细，炼蜜为丸，桐子大，食前开水送服19克，每日2次。

【功用】清热通淋，排石止痛。

【主治】砂淋（石淋）。

【方义方解】方中生黄芪、知母益气清热；白芍、硼砂、朴硝、硝石、黄色生鸡内金通淋化石。全方共奏通淋化石之功。

【方论精粹】

《医学衷中参西录》：“鸡内金为鸡之脾胃，原能消化砂石。硼砂可为金、银、铜悍药，其性原能柔五金、治骨鲠，故亦善消硬物。朴硝，《神农本草经》谓其能化七十二种石。想此二物性味相近，古原不分，即包括于朴硝条中。至陶隐居始别之，而其化石之能则同也。然诸药皆消破之品，恐于元气有伤，故加黄芪以补助气分，气分壮旺，亦能运化药力。犹恐黄芪性热，与淋证不宜，故又加知母、芍药以解热滋阴，而芍药之性，又善引诸药之力至膀胱也。”

寒淋汤

【方歌】

寒淋山药小茴香，白芍当归椒目襄；
小便溺时抽引痛，寒多热少此方良。

【方源】《医学衷中参西录》："治寒淋……实有寒热凝滞，寒多热少之淋。其证喜饮热汤，喜坐暖处，时常欲便，便后益抽引作疼，治以此汤服自愈。"

【组成】山药 30 克，当归 9 克，小茴香（炒，捣）、白芍、椒目（炒，捣）各 6 克。

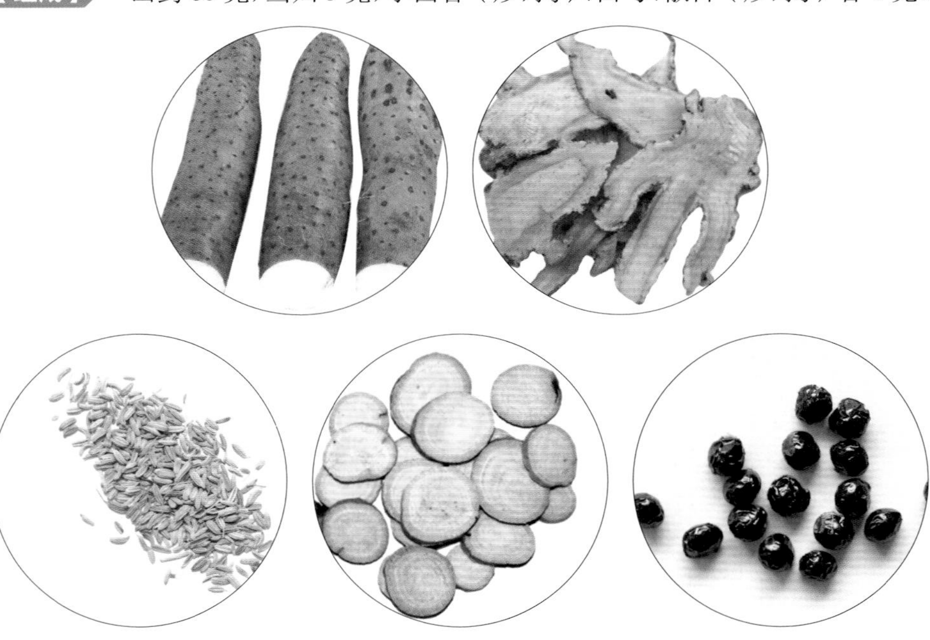

【用法】水煎，每日 1 剂，分早晚 2 次温服。

【功用】温里散寒，补益脾肾。

【主治】寒淋。

【方义方解】山药为君药，既为滋阴良药，又能补脾固肾；小茴香祛寒暖肝止痛；当归、白芍和血柔肝，通利小便；椒目行水除湿。

秘真丸

【方歌】

秘真丸治浊遗精，五倍为君甘草成；
淋久气虚关不住，专为固脱立权衡。

【方源】 《医学衷中参西录》:“治诸淋证已愈，因淋久气化不固，遗精白浊者。”

【组成】 五倍子（去净虫粪）30 克，甘草 24 克。

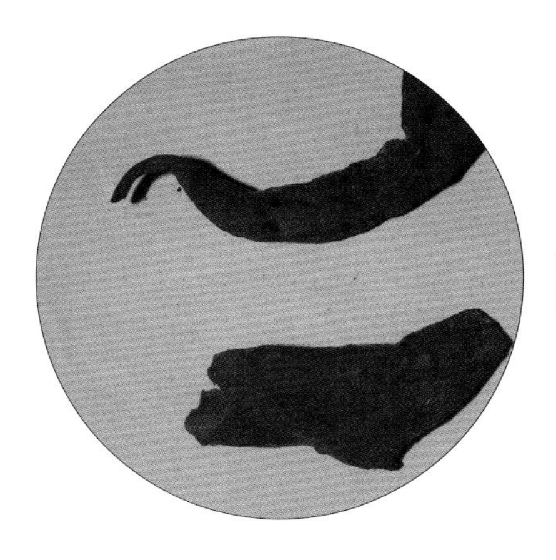

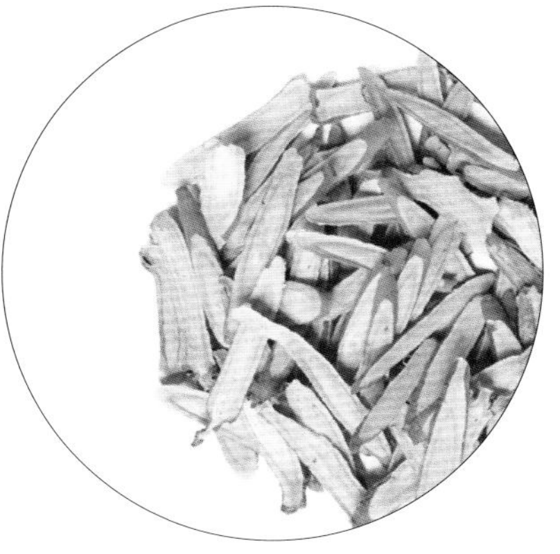

【用法】 上 2 味共轧细，每服 3 克，竹叶煎汤送下，日再服。

【功用】 敛精止淋。

【主治】 遗精白浊。

【方义方解】 五倍子收涩固精；竹叶利水通淋；甘草补脾益气，利水。诸药合用，共奏敛精止淋之功

清毒二仙丹

【方歌】

清毒二仙葵子煎，送吞鸦胆力尤专；
毒淋新旧缘花柳，杀菌除蒸复自然。

【方源】《医学衷中参西录》："治花柳毒淋，无论初起、日久，凡有热者，服之皆效。"

【组成】丈菊子（捣碎）30克，鸦胆子（去皮，仁破者勿用，服时宜囫囵吞）40粒。

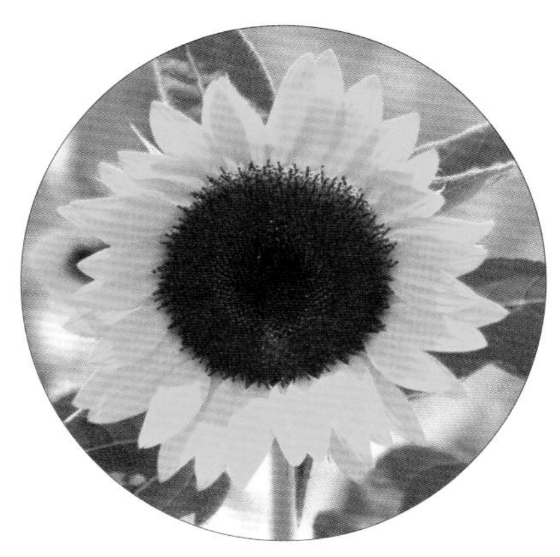
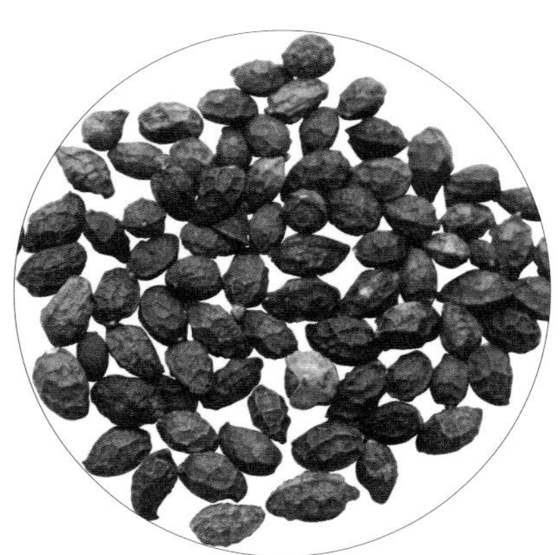

【用法】上药2味，将丈菊子煎汤1盅，送服鸦胆子仁。

【功用】解毒清热，通淋。

【主治】花柳毒淋。

【方义方解】丈菊俗名向日葵，其花善催生，其子善治淋；鸦胆亏味至苦，化瘀解毒清热。

鲜小蓟根汤

【方歌】

小蓟根汤独味行，血淋白浊不须惊；
泻热通淋兼化瘀，血中热毒总能清。

【方源】《医学衷中参西录》："治花柳毒淋，兼血淋者。"

【组成】鲜小蓟根（洗净，锉细）30 克。

【用法】上 1 味，用水煎三四沸，取清汤 1 大茶盅饮之，日宜如此饮 3 次。若畏其性凉者，1 次用 18 ～ 21 克亦可。

【功用】凉血解毒，化瘀止血。

【主治】花柳毒淋，兼血淋者。

【加减变化】如毒淋之兼血淋者，而与鸦胆子、三七、鲜小蓟根并用则效。

【方义方解】鲜小蓟根善消血中热毒，又能化瘀开结。

小　蓟

药材档案

别名：刺菜、野红花、小刺盖、青刺蓟、千针草、刺蓟菜、刺儿菜。

来源：本品为菊科植物刺儿菜的干燥地上部分。

性味归经：甘、苦，凉。归心、肝经。

功能主治：凉血止血，散瘀解毒消痈。适用于衄血，吐血，尿血，便血，血淋，崩漏下血，外伤出血，痈肿疮毒。

用量用法：内服：5 ～ 12 克，煎服；鲜品可用 30 ～ 60 克。外用：适量，捣敷患处。

使用注意：脾胃虚寒而无瘀滞者忌服。

澄化汤

【方歌】

澄化准山龙牡蒡，车前芍草合成方；
遗精白浊溲频数，湿痛多因虚热藏。

【方源】《医学衷中参西录》："治小便频数，遗精白浊，或兼疼涩，其脉弦数无力，或咳嗽、或自汗、或阴虚作热。"

【组成】山药 30 克，生龙骨（捣细）、生牡蛎（捣细）各 18 克，牛蒡子（炒，捣）、生车前子（布包）各 9 克，白芍 12 克，甘草 4.5 克。

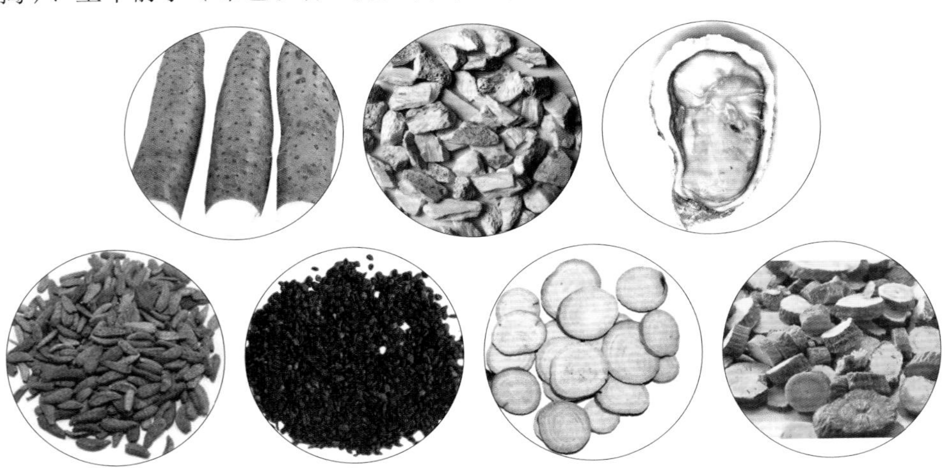

【用法】水煎，每日 1 剂，分早晚 2 次温服。

【功用】滋阴清热，利湿化浊。

【主治】小便频数、遗精白浊，或兼痛涩等症。

【方义方解】方中山药益气滋阴；生龙骨、生牡蛎收敛固精；牛蒡子、车前子清热利尿；白芍滋养阴液；甘草解毒止痛。诸药配合，可使膀胱气化正常，津液输布均衡，从而尿液澄清，白浊之症得以治愈，因此名为"澄化汤"。

舒和汤

【方歌】

舒和续断桂枝尖，桑寄黄芪知母兼；
感受风寒遗浊者，弦长脉象辨应严。

【方源】《医学衷中参西录》："治小便遗精白浊，因受风寒者，其脉弦而长，左脉尤甚。"

【组成】桂枝12克，生黄芪、续断、桑寄生、知母各9克。

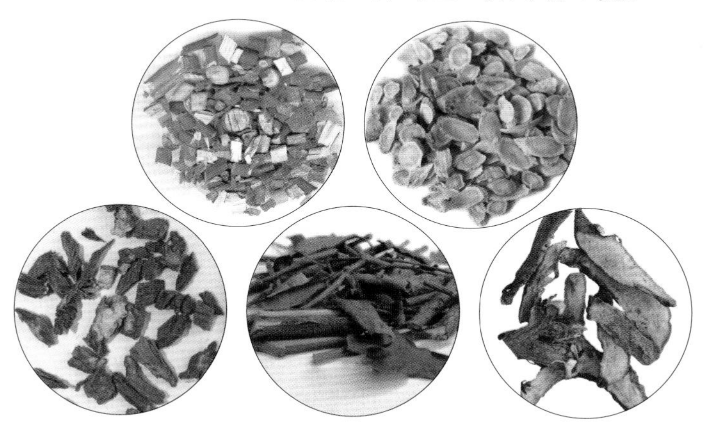

【用法】水煎，分2次温服，每日1剂。

【功用】益气解表，固精止遗。

【主治】小便遗精白浊。

【加减变化】服此汤数剂后病未痊愈者，去桂枝，加龙骨18克（不用煅），牡蛎18克（不用煅）。

【方义方解】本证乃因肾脏经络虚而不固，风气乘虚而入，鼓动。肾脏不能蛰藏，则方中以续断、桑寄生补肾固精，配以生黄芪补气固表。《神农本革经》谓："黄芪主大风者，诚有其效"。其与发表之桂枝同用，能祛外风。而若用生黄芪补气之方，恐其有热不受者，则辅以知母。共成益气解表，固精止遗之方。

毒淋汤

【方歌】

花柳毒淋痛非常，或兼白浊溺血殃；
金沙芍草鸦胆子，石韦银花三七蒡。

【方源】《医学衷中参西录》:“治花柳毒淋，疼痛异常，或兼白浊，或兼溺血。”

【组成】金银花 18 克，海金沙、白芍各 9 克，石韦、牛蒡子（炒，捣）、甘草、三七（捣细）各 6 克，鸦胆子（有毒，慎用）30 粒。

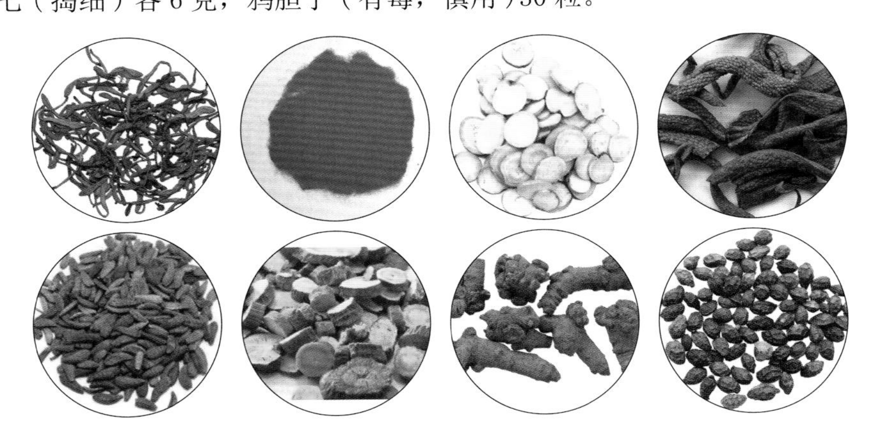

【用法】上药 8 味，先将三七末、鸦胆子仁开水送服，再服余药所煎之汤。

【功用】清热解毒，利湿通淋。

【主治】花柳毒淋，疼痛，或兼白浊，或兼溺血。

【加减变化】此证若兼受风者，可加防风 6 ～ 9 克;若服药剂后，其疼痛减，而白浊不除，或更遗精者，可去三七、鸦胆子，加生龙骨 15 克，生牡蛎 15 克。

【方义方解】《医学衷中参西录》:“今人治毒淋，喜用西药猛悍之品，以其善消淋证之毒菌也。不知中药原有善消此等毒菌，更胜于西药者，即方中之鸦胆子是也。盖鸦胆子味至苦，而又善化瘀解毒清热，其能消毒菌之力，全在于此；又以三七之解毒化腐生肌者佐之，以加于寻常治淋药中，是以治此种毒淋，更胜于西药也；配以金银花、牛蒡子清热解毒；海金沙，石韦利水通淋；白芍敛阴止痛；甘草调和药性，共筑此方。”

清肾汤

【方歌】

清肾汤中知柏泽，龙牡茜草山药合；
再加白芍海螵蛸，善治遗精与白浊。

【方源】《医学衷中参西录》：“治小便频数疼涩，遗精白浊，脉洪滑有力，确系实热者。”

【组成】知母、黄柏、生龙骨（捣细）、白芍、山药各 12 克，生牡蛎（炒，捣）、海螵蛸（捣细）各 9 克，茜草 6 克，泽泻 4.5 克。

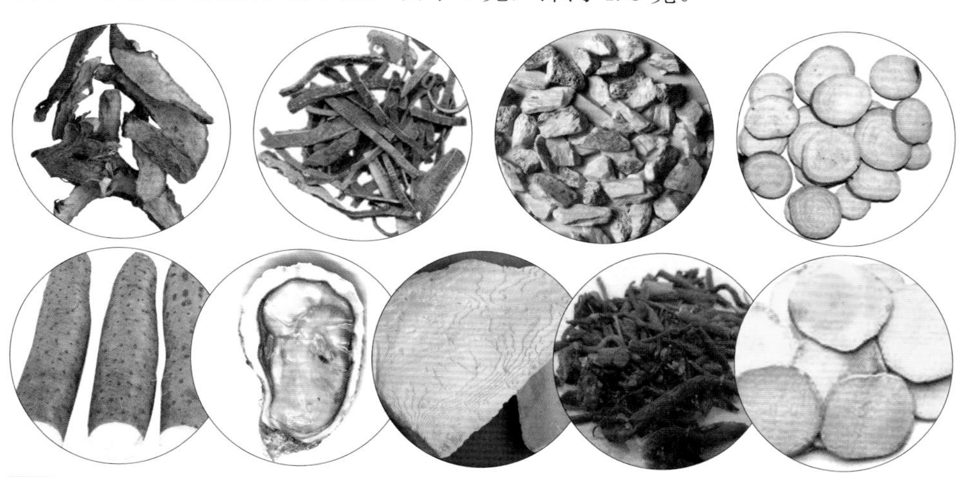

【用法】水煎，分 2 次温服，每日 1 剂。

【功用】清热泻火，滋阴潜阳。

【主治】小便频数疼涩，遗精白浊。

【方义方解】本方中知母滋肾泻火，黄柏清热燥湿，合为主药；佐以泽泻利水渗湿泻热；生龙骨、牡蛎益阴潜阳涩遗；白芍敛阴而缓急；山药益肾而涩精；海螵蛸涩精止遗；茜草活血祛瘀。诸药合用，有清热泻火，滋阴潜阳，涩稍止遗之效。本方清热与滋阴共用，通利与收涩并投，清热而不伤阴、收敛而不碍邪，为其配伍特点。

【运用】

1. 辨证要点 本方以遗精、白浊、尿频涩痛、舌红、脉洪滑有力为辨证要点。

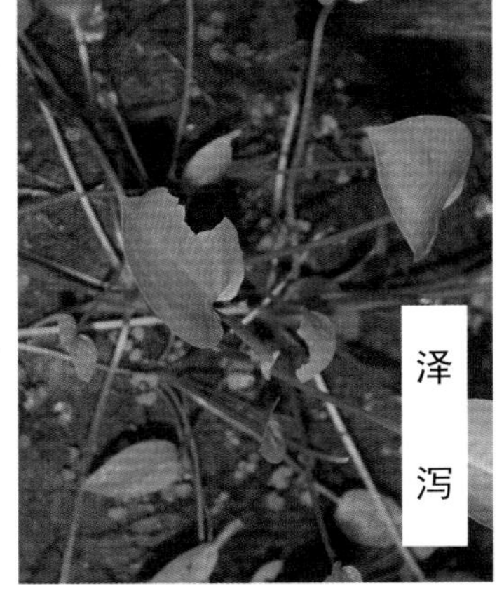

2. 加减变化 如膀胱湿热，加败酱草、蒲公英、石韦；肾阳虚，加肉桂、益智仁、菟丝子；肾阴虚，加生地黄、山茱萸、五味子；尿道涩痛者，加木通、车前子；尿血者，加阿胶、小蓟、大蓟。

3. 现代运用 常用于治疗前列腺炎、性功能障碍等。

4. 注意事项 肾阳衰微者，不宜使用本方。

【方论精粹】

《医学衷中参西录》："龙骨、牡蛎敛正气而不敛邪气，凡心气耗散、肺气息贲、肝气浮越、肾气滑脱，用之皆有捷效。即证兼瘀、兼疼或兼外感，放胆用之，毫无妨碍。"

泽　泻

药材档案

别名：水泽、泽芝、水泻、芒芋、一枝花、如意花。

药材特征：本品呈类球形、椭圆形或卵圆形，长2～7厘米，直径2～6厘米。表面黄白色或淡黄棕色，有不规则的横向环状浅沟纹及多数细小突起的须根痕，底部有的有瘤状芽痕。质坚实，断面黄白色，粉性，有多数细孔。气微，味微苦。

性味归经：甘、淡，寒。归肾、膀胱经。

功效主治：利水渗湿，泄热，化浊降脂。适用于小便不利，水肿胀满，泄泻尿少，痰饮眩晕，热淋涩痛，高脂血症。

治伤寒方

麻黄加知母汤

【方歌】

麻黄本是长沙方，知母加来一味凉；
温散预参清热品，妙机经验在临床。

【方源】《医学衷中参西录》:“治伤寒无汗。”

【组成】麻黄 12 克，桂枝、杏仁各 6 克，甘草 3 克，知母 10 克。

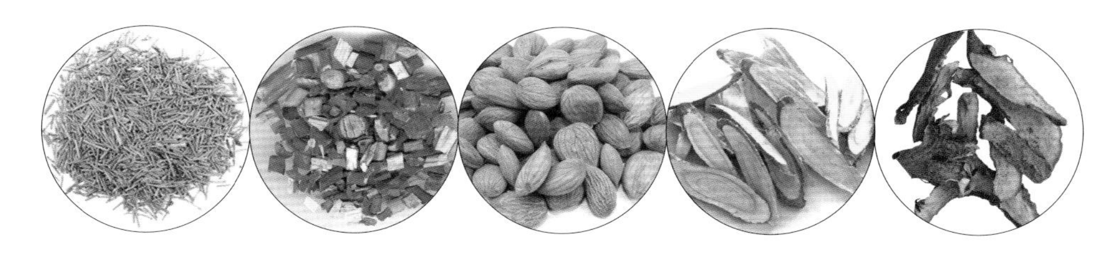

【用法】水煎服，服后盖被取微汗。

【功用】发散风寒，清透余热。

【主治】伤寒无汗，证见恶寒发热、头痛身疼、无汗而喘，舌苔薄白，脉浮紧，服麻黄汤汗出不解者。

【方义方解】方中用麻黄之性热中空者，直走太阳之经，外达皮毛，借汗解以祛外感之寒；桂枝之辛温微甘者，偕同甘草以温肌肉，实腠理，助麻黄托寒外出；杏仁之苦降者，入胸中以降逆定喘。加知母者，诚以服此汤后，间有汗出不解者，非因汗出未透，实因余热未清也，佐以知母于发表之中，兼寓清热之意，自无汗后不解之虞。此乃屡经试验，而确知其然，非敢于经方轻为加减也。

加味桂枝代粥汤

【方歌】

桂枝代粥佐防风，知母黄芪八味同；
悟得气虚才自汗，如斯加法理能通。

【方源】《医学衷中参西录》："治伤寒有汗。"

【组成】桂枝、白芍、生姜、生黄芪、知母各 9 克，防风各 6 克，甘草 4.5 克，大枣（掰开）3 枚。

【用法】煎汤 1 茶盅，温服，覆被令一时许，遍身漐漐微似有汗者益佳。不可如水流漓，病必不除。禁生冷、黏滑、肉面、五辛、酒酪及臭恶等物。

【功用】发汗解表，调和营卫。

【主治】伤寒有汗。

【方义方解】方中桂枝辛甘温，祛风解肌，以调和营卫；白芍酸甘微寒，滋阴敛营，以调和营气；生姜助桂枝散寒以和卫，大枣助白芍养阴以和营；甘草调和诸药；又啜热粥辅助正气，资助汗源，取水谷之津为汗，使汗不伤正。桂枝汤证，既因大气虚损，致卫气漫散，邪得越卫而侵营，则于服药之后，即啜热粥，能补助胸中大气以胜邪，兼能宣通姜、桂以逐邪，此诚战则必胜之良方也。乃后世医者忽不加察，虽用其方，多不啜粥，致令服后无效，病转深陷，因此王清任《医林改错》深诋桂枝汤无用，非无用也，不啜粥故也。而用此方时，加黄芪升补大气，以代粥补益之力，防风宣通营卫，以代粥发表之力，服后啜粥固佳，即不啜粥，亦可奏效。而又恐生黄芪温补之性，服后易至生热，则又加知母以预为之防也。

从龙汤

【方歌】

从龙汤内用龙牡，芍药牛蒡半夏苏，
热纳石膏痰喘治，小青龙后此方需。

【方源】《医学衷中参西录》："治外感痰喘，服小青龙汤，病未痊愈，或愈而复发者，继服此汤。"

【组成】龙骨（不用煅，捣碎）、牡蛎（不用煅，捣碎）各 30 克，白芍 15 克，清半夏、紫苏子（炒，捣碎）各 12 克，牛蒡子（炒，捣碎）9 克。

【用法】水煎，每日 1 剂，分早晚 2 次温服。

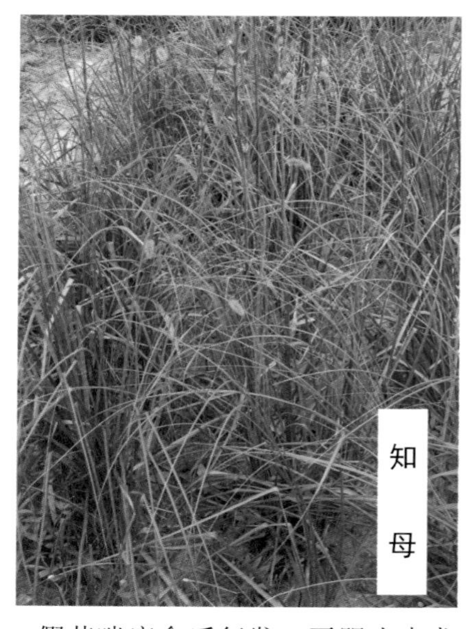

知母

【功用】敛正气，化痰饮，平喘咳，除宿根。

【主治】外感痰喘，服小青龙汤，病未痊愈，或愈而复发者。

【加减变化】热者，酌加石膏 15 ～ 30 克。

【方义方解】从龙汤是张锡纯先生治疗痰喘的一张经验方。张氏认为，治外感痰喘，一般采用"小青龙汤加减法：去麻黄加杏仁，热者更加生石膏"，即可治愈。假若喘病愈后复发，再服小青龙汤无效，或服小青龙汤不能痊愈，或为防止复发，在服小青龙汤后，继服从龙汤最为适宜。所以方名从龙，就是因其最宜于小青龙汤之后继服。方中龙骨、牡蛎敛正气而不敛邪气，并能治痰；白芍收阴气，敛逆气，安脾肺，平喘咳；清半夏燥湿化痰，紫苏子、牛蒡子得龙骨、牡蛎，平喘定咳，而无辛散之弊。

馏水石膏饮

【方歌】

馏水石膏喘促方，配将甘草及麻黄；
胸中蕴热遭新感，定喘除烦理法祥。

【方源】《医学衷中参西录》："治胸中先有蕴热，又受外感，胸中烦闷异常，喘息迫促，其脉浮洪有力，按之未实，舌苔白而未黄者。"

【组成】生石膏（轧细）60 克，甘草 9 克，麻黄 6 克。

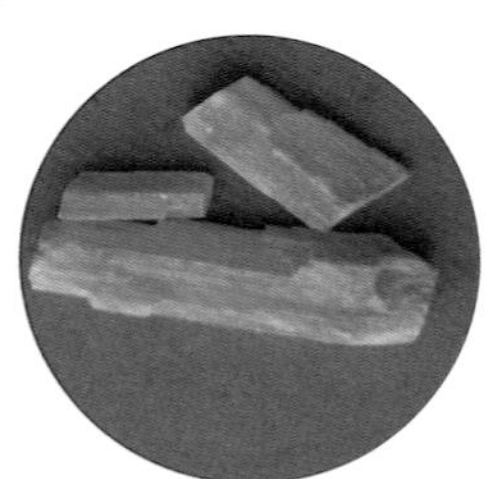
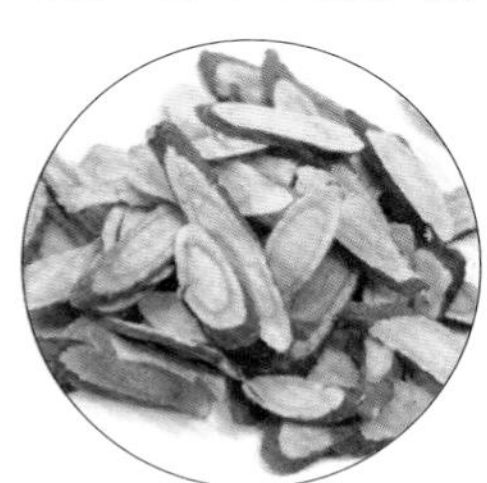
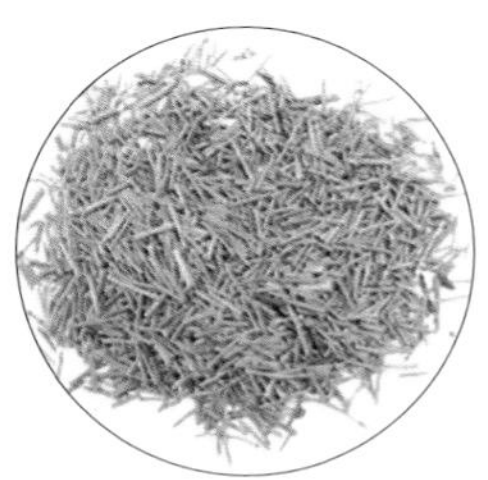

【用法】上药 3 味，用蒸汽水煎二三沸，取清汤 1 大碗，分 6 次温服下。前 3 次，一点钟服 1 次，后 3 次，1 点半钟服 1 次。病愈则停服，不必尽剂。下焦觉凉者，亦宜停服。僻处若无汽水，可用甘澜水代之。作甘澜水法：用大盆盛水，以勺扬之，扬久水面起有若干水泡，旁有人执勺逐取之，即甘澜水。

【功用】外散表邪，内清里热。

【主治】胸中先有蕴热，又受外感，胸中烦闷异常，喘息急促，其脉浮洪有力，按之未实，舌苔白而未黄者。

【加减变化】若以治温病中似此证者，不宜用麻黄，宜用西药阿司匹林 1 瓦，融化于汤中以代之。若僻处药房无阿司匹林，又可代以薄荷叶 6 克。

【方义方解】《医学衷中参西录》："此方取汽水轻浮之力，能引生石膏上升，以解胸中之烦热；甘草甘缓之性，能逗留生石膏不使下趋，以专其上行之力；又少佐以麻黄解散太阳之余邪，兼借以泻肺定喘，而胸中满闷可除也。汤成后，俾徐徐分 6 次服之。因病在上焦，若顿服，恐药力下趋，则药过病所，而病转不愈也。"

通变大柴胡汤

【方歌】

汤名通变大柴胡，知母大黄与薄荷；
表里并清经腑热，阳明积去少阳和。

【方源】《医学衷中参西录》:“治伤寒温病，表证未罢，大便已实者。”

【组成】柴胡、薄荷各 9 克，知母、大黄各 12 克。

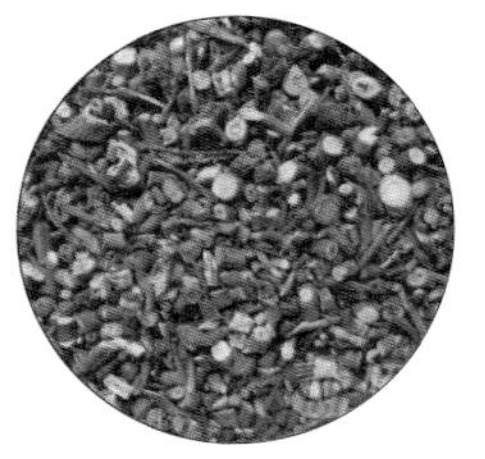
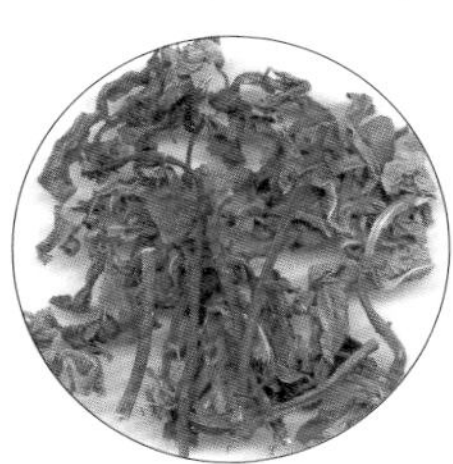
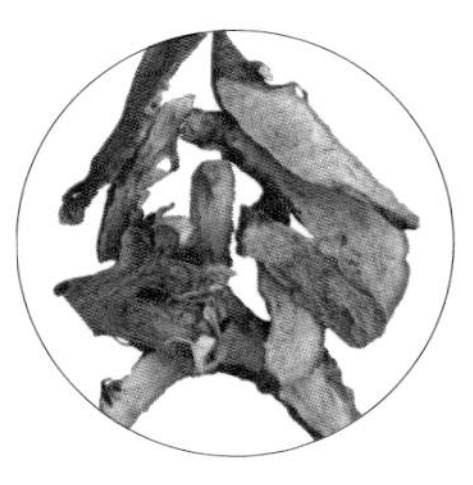
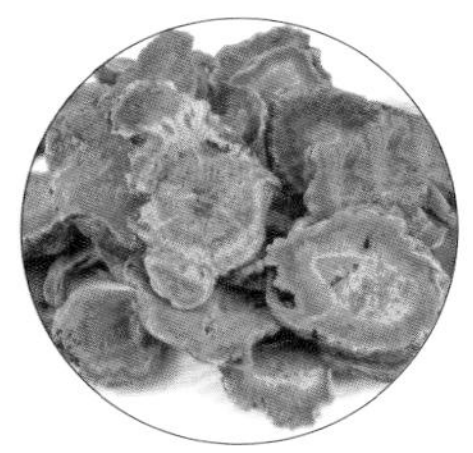

【用法】水煎，每日 1 剂，分早晚 2 次温服。

【功用】宣解表邪，通下里实。

【主治】伤寒温病，表证未罢，大便已实者。

【加减变化】此方若治伤寒，以防风易薄荷。

【方义方解】《医学衷中参西录》:“《伤寒论》大柴胡汤，治少阳经与阳明腑同病之方也。故方中用柴胡以解在经之邪，大黄以下阳明在府之热，方中以此二药为主，其余诸药，可加可减，不过参赞以成功也。然其方宜于伤寒，而以治温病与表证不在少阳者，又必稍为通变，而后所投皆宜也。或问：其表果系少阳证，固宜用柴胡矣。若非少阳证，既加薄荷、防风以散表邪，何须再用柴胡乎？答曰：凡表证未罢，遽用降药下之，恒出两种病证，一为表邪乘虚入里，《伤寒论》所载，下后胸满心下痞鞕，下后结胸者是也；一为表邪乘虚入里且下陷，《伤寒论》所谓，下之利不止者是也。此方中用防风、薄荷以散之，所以防邪之内陷；用柴胡以升之，所以防邪之下陷也；大黄、知母以攻下里实。”

加味越婢加半夏汤

【方歌】

加味越婢半夏汤，膏薯麦夏草麻黄；
玄参姜枣牛蒡子，劳嗽又兼外感伤。

【方源】《医学衷中参西录》："治素患劳嗽，因外感袭肺，而劳嗽益甚，或兼喘逆，痰涎壅滞者。"

【组成】麻黄 6 克，石膏（煅捣）、清半夏、牛蒡子（炒，捣）、玄参各 9 克，山药 15 克，麦冬（带心）12 克，甘草 4.5 克，大枣（劈开）3 枚，生姜 3 片。

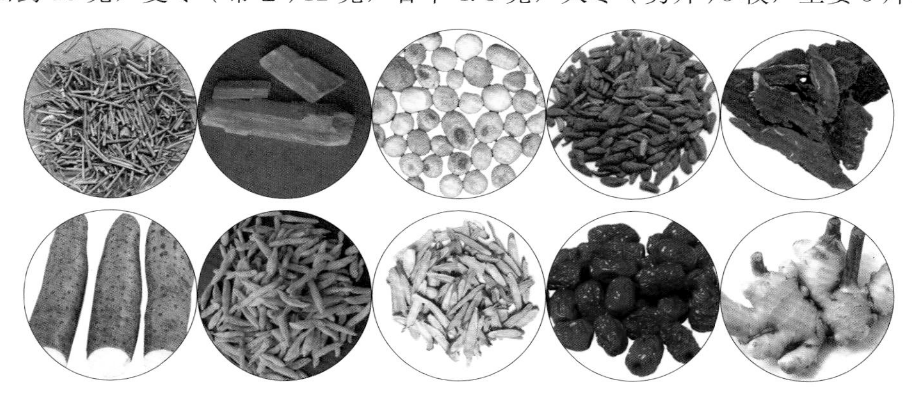

【用法】水煎，每日 1 剂，分早晚 2 次温服。

【功用】宣散表邪，扶助正气。

【主治】素患劳嗽，因外感袭肺，而劳嗽益甚，或兼喘逆，痰涎壅滞者。此内外感兼治之方。

【方义方解】《医学衷中参西录》："《伤寒论》有桂枝二越婢一汤，治太阳病发热恶寒，热多寒少。《金匮》有越婢汤，治受风水肿。有越婢加半夏汤，治外感袭肺，致肺中痰火壅滞，胀而作喘，今因其人素患劳嗽，外感之邪与肺中蕴蓄之痰，互相胶漆，壅滞肺窍，而劳嗽益甚。故用越婢加半夏汤，以祛外袭之邪。而复加山药、玄参、麦冬、牛蒡子，以治其劳嗽。此内伤外感兼治之方也。"

治温病方

清解汤

【方歌】

清解汤同凉解汤，薄荷蝉草石膏尝；
却从分量权轻重，温病初期是要方。

【方源】《医学衷中参西录》："治温病初得，头疼，周身骨节酸疼，肌肤壮热，背微恶寒无汗，脉浮滑者。"

【组成】薄荷12克，蝉蜕（去足、土）9克，生石膏（捣细）18克，甘草4.5克。

【用法】水煎，每日1剂，分早晚2次温服。

【功用】解表清里。

【主治】温病初得，头疼。

【方义方解】方中薄荷，宜用其嫩绿者。至其梗，宜用于理气药中，若以之发汗，则力减半矣。若其色不绿而苍，则其力尤减。若果嫩绿之叶，方中用9克即可。薄荷气味近于冰片，最善透窍，其力内至脏腑筋骨，外至腠理皮毛，皆能透达，则能治温病中之筋骨作疼者。若谓其气质清轻，但能发皮肤之汗，则浅之乎视薄荷矣。蝉蜕去足者，去其前之两大足也。此足甚刚硬，有开破之力。若用之退目翳消疮疡，带此足更佳。若用之发汗，则宜去之，盖不欲其于发表中，寓开破之力也。蝉蜕性微凉味淡，原非辛散之品，而能发汗者，因其以皮达皮也。此乃发汗中之妙药，有身弱不任发表者，用之最佳。且温病恒有兼瘾疹者，蝉蜕尤善托瘾疹外出也。生石膏性微寒，清热力强。甘草调和诸药。

凉解汤

【方歌】 凉解汤同清解汤，薄荷蝉草石膏尝；
却从分量权轻重，表里发热是要方。

【方源】《医学衷中参西录》:“治温病，表里俱觉发热，脉洪而兼浮者。”

【组成】薄荷 9 克，蝉蜕（去足、土）6 克，生石膏（捣细）30 克，甘草 4.5 克。

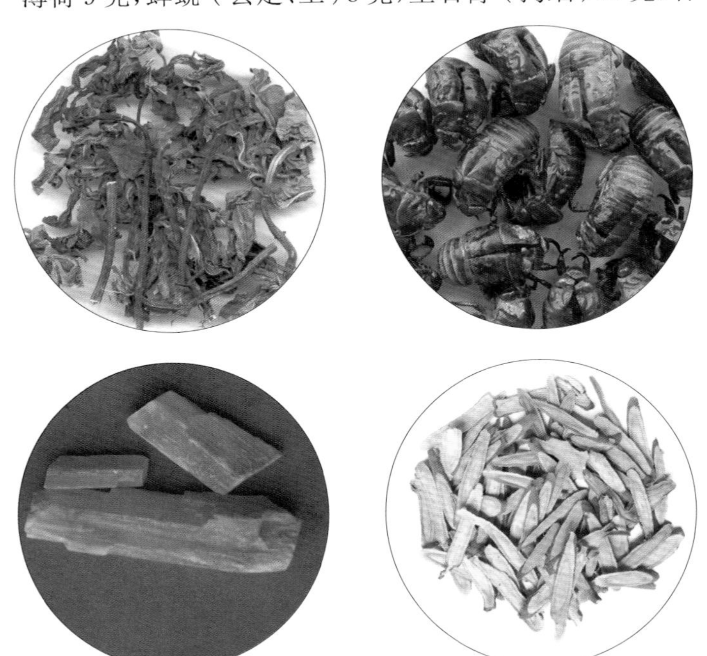

【用法】水煎，每日 1 剂，分早晚 2 次温服。

【功用】解表清里。

【主治】温病。

【方义方解】 薄荷、蝉蜕解表退热；生石膏清里热；甘草调和诸药。惟因温病表里轻重之不同而增减发表清里药物之用量。

和解汤

【方歌】

和解汤仍寒解同，去知加芍入方中；
只因汗出舌苔白，表里俱存热气冲。

【方源】《医学衷中参西录》："治温病表里俱热，时有汗出，舌苔白，脉浮滑者。"

【组成】连翘、白芍各 15 克，蝉蜕（去足、土）6 克，生石膏（捣细）18 克，甘草 3 克。

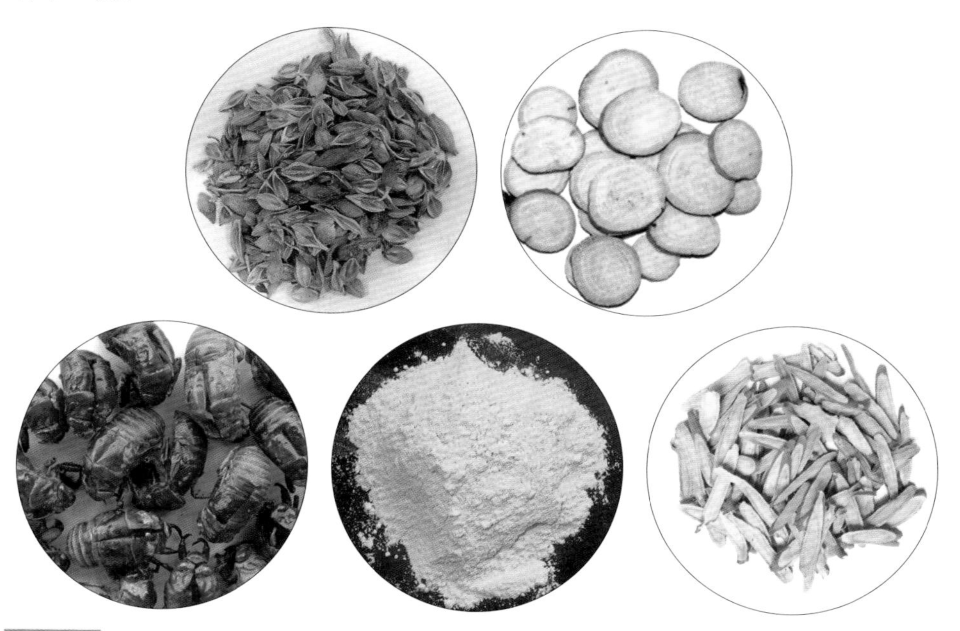

【用法】水煎，分 2 次温服，每日 1 剂。

【功用】解表邪，清里热。

【加减变化】若脉浮滑，而兼有洪象者，生石膏用 30 克。

【方义方解】生石膏以清胃腑之热；用蝉蜕、连翘者引胃中化而欲散之热，仍还太阳作汗而解；白芍滋阴收敛，调剂阴阳；甘草为和解之剂。

滋阴宣解汤

【方歌】

滋阴宣解前方同，山药加来见化工；
温病阴亏成滑泻，固元清热有殊功。

【方源】《医学衷中参西录》:“治温病，太阳未解，渐入阳明。其人胃阴素亏，阳明腑证未实，已燥渴多饮，饮水过多，不能运化，遂成滑泻，而燥渴益甚。或喘，或自汗，或小便秘。湿疹中多有类此证者，尤属危险之候，用此汤亦宜。”

【组成】滑石、山药各 30 克，甘草、连翘、蝉蜕（去足、土）各 9 克，白芍 12 克。

【用法】水煎，每日 1 剂，分早晚 2 次温服。

【功用】滋养阴液，宣解表邪。

【主治】温病，太阳未解，渐入阳明。

【方义方解】《医学衷中参西录》:“此乃胃腑与膀胱同热，又兼虚热之证也。滑石性近石膏，能清胃腑之热，淡渗利窍，能清膀胱之热，同甘草生天一之水，又能清阴虚之热，一药而三善备，故以之为君。而重用山药之大滋真阴，大固元气者，以为之佐使。且山药生用，则汁浆稠黏，同甘草之甘缓者，能逗留滑石于胃中，使之由胃输脾，由脾达肺，水精四布。循三焦而下通膀胱，则烦热除，小便利，而滑泻止矣。复加白芍滋阴养液，与山药共填阴亏。又兼用连翘、蝉蜕之善达表者，以解未罢之太阳，使膀胱蓄热，不为外感所束，则热更易于消散。且蝉之性，饮而不食，有小便无大便，故其蜕，又能利小便，而止大便也。”

滋阴固下汤

【方歌】

滋阴固下用参薯，滑石地黄芍草随；
先把石榴煎代水，热余渴泻此方宜。

【方源】 《医学衷中参西录》:“治前证服药后，外感之火已消，而渴与泻仍未痊愈。或因服开破之药伤其气分，致滑泻不止。其人或兼喘逆，或兼咳嗽，或自汗，或心中怔忡者，皆宜急服此汤。”

【组成】 山药、熟地黄各 45 克，党参 24 克，滑石、白芍各 15 克，甘草 6 克，酸石榴（连皮捣烂）1 个。

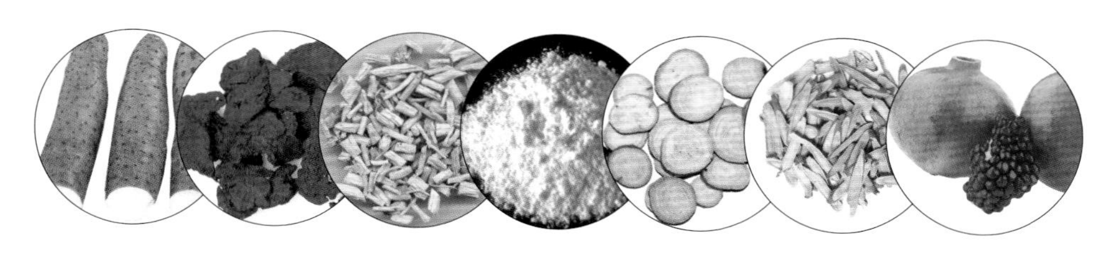

【用法】 上药 7 味，用水 5 盅，先煎酸石榴 10 余沸，去渣再入诸药，煎汤 2 盅，分 2 次温饮下。

【功用】 滋养阴液，固摄胃肠。

【主治】 温病服药后，外感之火已消，而渴与泻仍未痊愈，或因服开破之药伤其气分，致滑泻不止，或兼喘逆，或兼咳嗽，或自汗，或心中怔忡者。

【加减变化】 若无酸石榴，可用牡蛎 30 克（研煅）代之。汗多者，加山茱萸 18 克（去净核）。

【方义方解】 方中以熟地黄、白芍滋阴；以山药、党参、甘草健脾益气；更以滑石清解未尽之邪；酸石榴以敛肠止泻。

犹龙汤

【方歌】

犹龙汤代大青龙，蒡石翘蝉四味同；
内热蕴脏兼外感，辛凉双解法灵通。

【方源】《医学衷中参西录》:“治胸中素蕴实热，又受外感。内热为外感所束，不能发泄。时觉烦躁，或喘、或胸胁疼，其脉洪滑而长者。”

【组成】连翘 30 克，生石膏（捣细）18 克，蝉蜕（去足、土）、牛蒡子（炒，捣）各 6 克。

【用法】水煎，每日 1 剂，分早晚 2 次温服。

【功用】宣解蕴热。

【主治】温病。

【加减变化】喘者，倍牛蒡子；胸中疼者，加丹参 9 克，没药 9 克；胁下疼者，加柴胡 9 克，川楝子 9 克。

【方义方解】此方所主之证，即《伤寒论》大青龙汤所主之证也。然大青龙汤宜于伤寒，此则宜于温病。至伤寒之病，其胸中烦躁过甚者，亦可用之以代大青龙，故曰犹龙也。用连翘发汗，必色青者方有力。盖此物嫩则青，老则黄。凡物之嫩者，多具生发之气，故凡发汗所用之连翘，必须青连翘。蝉蜕助连翘透达表邪，石膏清解里热，牛蒡子利肺降气止喘。

【方论精粹】

《医学衷中参西录》:“连翘原非发汗之药，即诸家本草亦未有谓其能发汗者。惟其人蕴有内热，用至 30 克必然出汗。且其发汗之力缓而长。为其力之缓也，不至为汪洋之大汗，为其力之长也，晚睡时服之，可使通夜微觉解肌。且能舒肝气之郁，泻肺气之实，若但目为疮家要药，犹未识连翘者也。”

寒解汤

【方歌】

寒解汤中用石膏，再加知母清热好；
辨证论治为深意，蝉蜕连翘并达表。

【方源】《医学衷中参西录》:“治周身壮热，心中热而且渴，舌上苔白欲黄，其脉洪滑。或头犹觉疼，周身犹有拘束之意者。”

【组成】生石膏（捣细）30克，知母24克，连翘、蝉蜕（去足、土）各4.5克。

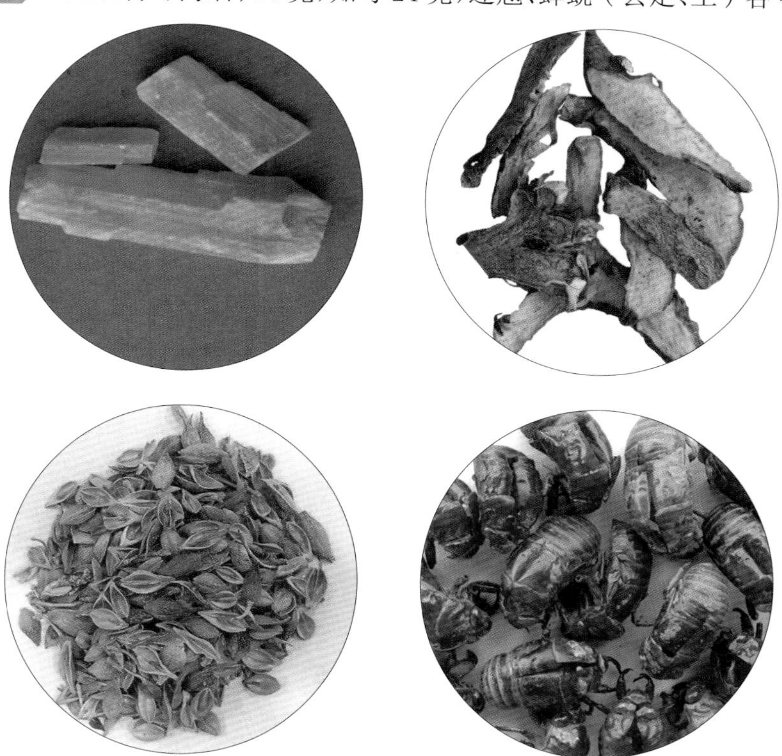

【用法】水煎服，每日1剂。

【功用】清热解肌。

【主治】周身壮热，心中热而且渴，或头犹觉疼，周身犹有拘束之意者。

【方义方解】 本证病机为阳明气热、外有表证。治宜清气解表透热。方中重用生石膏、知母以清胃腑之热；而复稍用连翘、蝉蜕之善达表者，引胃中化而欲散之热，仍还太阳作汗而解。全方之意，重在寒凉清热，兼以辛散透表，可用于里热已盛而表未全解之证。

【运用】

1. 辨证要点 周身壮热，心烦热而渴，头痛，微恶寒或周身有拘束之感，无汗或少汗，舌苔白或黄，脉洪滑而浮，以此为辨证要点。

2. 现代运用 用于重型流行性感冒，流行性脑脊髓膜炎。

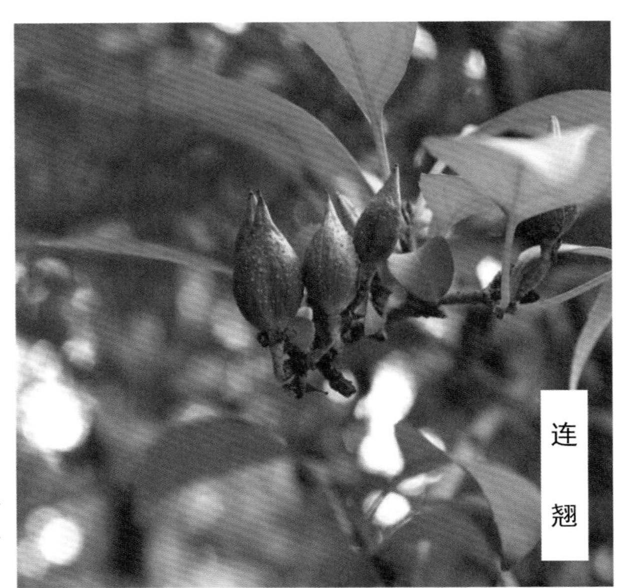
连翘

【方论精粹】

《医学衷中参西录》:“或问：此汤为发表之剂，而重用石膏、知母，微用连翘、蝉蜕，何以能得汗？答曰：用此方者，特恐其诊脉不真，审证不确耳。果如方下所注脉证，服之复杯可汗，勿庸虑此方之不效也。盖脉洪滑而渴，阳明腑热已实，原是白虎汤证。特因头或微疼，外表犹似拘束，是犹有一分太阳流连未去。故方中重用石膏、知母以清胃腑之热；而复少用连翘、蝉蜕之善达表者，引胃中化而欲散之热，仍还太阳作汗而解。斯乃调剂阴阳，听其自汗，非强发其汗也。况石膏性凉（《神农本草经》谓其微寒即凉也）味微辛，有实热者，单服之即能汗乎。”

宣解汤

【方歌】

宣解汤用滑石草，连翘蝉蜕加白芍；
热蓄膀胱小便赤，大便滑泻服之妙。

【方源】《医学衷中参西录》:“治感冒久在太阳，致热蓄膀胱，小便赤涩，或因小便秘，而大便滑泻。兼治湿温初得，憎寒壮热，舌苔灰色滑腻者。”

【组成】滑石 30 克，甘草 6 克，连翘、蝉蜕（去足、土）各 9 克，白芍 12 克。

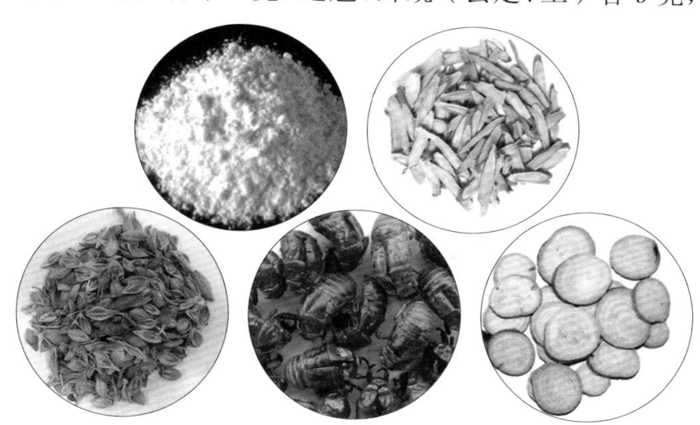

【用法】每日 1 剂，水煎，分早晚 2 次温服。

【功用】清热解表，利水消肿。

【主治】感冒。

【加减变化】若滑泻者，甘草须加倍。

【方义方解】风温之热，由太阳经入于膀胱之腑，阻塞水道，而阳明胃腑亦将实也。方用滑石性近石膏，能清胃腑之热，淡渗利窍，能清膀胱之热，同甘草生天一之水，又能清阴虚之热，一药而三善备。连翘、蝉蜕清热达表，以解未罢之太阳，使膀胱蓄热，不为外感所束，则热更易于消散。白芍滋阴利小便，更使热去而阴存，免散利之过。

滋阴清燥汤

【方歌】

锡纯滋阴清燥汤，山药杭芍同入方；
佐加甘草能生水，滑石利窍驱热强。

【方源】《医学衷中参西录》："治温病。外表已解，其人或不滑泻，或兼喘息，或兼咳嗽，频吐痰涎，确有外感实热，而脉象甚虚数者。若前证（温病，太阳未解，渐入阳明），服滋阴宣解汤后，犹有余热者，亦可继服此汤。"

【组成】滑石、山药各 30 克，甘草 9 克，白芍 12 克。

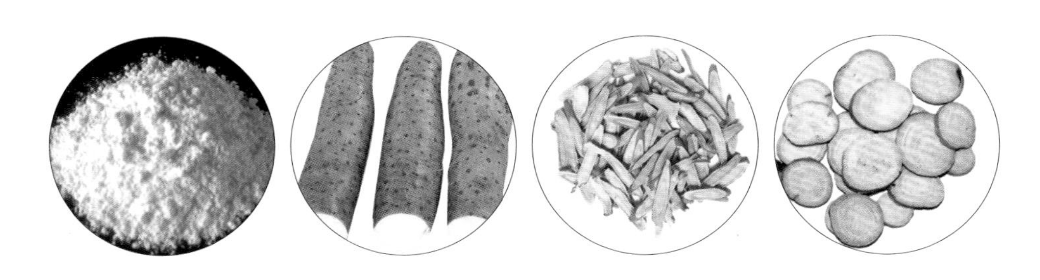

【用法】水煎，每日 1 剂，徐徐温饮。

【功用】滋阴清燥。

【主治】治温病。

【加减变化】如小产体虚，先用山药 60 克，酸石榴 1 个，连皮捣烂，同煎汁 1 大碗，分 3 次温服，产后脉虚，将山药、滑石各减 15 克，加龙骨 24 克，牡蛎 24 克。

【方义方解】方用山药以泻，而山药实能滋阴退热，滑石以清燥热，而滑石实能利水止泻药之功用，相得益彰。又佐以白芍之滋阴血、利小便，甘草之燮阴阳和中宫，亦为清热止泻之要品。汇集成方，所以效验异常。张氏用此方，救人多矣，即势至垂危，投之亦能奏效。

治伤寒温病同用方

仙露汤

【方歌】

仙露汤中重石膏，玄参粳米与连翘；
阳明表里双清热，温病伤寒一样消。

【方源】《医学衷中参西录》：“治寒温阳明证，表里俱热，心中热，嗜凉水，而不至燥渴，脉象洪滑，而不至甚实，舌苔白浓，或白而微黄，或有时背微恶寒者。”

【组成】生石膏（捣细）90 克，玄参 30 克，连翘 9 克，粳米 15 克。

【用法】上 4 味，用水 5 盅，煎至米熟，其汤即成。约可得清汁 3 盅，先温服 1 盅。若服完 1 剂，病犹在者，可仍煎 1 剂，服之如前。使药力昼夜相继，以病愈为度。然每次临服药，必详细问询病人。若腹中微觉凉，或欲大便者，即停药勿服。候 2 ～ 3 点钟，若仍发热未大便者，可少少与服之。若已大便，即非溏泻而热犹在者，亦可少少与服。

【功用】清解气分。

【主治】寒温阳明证，表里俱热，心中热，嗜凉水，而不至燥渴。脉象洪滑，而不至甚实。舌苔白厚，或白而微黄，或有时背微恶寒者。

【方义方解】《医学衷中参西录》：“《伤寒论》白虎汤，为阳明腑病之药，而兼治阳明经病，此汤为阳明经病之药，而兼治阳明腑病。为其所主者，责重于经，故于白虎汤方中，以玄参之甘寒（《神农本草经》言苦寒，细嚼之实甘而微苦，古今药或有不同），易知母之苦寒，又去甘草，少加连翘，欲其轻清之性，善走经络，以解阳明在经之热也。方中粳米，不可误用糯米。”

石膏粳米汤

【方歌】

石膏粳米自成汤，外感初来壮热方；
症入阳明师白虎，伤寒温病总堪尝。

【方源】《医学衷中参西录》:“治温病初得，其脉浮而有力，身体壮热。并治一切感冒初得，身不恶寒而心中发热者。若其热已入阳明之腑，亦可用代白虎汤。”

【组成】生石膏（轧细）60 克，生粳米 75 克。

【用法】上 2 味，用水 3 大碗，煎至米烂熟，约可得清汁 2 大碗。乘热尽量饮之，使周身皆汗出，病无不愈者。若阳明腑热已实，不必乘热顿饮之，徐徐温饮下，以消其热可也。

【功用】健运中气，清解气分。

【主治】温病初得。

【方义方解】《医学衷中参西录》:“此方妙在将石膏同粳米煎汤，乘热饮之。俾石膏寒凉之性，随热汤发散之力，化为汗液尽达于外也。西人谓，胃本无化水之能，亦无出水之路。而壮实之人，饮水满胃，须臾水气旁达，胃中即空。盖胃中原多微丝血管，能引水气以入回血管。由回血管过肝入心，以营运于周身。由肺升出为气，由皮肤渗出为汗，余透肾至膀胱为溺。石膏煎汤，毫无气味，毫无汁浆，直与清水无异。且又乘热饮之，则敷布愈速。不待其寒性发作，即被胃中微丝血管吸去，化为汗、为气，而其余为溺，则表里之热，亦随之俱化，此寒因热用，不使伤胃之法也。且与粳米同煮，其冲和之气，能助胃气之发达，则发汗自易。其稠润之汁，又能逗留石膏，不使其由胃下趋，致寒凉有碍下焦。不但此也，清水煎开后，变凉甚速，以其中无汁浆，不能留热也。”

白虎加人参以山药代粳米汤

【方歌】

白虎加参仲景方，膏知甘草粳米尝；
换将粳米为山药，热炽气虚效更彰。

【方源】《医学衷中参西录》:“治寒温实热已入阳明之腑，燥渴嗜饮凉水，脉象细数者。”

【组成】生石膏（捣细)90 克，知母 30 克，人参、山药各 18 克，甘草 9 克。

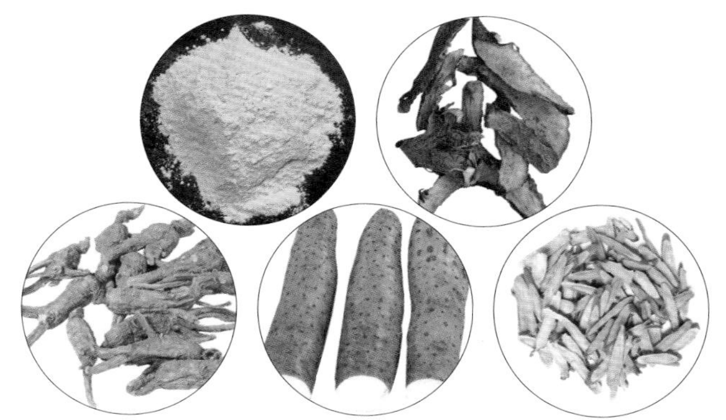

【用法】上 5 味，用水 5 盅，煎取清汁 3 盅，先温服 1 盅，病愈者，停后服。若未痊愈者，过 2 点钟，再服 1 盅。

【功用】扶助正气，滋阴清热。

【主治】寒温实热已入阳明之腑，燥渴嗜饮凉水，脉象细数者。

【方义方解】阳明热炽，气阴不足，用白虎加人参汤，自人人知，而以山药代粳米，则其方愈稳妥，见效亦速。盖粳米不过调和胃气，而山药兼能固摄下焦元气，使元气素虚者不致因服石膏、知母而作滑泻。且山药多含有蛋白质，最善滋阴，白虎汤得此，既祛实火又清虚热，内伤外感，须臾同愈。

宁嗽定喘饮

【方歌】

宁嗽定喘淮山良，甘蔗石榴鸡子黄；
年老体虚高热后，滋阴润肺保安康。

【方源】《医学衷中参西录》："治伤寒温病，阳明大热已退，其人或素虚或在老年，至此益形怯弱，或喘，或嗽，或痰涎壅盛，气息似甚不足者。"

【组成】生怀山药 75 克，甘蔗自然汁 30 克，酸石榴自然汁 18 克，生鸡子黄 4 个。

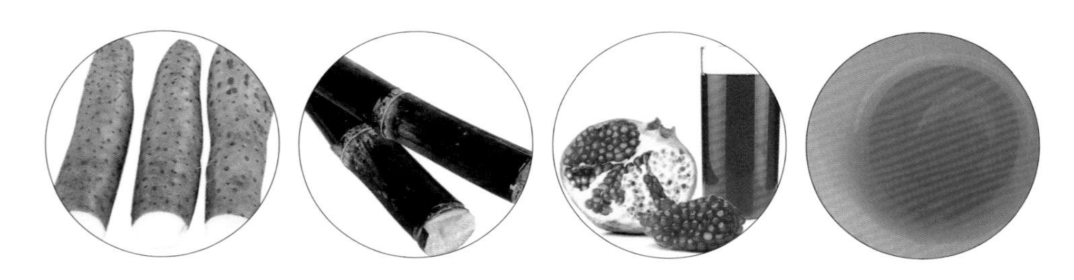

【用法】先将山药煎取清汤 1 大碗，再将余 3 味调入碗中。分 3 次温饮下，约 2 点钟服 1 次。若药亦凉，再服时须将药碗置开水中温之，然不可过热，恐鸡子黄熟，服之即无效。

【功用】补气生津。

【主治】伤寒温病，阳明大热已退，其人或素虚或在老年，至此益形怯弱，或喘或嗽或痰涎壅盛，气息似甚不足者。

【方义方解】伤寒温病后，邪消而气阴未复，可用本方补益气阴，方中以山药为主药，平补脾气脾阴，与甘蔗自然汁相配，能健运中气，酸石榴自然汁能涩敛正气，更配鸡子黄以滋阴，诸药合用，气津自复，喘亦平矣。

荡胸汤

【方歌】

荡胸赭石与蒌仁，苏子芒硝四味臻；
降逆开痰除滞气，结胸满闷效如神。

【方源】《医学衷中参西录》："治寒温结胸，其证胸膈痰饮，与外感之邪互相凝结，上塞咽喉，下滞胃口，呼吸不利，满闷短气，饮水不能下行，或转吐出。兼治疫证结胸。"

【组成】瓜蒌仁（新炒者捣）60克，生赭石（研细）60克，紫苏子（炒，捣）18克，芒硝（冲服）12克。

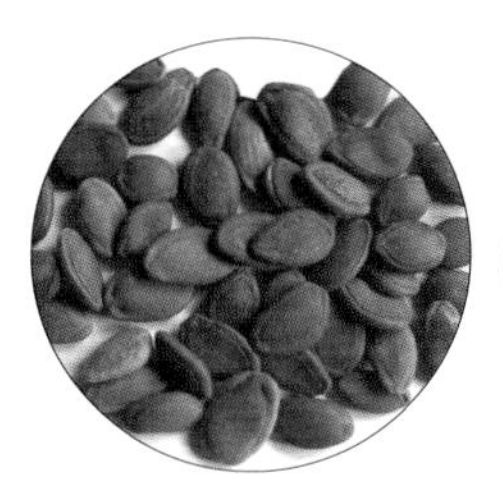
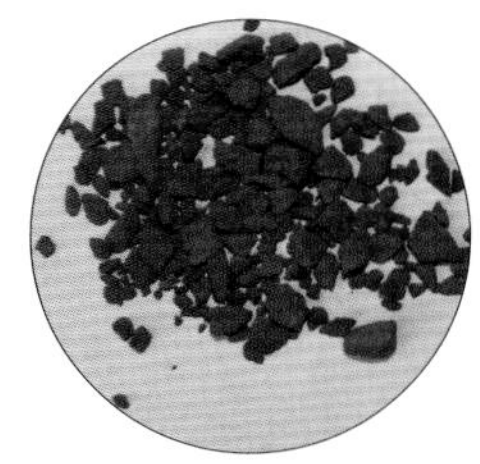
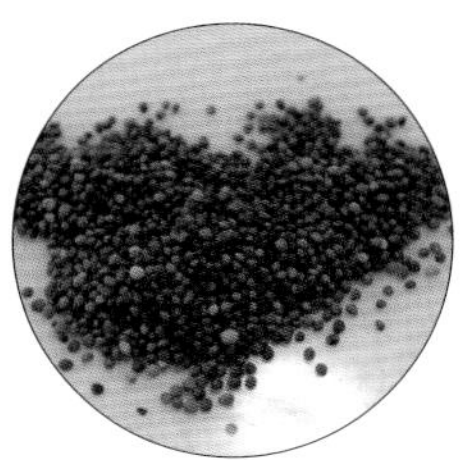
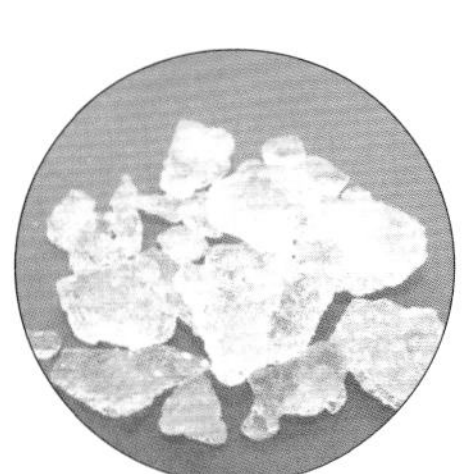

【用法】用水4盅，煎取清汁2盅，先温服1盅。结开，大便通行，停后服。若其胸中结犹未开，过2点钟，再温服1盅。若胸中之结已开，而大便犹未通下，且不觉转矢气者，仍可温服半盅。

【功用】降逆化痰，宽中散结。

【主治】伤寒、温病结胸。

【方义方解】瓜蒌仁乃消痰之佳品，能使浊痰变稀，与长于降气之紫苏子相配，共达气畅痰消之妙；痰结于胃腑而气不能降，用生赭石以降胃气之逆；又用芒硝荡涤胃肠，而痰饮消尽矣。

一味莱菔子汤

【方歌】

莱菔子汤治胸满，病因外邪结聚痰，
生熟煎汤各一两，轻药巧用挽狂澜。

【方源】《医学衷中参西录》:“治同前证（寒温结胸，其证胸膈痰饮，与外感之邪互相凝结，上塞咽喉，下滞胃口，呼吸不利，满闷短气，饮水不能下行，或转吐出，兼治疫证结胸。)。”

【组成】莱菔子（生者 30 克，熟者 30 克）60 克。

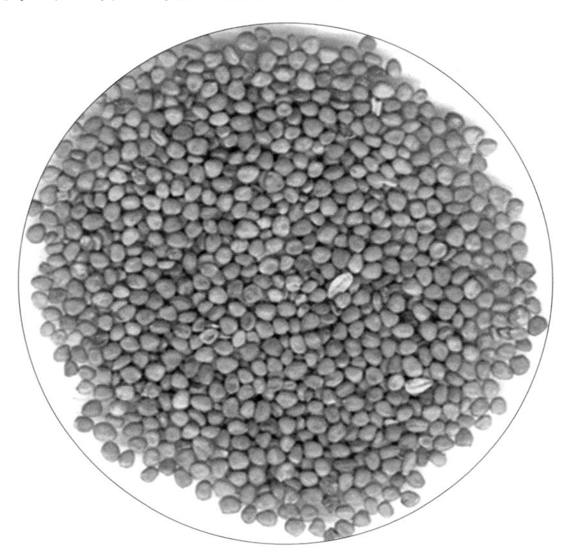

【用法】共捣碎，煎汤 1 大茶杯，顿服之。

【功用】攻逐痰饮。

【主治】伤寒、温病结胸。

【方义方解】莱菔子生用味微辛性平，炒用气香性温。其力能升能降，取其升气化痰宜用生者，取其降气消食宜用炒者。究之无论或生或炒，皆能顺气开郁，消胀除满，此乃化气之品，非破气之品，本方大量顿服以驱逐痰饮。

镇逆承气汤

【方歌】 镇逆承气用石膏，党参赭石并芒硝；
阳明腑实须通利，止吐清肠燥结消。

【方源】 《医学衷中参西录》："治寒温阳明腑实，大便燥结，当用承气下之，而呕吐不能受药者。"

【组成】 代赭石（研细）、生石膏（捣细）各60克，党参15克，芒硝18克。

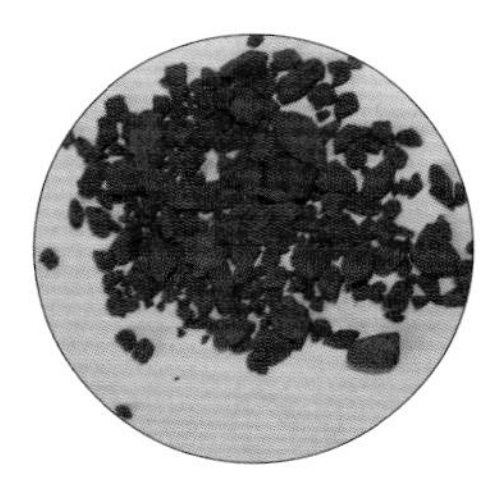
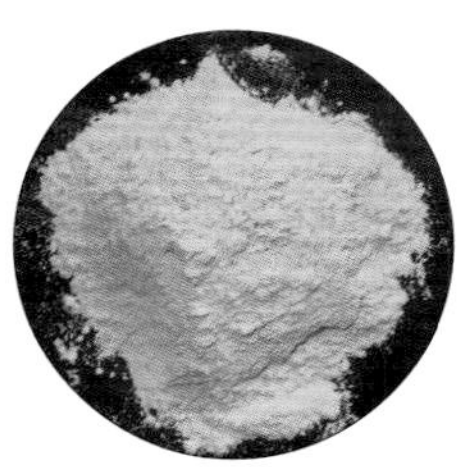
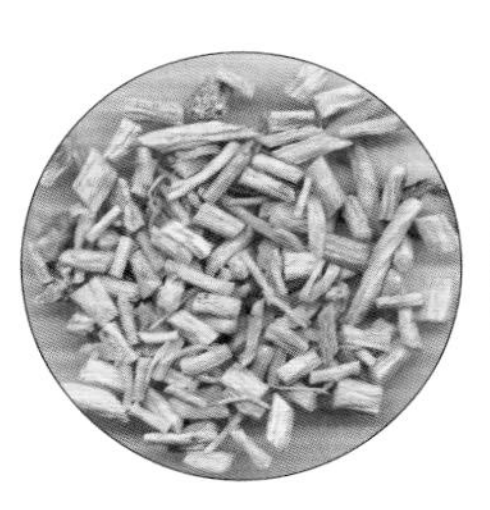
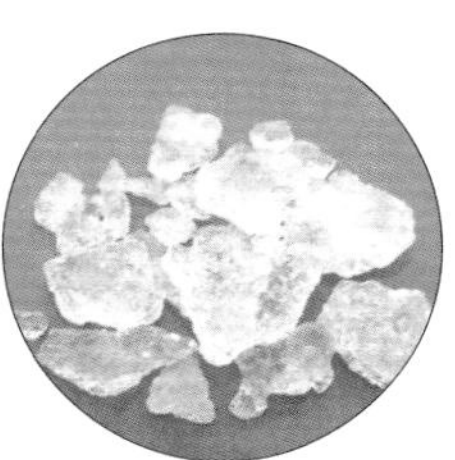

【用法】 上药4味，用水4盅，先煎后3味，汤将成，再加芒硝，煎一二沸，取汁2盅，先温服1盅。过3点钟，若腹中不觉转动，欲大便者，再温服余1盅。

【功用】 扶助正气，攻下燥结。

【主治】 寒温阳明腑实，大便燥结，呕吐不能受药者。

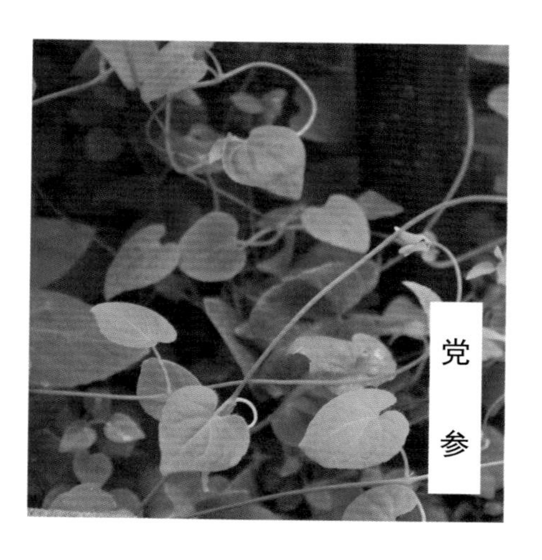
党参

【方义方解】 阳明腑实证多有大肠燥结日久，而耗气伤阴，用党参助胃中元气，与凉润之生石膏并用，大能滋胃中津液，俾胃中气足液生，自能运转药力下至魄门以通大便也，取芒硝荡涤之力，以推陈出新，胃腑不通，气自上逆，则用代赭石以降胃气开肠结。

镇逆白虎汤

【方歌】

衷中镇逆白虎汤，重用石膏清泻强；
知母为辅助君力，半夏竹茹协力帮。

【方源】《医学衷中参西录》："治伤寒、温病邪传胃腑，燥渴身热，白虎证俱。其人胃气上逆，心下满闷者。"

【组成】生石膏（捣细）90 克，知母 15 克，清半夏 24 克，竹茹 18 克。

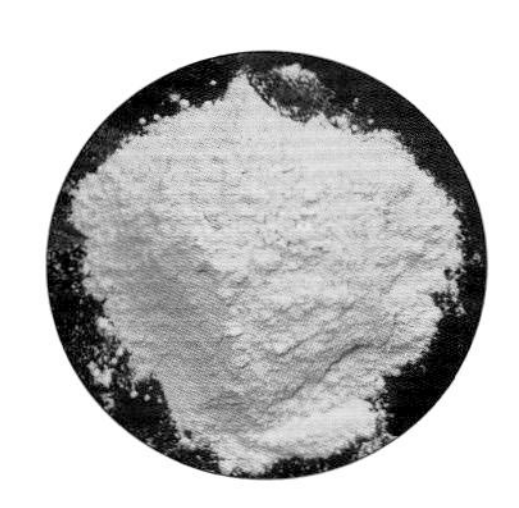
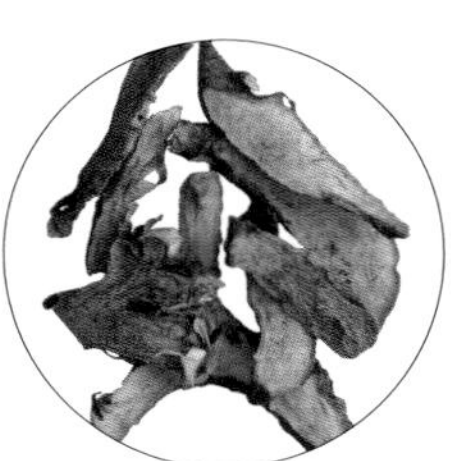
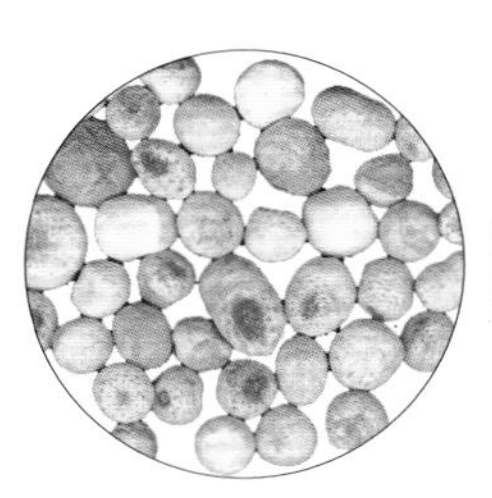
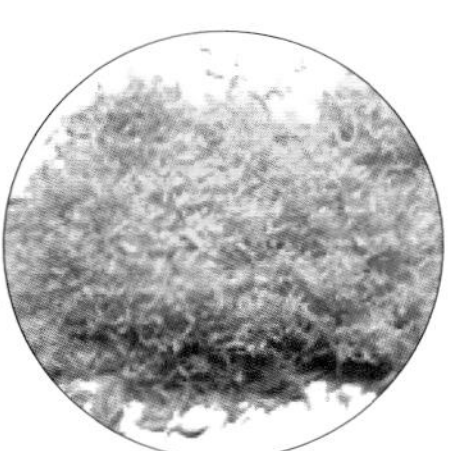

【用法】用水 5 盅，煎汁 3 盅，先温服 1 盅，病已愈者，停后服，若未痊愈者，过 2 小时，再温服 1 盅。

【功用】清热泻火，理气降逆。

【主治】伤寒温病，燥渴身热，白虎证俱，其人胃气上逆，下满闷者。

【方义方解】《医学衷中参西录》："《伤寒论》白虎汤，治阳明腑热之圣药也。盖外邪炽盛，势若燎原，胃中津液，立就枯涸。故用石膏之辛寒以祛外感之邪，知母之凉润以滋内耗之阴。特是石膏质重（虽煎作汤性亦下坠），知母味苦，苦降与重坠相并，下行之力速，胃腑之热或难尽消，且恐其直趋下焦而为泄泻也。故又借粳米之浓汁，甘草之甘味，缓其下趋之势，以待胃中微丝血管徐徐吸去。由肺升出为气，由皮肤渗出为汗，余入膀胱为溺，而内蕴之热邪随之俱清，此仲景制方之妙也。然病有兼证，即用药难拘成方。"

治瘟疫瘟疹方

青盂汤

【方歌】

青盂汤用石膏莲，知母僵蚕羚角蝉；
金线重楼甘草入，诸瘟斑疹毒俱捐。

【方源】《医学衷中参西录》:“治瘟疫表里俱热，头面肿疼，其肿或连项及胸。亦治阳毒发斑疹。”

【组成】荷叶（用周遭边浮水者良，鲜者尤佳）1片，生石膏（捣细）30克，知母18克，蝉蜕（去足、土）9克，羚羊角（另煎对服）、僵蚕、金线重楼（切片）各6克，甘草4.5克。

【用法】水煎，每日1剂，分早晚2次温服。

【功用】清解表里，解毒消斑。

【主治】瘟疫表里俱热，头面肿疼，其肿或连项及胸，以及阳毒发斑疹。

【方义方解】金线重楼，一名蚤休，一名紫河车草，味甘而淡，其解毒之功可仿甘草。然甘草性温，此药性凉，以解一切热毒。荷叶禀初阳上升之气，为诸药之舟楫，能载清火解毒之药上行至头面，且其气清郁，能解毒逐秽，又能发表。羚羊角性凉而解毒，善清肝胆之火，兼清胃腑之热，其角中天生木胎，性本条达，清凉之中，大具发表之力，与生石膏之辛凉，荷叶、蝉蜕之清轻升浮者并用，大能透发瘟疫斑疹之郁热，而头面肿处之郁热，亦莫不透发消除矣。僵蚕为表散药之向导，而兼具表散之力，能散火。知母滋阴清热，甘草解毒护胃，调和诸药。

护心至宝丹

【方歌】

护心至宝石羚羊，犀角参朱与胆黄；
瘟疫传心人错乱，宁神解毒又清凉。

【方源】《医学衷中参西录》：“治瘟疫自肺传心，其人无故自笑，精神恍惚，言语错乱。”

【组成】生石膏（捣细）30 克，人参、犀角、羚羊角各 6 克，朱砂（研细，本品有毒，不宜大量服用）0.9 克，牛黄（研细）0.3 克。

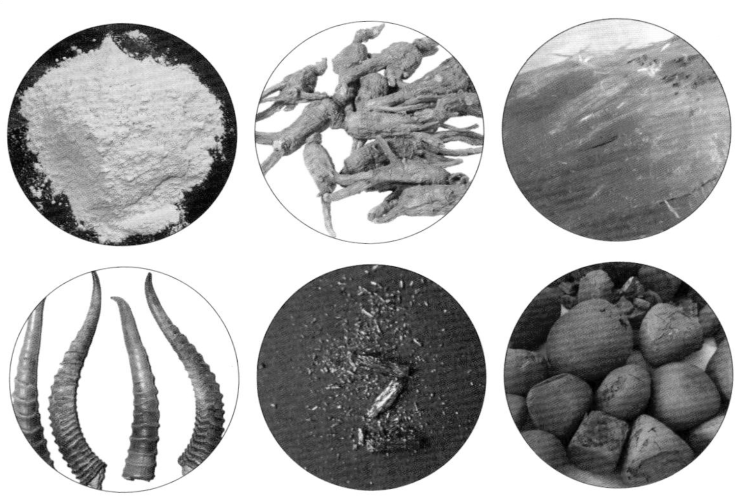

【用法】将药前 4 味，共煎汤 1 茶盅，送服朱砂、牛黄末。

【功用】清热解毒，醒神开窍。

【主治】瘟疫自肺传心，无故自笑，精神恍惚，言语错乱。

【方义方解】方中朱砂色赤入心，能解心中窜入之毒；生石膏辛寒，以清阳明之热；羚羊角功专清气分之热，解血分之毒；犀角、牛黄入心经，清热解毒，以醒神开窍；用人参补元气，防止虚脱。

清疹汤

【方歌】

清疹知膏羚角蝉，蚕翘金线薄荷联；
渴烦喘嗽兼喉痛，透表清凉解毒全。

【方源】《医学衷中参西录》："治小儿出疹，表里俱热。或烦躁引饮，或喉疼声哑，或喘逆咳嗽。"

【组成】生石膏（捣细）30 克，知母 18 克，羚羊角、薄荷、青连翘、僵蚕各 6 克，金线重楼（切片）、蝉蜕（去足、土）各 4.5 克。

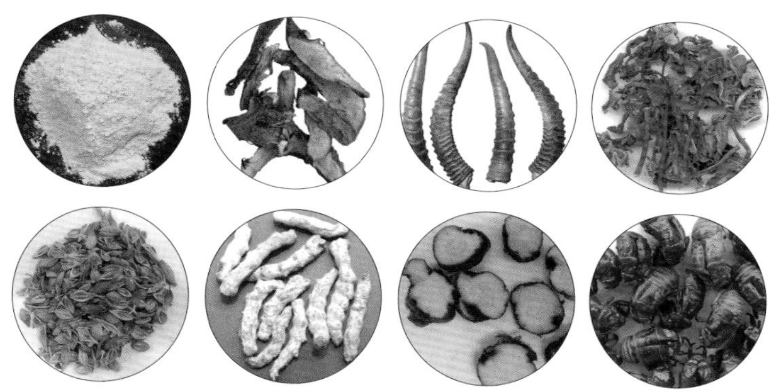

【用法】用水煎取清汤 1 盅半，分 2 次温饮下，以服后得微汗为佳。若 1 次得微汗者，余药仍可再服。若服 1 次即得大汗者，余药当停服。此药分量，系治 7 ～ 8 岁以上者，若 7 ～ 8 岁以下者，可随其年之大小，斟酌少用。或将药减半或用三分之一皆可。

【功用】宣解表邪，清热解毒。

【主治】小儿出疹。

【方义方解】方中生石膏辛寒，辛以解表，寒以清阳明之热，用知母以清热，又恐热盛伤阴，则用之以滋阴，羚羊角为治疹良药，功专清气分之热，解血分之毒，金线重楼、青连翘清热解毒，用薄荷、僵蚕、蝉蜕透散表邪，调畅气机，利咽止哑。

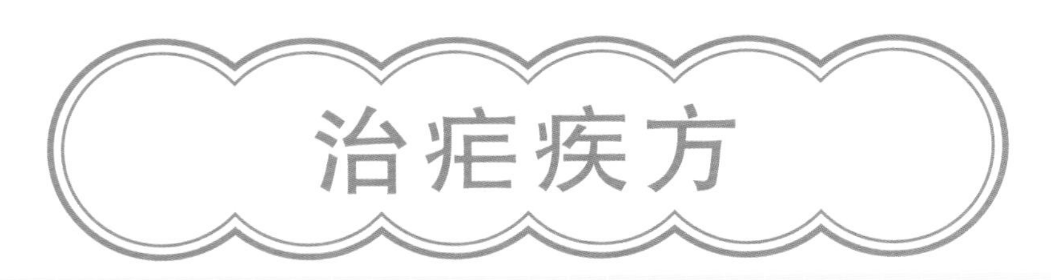

加味小柴胡汤

【方歌】 加味小柴胡果芩，当夏常鳖草知参；
曲麦再伴生姜入，久疟气虚仔细寻。

【方源】《医学衷中参西录》："治久疟不愈，脉象弦而无力。"

【组成】 柴胡、知母、党参、鳖甲（醋炙）、神曲（酒制）、生姜各 9 克，清半夏、黄芩各 6 克，常山（酒炒）4.5 克，草果、甘草各 3 克，大枣（掰开）2 枚。

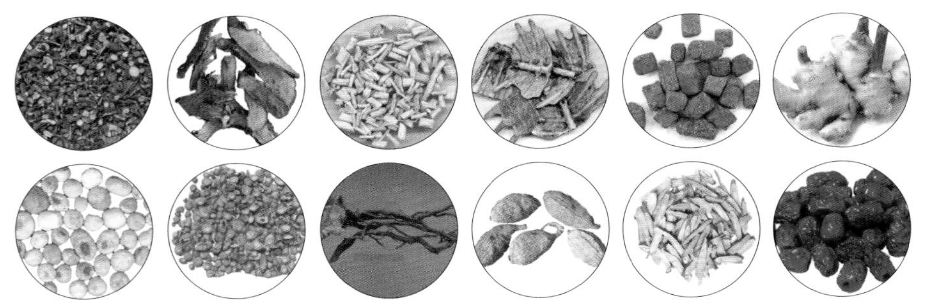

【用法】 水煎，每日 1 剂，分早晚 2 次温服。

【功用】 祛邪截疟。

【主治】 久疟不愈，脉象弦而无力。

【加减变化】 疟初起者减党参、鳖甲。热甚者，加生石膏 15～18 克或至 30 克；寒甚者，再加草果 1.5 克或至 3 克（神曲皆发不好，故方中用酒制）。

【方义方解】 方中用柴胡升少阳之邪；草果、生姜以祛太阳之寒；黄芩、知母以清阳明之热；又疟之成也，多挟痰、挟食，用常山、清半夏以豁痰；神曲以消食也；用人参，因其疟久气虚，扶其正所以逐邪外出；用鳖甲者，因疟久胁下结有痞积，消其痞积，然后能断疟根；用甘草、大枣者，所以化常山之猛烈而服之不至瞑眩也。

治气血郁滞肢体疼痛方

升降汤

【方歌】 升降内金参术芪，朴陈姜桂芍芎知；
升脾降胃舒肝气，疼痛捐除快体肢。

【方源】 《医学衷中参西录》：“治肝郁脾弱，胸胁胀满，不能饮食。宜与论肝病治法参看。”

【组成】 党参、生黄芪、白术、陈皮、厚朴、生鸡内金（捣细）、生姜各 6 克，知母、生白芍各 9 克，桂枝、川芎各 3 克。

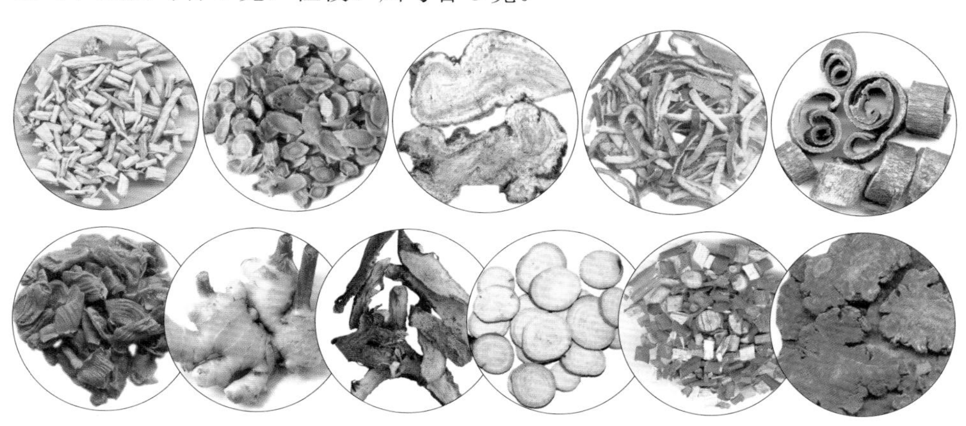

【用法】 水煎，每日 1 剂，分早晚 2 次温服。

【功用】 补脾舒肝。

【主治】 肝郁脾弱，胸胁胀满，不能饮食。

【加减变化】 此方惟少用桂枝、川芎以舒肝气，其余诸药无非升脾降胃，培养中土，俾中宫气化敦厚，以听肝气之自理。

金铃泻肝汤

【方歌】

金铃泻肝用棱莪，乳没融通甘草和；
胁痛或连心腹痛，舒肝解郁效殊多。

【方源】《医学衷中参西录》：“治胁下掀疼。”

【组成】川楝子（捣）15克，生乳香、生没药各12克，三棱、莪术各9克，甘草3克。

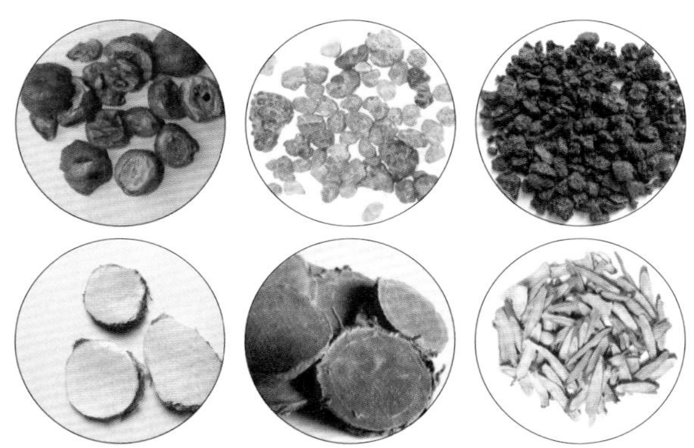

【用法】水煎，每日1剂，分早晚2次温服。

【功用】舒肝、通络、止痛。

【主治】胁下疼。

【方义方解】《医学衷中参西录》：“刘河间有金铃子散（即川楝子之核）与延胡索等份，为末服之，以治心腹胁下作疼。其病因由于热者甚效，诚以金铃子能引心包之火及肝胆所寄之相火下行，又佐以延胡索以开通气血，故其疼自止也。而愚用其方，效者固多，而间有不效者。后拟得此方，莫不随手奏效。盖金铃子佐以延胡索，虽能开气分之郁，而实不能化气。所谓化气者，无事开破，能使气之郁者，融化于无形，方中之乳香、没药是也。去延胡索，加三棱、莪术者，因延胡索性过猛烈，且其开破之力多趋下焦，不如三棱、莪术性较和平且善于理肝也。用甘草者，所以防金铃子有小毒也。此方不但治胁疼甚效，凡心腹作疼，而非寒凉者，用之皆甚效验。”

活络祛寒汤

【方歌】

活络祛寒乳没姜，归芪参芍桂枝将；
温经通络风寒弥，受寒肢搐此方良。

【方源】《医学衷中参西录》："治经络受寒，四肢发搐，妇女多有此证。"

【组成】生黄芪15克，当归、丹参、生乳香、生没药各12克，桂枝6克，白芍、生姜各9克。

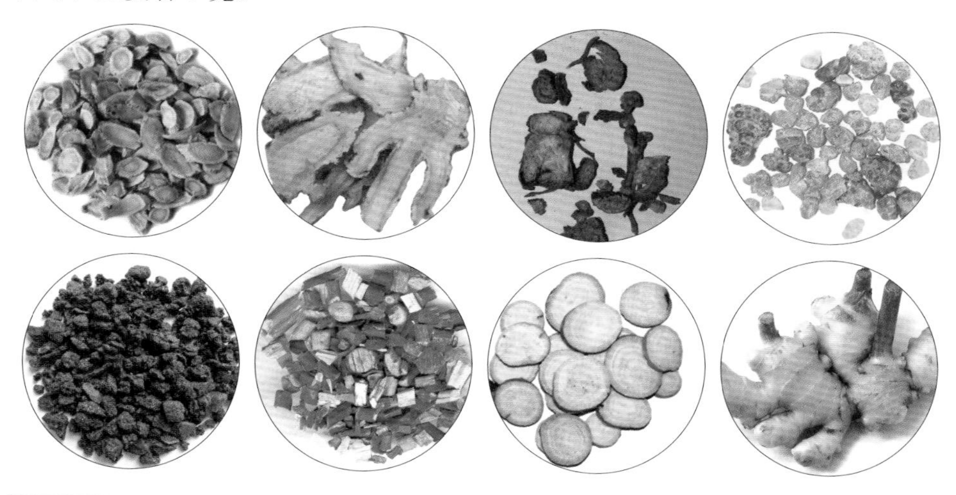

【用法】水煎，每日1剂，分早晚2次温服。

【功用】宣散寒邪，通经活络。

【主治】经络受寒，四肢发搐。

【加减变化】寒甚者，加干姜9克。

【方义方解】《医学衷中参西录》："证寒在经络不在脏腑，经络多行于肌肉之间，故用黄芪之温补肌肉者为君，俾其形体壮旺自能胜邪。又佐以温经络、通经络诸药品，不但能祛寒，且能散风，此所谓血活风自去也。风寒既去，血脉活泼，其搐焉有不止者乎？"

振中汤

【方歌】

振中白术与归身，乳没又加厚朴陈；
胃纳不佳腰腿疼，血行气壮自回春。

【方源】《医学衷中参西录》："治腿疼、腰疼，饮食减少者。"

【组成】白术（炒）18克，当归、陈皮各6克，厚朴、生乳香、生没药各4.5克。

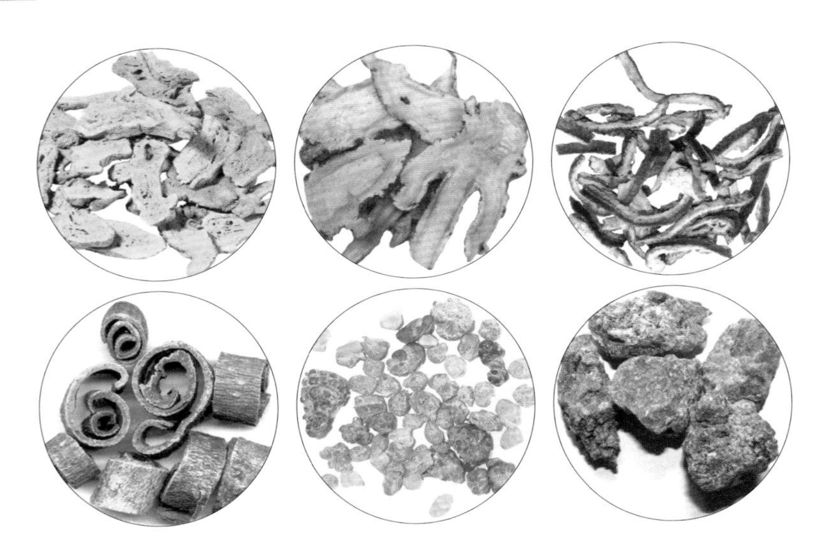

【用法】水煎，每日1剂，分早晚2次温服。

【功用】补益脾胃，活血行气。

【主治】腿疼、腰疼，食欲不振者。

【方义方解】本方重用白术，以健补脾胃，脾胃健则气化自能旁达，且白术主风寒湿痹，《神农本草经》原有明文。又辅以当归身、乳香、没药等通活气血之药，不惟风寒湿痹能开，而气血之痹作痛者亦自开也。配以陈皮、厚朴则有健脾行气之效。

曲直汤

【方歌】

> 曲直汤中乳没知，丹参萸肉及当归；
> 肝虚腿痛脉细弱，虚甚或加续断芪。

【方源】 《医学衷中参西录》：“治肝虚腿疼，左部脉微弱者。”

【组成】 山茱萸 30 克，知母 18 克，生乳香、生没药、当归、丹参各 9 克。

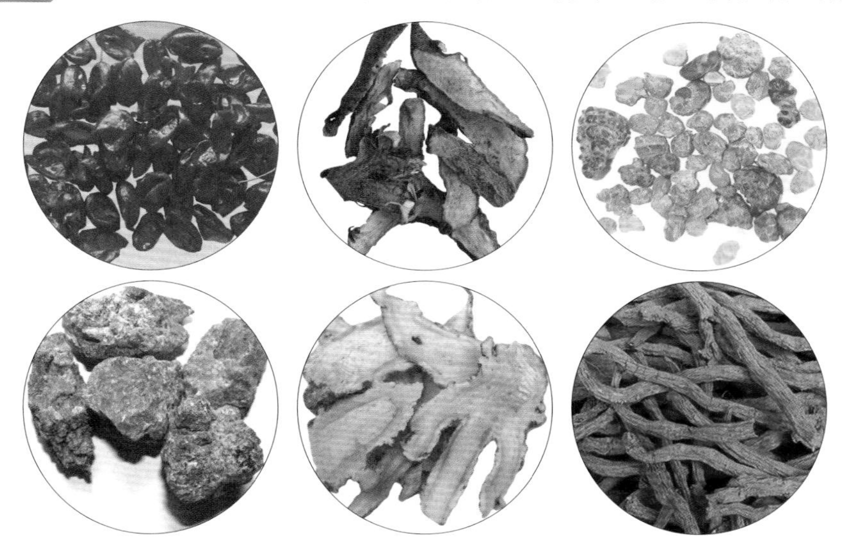

【用法】 水煎，每日 1 剂，分早晚 2 次温服。

【功用】 养血活血，补肝通络。

【主治】 肝虚腿痛，左脉微弱者。

【加减变化】 服药数剂后，左脉仍不起者，可加续断 9 克，或加生黄芪 9 克，以助气分亦可；觉凉者，可减知母。血虚明显可合用四物汤以补血。气滞明显加柴胡，香附。

【方义方解】 山茱萸得木气最厚，酸收之中，大具开通之力，以木性喜条达故也。《神农本草经》谓主寒湿痹。诸家本草，多谓其能通利九窍。其性不补肝，而兼能通利气血，但视为收涩之品，则浅之乎视山茱萸矣。尤其是其核与肉之性相反，用者须加审慎，千万将核去净。生乳香、生没药不但流通经络之气血，诸凡脏腑中，有气血凝滞，二药皆能流通之。医者但知其善入经络，用之以消疮疡，或外敷疮疡，而不知用之以调脏腑之气血，斯岂知乳香、没药者哉。全方以山茱萸补肝，以知母泻热，以当归、丹参、生乳香、生没药诸流通血气之药佐之，共奏补肝通络之功。

丹参

药材档案

别名：山参、赤参、红根、紫丹参、活血根。

药材特征：本品根茎短粗，顶端有时残留茎基，根数条，长圆柱形，略弯曲，有的分枝并具须状细根，长 10 ~ 20 厘米，直径 0.3 ~ 1 厘米。表面棕红色或暗棕红色，粗糙，具纵皱纹。老根外皮疏松，多显紫棕色，常呈鳞片状剥落。质硬而脆，断面疏松，有裂隙或略平整而致密，皮部棕红色，木部灰黄色或紫褐色，导管束黄白色，呈放射状排列。栽培品较粗壮，直径 0.5 ~ 1.5 厘米。表面红棕色，具纵皱，外皮紧贴不易剥落。质坚实，断面较平整，略呈角质样。气微，味微苦涩。

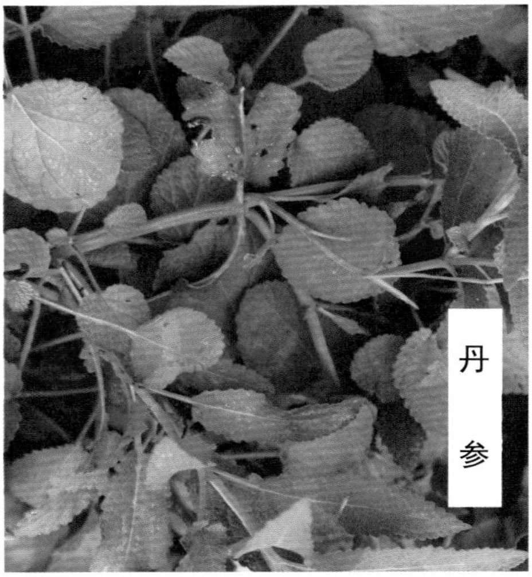

性味归经：辛，温。归心、肝经。

功效主治：活血祛瘀，通经止痛，清心除烦，凉血消痈。适用于胸痹心痛，脘腹疼痛，癥瘕积聚，热痹疼痛，心烦不眠，月经不调，痛经闭经，疮疡肿痛。

丹参

培脾舒肝汤

【方歌】

张氏培脾舒肝汤，芪术陈桂麦生姜；
白芍厚朴柴钱半，脾升胃降用此方。

【方源】 《医学衷中参西录》："治因肝气不舒、木郁克土，致脾胃之气不能升降，胸中满闷，常常短气。"

【组成】 白术、生黄芪各 9 克，陈皮、厚朴、生麦芽、生姜各 6 克，桂枝、柴胡各 4.5 克，白芍 12 克。

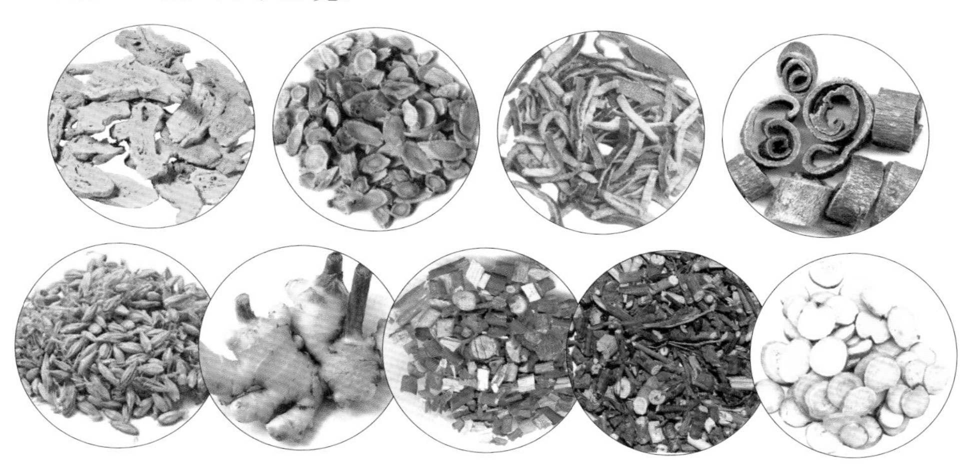

【用法】 水煎，每日 1 剂，分早晚 2 次温服。

【功用】 疏达肝气，升清降浊。

【主治】 因肝气不舒，胸中满闷，常常短气。

【方义方解】 白术、生黄芪，为补脾胃之正药，同桂枝、柴胡，能助脾气之升。同陈皮、厚朴，能助胃气之降，清升浊降，满闷自去，无事专理肝气，而肝气自理。况桂枝、柴胡与生麦芽，又皆为舒肝之妙品。用白芍者，收敛肝胆之气，以防上升，且可解生黄芪、桂枝之热。用生姜辛散温通之性，以助肝脾之气化。众药合用，则有培脾舒肝之功。

【运用】

1. 辨证要点 食欲减退，饭后饱胀，上腹部钝痛，及贫血，消瘦，疲倦和腹泻等全身虚弱的表现。

2. 加减变化 胃脘痛甚者，加延胡索 12 克，川楝子 15 克；胀甚者，加砂仁 10 克；呕吐恶心者，加姜半夏 12 克；嗳逆不已者，加旋覆花 10 克；嘈杂口苦者，加黄连 6 克；便溏者，加炒山药 20 克，炒薏苡仁 30 克；纳食减少者，加鸡内金 15 克。

3. 现代运用 用于治疗慢性胃炎（浅表性胃炎、萎缩性胃炎），凡证属阴不升阳不降之证皆可用本方治疗。

4. 使用注意 服药期间要注意饮食调节，忌食生冷辛辣及肥甘厚味之品，禁饮酒，要心情舒畅，适当休息调养。

【方论精粹】

《医学衷中参西录》："脾主升清，所以运津液上达。胃主降浊，所以运糟粕下行。白术、黄芪为补脾胃之正药，同桂枝、柴胡能助脾气之升，同陈皮、厚朴能助胃气下降。清升浊降满闷自去，无事专理肝气，而肝气自理。况桂枝、柴胡与麦芽，又皆为舒肝之妙品乎。用芍药者，恐肝气上升，胆火亦随之上升，且以解黄芪、桂枝之热也。用生姜者，取其辛散温通，能浑融肝脾之气化于无间也。

从来方书中，麦芽皆为炒熟用之，惟陈修园谓麦芽生用，能生发肝气，可谓特识。盖人之元气，根基于肾，萌芽于肝，培养于脾，积贮于胸中为大气以斡全身。麦芽为之萌芽，与肝同气相求，故能入肝经，以条达肝气，此自然之理，毋庸试验而可信其必然者也。然必生煮汁饮之，则气善升发，而后能遂其条达之用也。

活络效灵丹

【方歌】

活络效灵主丹参，当归乳香没药存；
癥瘕积聚腹中痛，加减服用效堪珍。

【方源】《医学衷中参西录》:“治气血凝滞，痃癖癥瘕，心腹疼痛，腿疼臂疼，内外疮疡，一切脏腑积聚，经络湮瘀”。

【组成】当归、丹参、生乳香、生没药各15克。

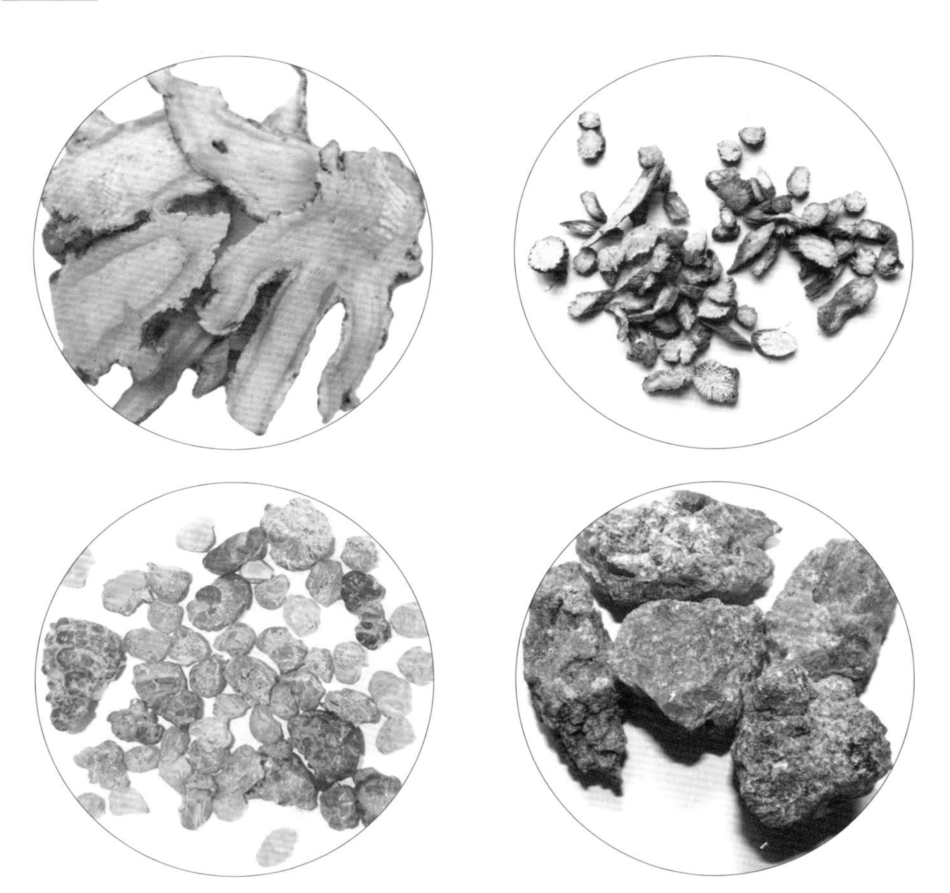

【用法】 上药 4 味作汤服。若为散，1 剂分作 4 次服，温酒送下。

【功用】 活血祛瘀，行气止痛。

【主治】 气血瘀滞，心腹疼痛，腿臂疼痛，跌打瘀肿，内外疮疡，以及癥瘕积聚等。

【方义方解】 本方为治气滞血瘀诸痛证之常用方。药味少而精，配伍之妙在于当归配丹参，一温一凉活血化瘀，活中兼补。方中当归、丹参活血化瘀，通络止痛，兼以养血；配伍生乳香、生没药以增强活血行气，消肿定痛之效。四药成方，有活血通络、化瘀止痛之能，是伤骨科活血止痛常用的基础方剂。

【运用】

1. **辨证要点** 本方可广泛用于各种瘀血阻滞之痛症，尤适合跌打损伤，症见伤处疼痛，伤筋动骨或麻木酸胀，或内伤血瘀，心腹疼痛，肢臂疼痛等症。

2. **加减变化** 臂痛，可加桂枝以温通上行；腿痛，可加牛膝以助活血祛瘀并引药下行；脏腑内痈，可加贝母、三七以行血散结消痈；妇女瘀血腹痛，可加生五灵脂、桃仁以祛瘀止痛；疮疡红肿属阳者，可加连翘、金银花以清热解毒。

3. **现代运用** 现用于冠心病心绞痛、脑血栓形成、坐骨神经痛等属气血瘀滞，经络受阻者。

4. **使用注意** 伤科疾病非瘀血者填用，孕妇忌用。本方中乳香、没药，香烈辛苦，用量过度，服药往往引起恶心或呕吐，因此，须减其剂量，以 6 ～ 9 克为宜。

【方论精粹】

《医学衷中参西录》："一人，年三十许。当脐忽结癥瘕，自下渐长而上，其初长时稍软，数日后即硬如石，旬日长至心口。向愚询方，自言凌晨冒寒，得于途间，时心中有惊恐忧虑，遂觉其气结而不散。按：此病因甚奇，然不外气血凝滞。为制此方，于流通气血之中，大具融化气血之力，连服十剂全消。以后用此方治内外疮疡，心腹四肢疼痛，凡病之由于气血凝滞者，恒多奇效。"

健运汤

【方歌】

健运汤中生黄芪，台参当归麦冬齐；
知母乳香与没药，三棱莪术效堪奇。

【方源】《医学衷中参西录》：“治腿疼、臂疼因气虚者。亦治腰疼。”

【组成】 生黄芪 18 克，党参、当归、麦冬（带心）、知母、生乳香、生没药各 9 克，莪术、三棱各 3 克。

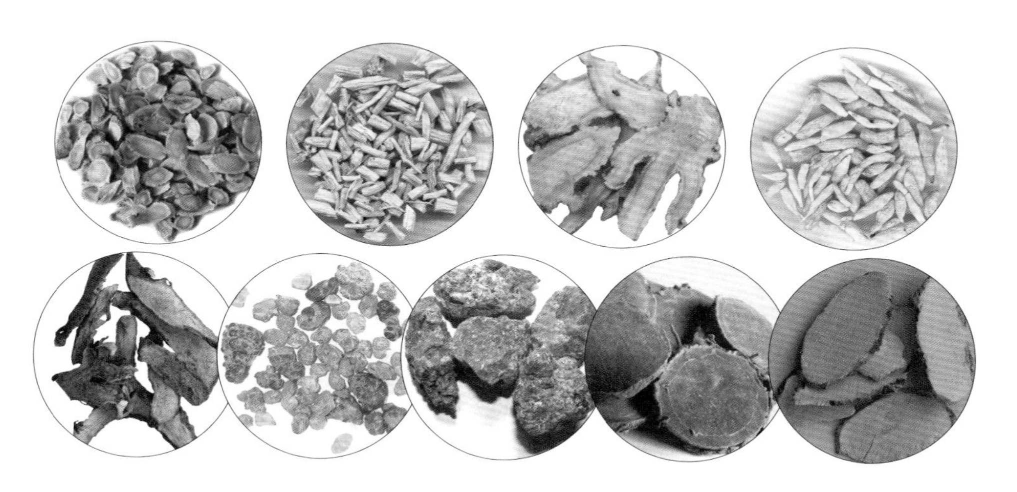

【用法】 水煎，每日剂，分早晚 2 次温服。

【功用】 益气养血，行痹止痛。

【主治】 痹证。因气虚所致的腿痛、臂痛、腰痛等。

【方义方解】 方中用生黄芪、党参健脾益气，脾气旺盛则一身之气充盛；当归乃补血之要药，使一身之血旺盛；麦冬、知母滋阴，阴液旺盛而血亦不虚；生乳香、生没药配伍应用以活血化瘀止痛；三棱、莪术乃血中之气药，行血中之气，能使一身之气血畅通，而瘀、滞尽去矣。

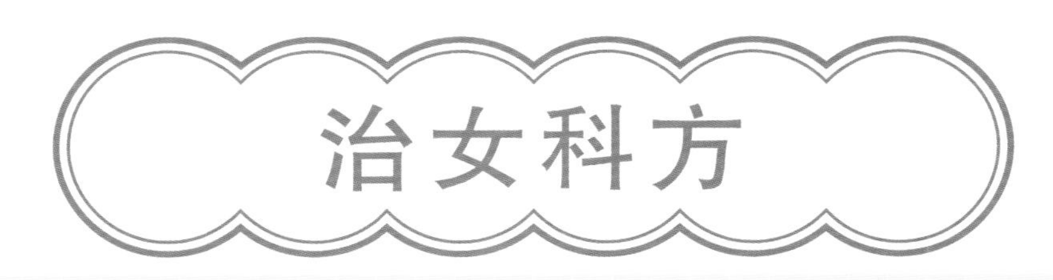

玉烛汤

【方歌】

玉烛柴知草地黄，归芪香附元参藏；
往来寒热妇科症，月事不调仔细商。

【方源】 《医学衷中参西录》：“治妇女寒热往来或先寒后热，汗出热解，或月事不调，经水短少。”

【组成】 生黄芪 15 克，生地黄 18 克，玄参、知母各 12 克，当归、香附（醋炒）各 9 克，柴胡、甘草各 4.5 克。

【用法】 水煎，每日 1 剂，分早晚 2 次温服。

【功用】 益气滋阴，调和阴阳。

【主治】 妇女寒热往来，或先寒后热，汗出热解，或月事不调，经水短少。

【加减变化】 汗多者，以茵陈易柴胡，再加山茱萸；热多者，加白芍；寒多者，加生姜；日晡发热，肾经阴虚者，生黄芪减半，生地黄改用 30 克。

【方义方解】 生黄芪为气分之主药，能补气更能升气。辅以柴胡之轩举，香附之宣通，阳气之抑遏者皆畅发矣。然血随气行，气郁则血必瘀，则寒热往来者，其月事恒多不调，经血恒多虚损。用当归以调之，生地黄以补之，知母，玄参与甘草甘苦化阴以助之，则经血得其养矣。况生地黄，知母诸凉药与生黄芪温热之性相济，又为燮理阴阳调和寒热之妙品乎。

理冲汤

【方歌】

理冲汤中用党参，黄芪白术天花粉，
棱莪知母生山药，通经消癥鸡内金。

【方源】《医学衷中参西录》:“治妇女经闭不行或产后恶露不尽，结为癥瘕，以致阴虚作热，阳虚作冷，食少劳嗽，虚证沓来。服此汤十余剂后，虚证自退，三十剂后，瘀血可尽消。亦治室女月闭血枯，并治男子劳瘵，一切脏腑癥瘕、积聚、气郁、脾弱、满闷、痞胀、不能饮食。”

【组成】生黄芪、三棱、莪术、生鸡内金（黄者）各 9 克，党参、白术各 6 克，山药 15 克，天花粉、知母各 12 克。

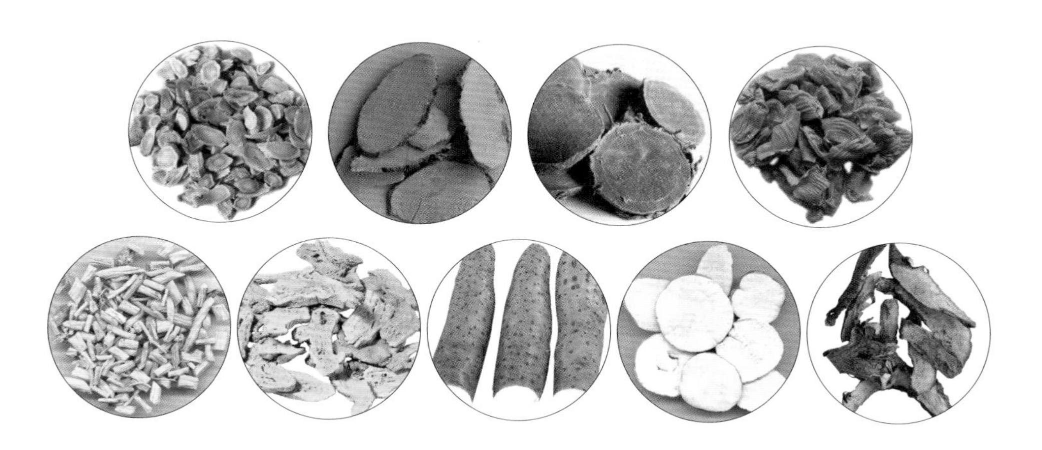

【用法】用水 600 毫升，煎至将成，加好醋少许，滚数沸服。

【功用】益气行血，调经祛瘀。

【主治】妇女经闭不行，或产后恶露不尽，结为癥瘕，以致阴虚作热，阳虚作冷，食少劳嗽，室女月闭血枯，男子劳瘵，脏腑癥瘕积聚，气郁脾弱，满闷痞胀，不能饮食。

【方义方解】 方用党参、白术、生黄芪、山药以养正；三棱、莪术以逐瘀，补而不滞，攻而不峻，寓攻于补；天花粉、知母清热滋阴；生鸡内金健胃消食。诸药合用，共奏益气行血，调经祛瘀之功。

【运用】

1. 辨证要点 主要用于治疗妇女经闭不行及症瘕积聚。以月经不调、痛经、闭经、腹中结块、舌暗或有瘀点，为其辨证要点。

2. 加减变化 服之觉闷者，减去白术；觉气弱者，减三棱 3 克，莪术 3 克；泻者，以白芍代知母，白术改用 12 克；热者，加生地黄、天冬各数克；凉者，知母、花粉各减半，或皆不用；凉甚者，加肉桂 6 克（捣细冲服），附子 6 克；瘀血坚甚者，加生水蛭 6 克（不用炙）；若其人坚壮无他病，惟用以消癥瘕积聚者，宜去山药；室女与妇人未产育者，若用此方，三棱、莪术宜斟酌少用，减知母之半，加生地黄数克，以濡血分之枯；若其人血分虽瘀，而未见癥瘕，或月信犹未闭者，虽在已产育之妇人，亦少用三棱、莪术；若病人身体羸弱，脉象虚数者，去三棱、莪术，将鸡内金改用 12 克，因此药能化瘀血，又不伤气分也。待气血渐壮，瘀血未尽消者，再用三棱、莪术未晚；若男子劳瘵，三棱、莪术亦宜少用或用鸡内金代之亦可。

3. 现代运用 常用于治疗月经不调，痛经，闭经，带子，不孕症，恶露不绝，子宫肌瘤，肠粘连，肠梗阻，腹膜炎，慢性盆腔炎等病症。

4. 使用注意 孕妇忌服。

【方论精粹】

《医学衷中参西录》："从来医者调气行血，习用香附，而不习用三棱、莪术。盖以其能破癥瘕，遂疑其过于猛烈。而不知能破癥瘕者，三棱、莪术之良能，非二药之性烈于香附也。愚精心考验多年，凡习用之药，皆确知其性情能力。若论耗散气血，香附犹甚于三棱、莪术。若论消磨癥瘕，十倍香附亦不及三棱、莪术也。且此方中，用三棱、莪术以消冲中瘀血，而即用参、芪诸药，以保护气血，则瘀血去而气血不至伤损。且参、芪能补气，得三棱、莪术以流通之，而补而不滞，而元气愈旺。元气既旺，愈能鼓舞三棱、莪术之力以消癥瘕，此其所以效也。"

理冲丸

【方歌】

理冲丸里用棱莪，知母归芪水蛭桃；
破瘀调经扶正气，症瘕痞胀尽消磨。

【方源】《医学衷中参西录》："治妇女经闭不行或产后恶露不尽，结为癥瘕，以致阴虚作热，阳虚作冷，食少劳嗽，虚证沓来。服此汤十余剂后，虚证自退，三十剂后，瘀血可尽消。亦治室女月闭血枯，并治男子劳瘵，一切脏腑癥瘕、积聚、气郁、脾弱、满闷、痞胀、不能饮食。"

【组成】水蛭（不用炙）30克，生黄芪45克，生三棱、生莪术各15克，当归、知母、生桃仁（带皮尖）各18克。

【用法】上药7味，共研细末，炼蜜为丸，桐子大，开水送服6克，早晚各1次。

【功用】补气补血，攻积消瘀。

【主治】妇女经闭不行，或产后恶露不尽，室女月闭血枯，男子劳瘵。

【方义方解】水蛭破瘀血，而不伤新血，味咸专入血分，于气分丝毫无损。且服后腹不觉痛，并不觉开破，而瘀血默消于无形。方中生桃仁不去皮尖者，以其皮赤能入血分，尖乃生发之机，又善通气分，可借之以流通既败之血。生三棱、生莪术乃血中之气药，气行则血亦行矣。用生黄芪、当归者，恐病久气血俱虚，用之以补气补血，能胜攻伐矣。又病久则阴亦虚矣，阴虚则内热生，则用知母以滋阴清热。

安冲汤

【方歌】

安冲汤用芪术芍，螵蛸龙牡收涩强，
地黄续断茜草根，坚固冲任制经血。

【方源】《医学衷中参西录》："治妇女经水行时多而且久，过期不止或不时漏下。"

【组成】白术（炒）、生黄芪、生龙骨（捣细）、生牡蛎（捣细）、生地黄各 18 克，白芍、茜草各 9 克，海螵蛸（捣细）、续断各 12 克。

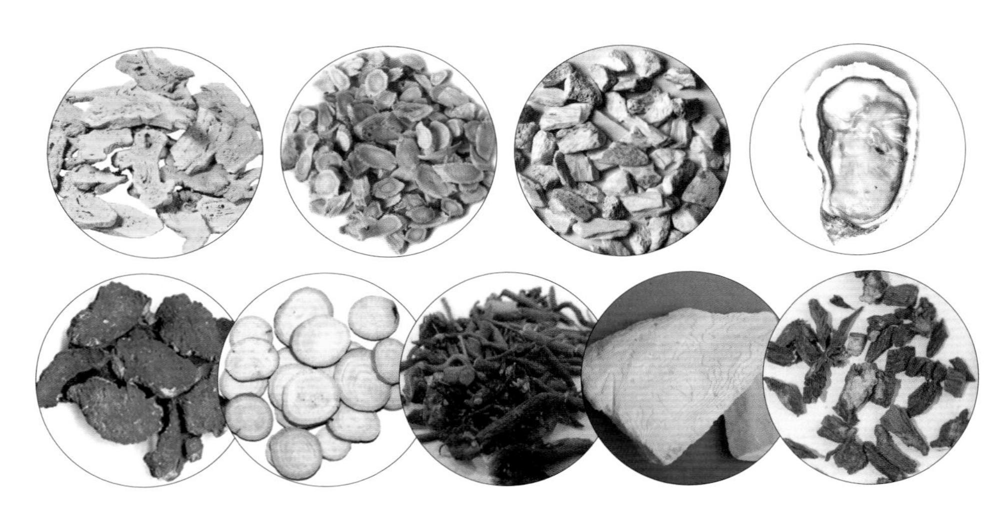

【用法】水煎，每日 1 剂，分早晚 2 次温服。

【功用】益气健脾，固冲摄血。

【主治】脾气虚弱，冲脉不固，妇女月经过多，经行时久，过期不止或不时漏下等。

【方义方解】方中生黄芪、白术健脾益气固冲，为君药；生地黄、白芍、续断滋阴补肝肾，为臣药；生牡蛎、生龙骨、海螵蛸收敛固涩止血；茜草化瘀止血，使止血而不留瘀，共为佐药。全方配伍，有益气健脾、安冲摄血之效果。

【运用】

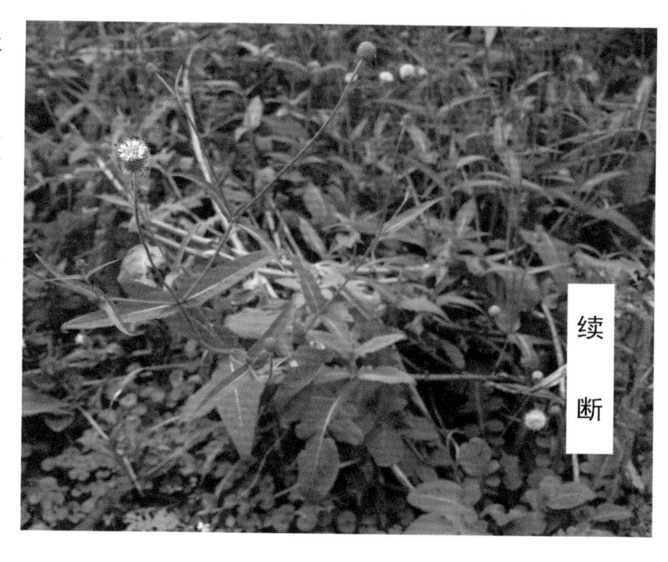

1. 辨证要点 本方以经血过多、色淡质稀、舌淡脉细弱为辨证要点。

2. 加减变化 肾阳虚证，加肉桂、附子、枸杞子；肾阴虚证，加女贞子、山药、旱莲；肢软乏力、面色白等气虚证，加升麻、人参、炙甘草；经来量多、质黏稠、色鲜红或深红、舌红等血热证，加黄柏、地榆、黄芩、槐花。

3. 现代运用 本方常用于治疗功能性子宫出血、产后出血过多等。

4. 使用注意 经色紫黑、有血块或伴小腹疼痛拒按等血瘀证者，不宜应用。

【方论精粹】

《医学衷中参西录》："友人刘××其长子妇，经水行时，多而且久，淋漓八九日始断。数日又复如故。医治月余，初稍见轻，继又不愈。延愚诊视，观所服方，即此安冲汤，去茜草、螵蛸。遂仍将二药加入，一剂即愈。又服一剂，永不反复。刘××疑而问曰：茜草、螵蛸，治此证如此效验，前医何为去之？答曰：彼但知茜草、螵蛸能通经血，而未见《内经》用此二药雀卵为丸，鲍鱼汤送下，治伤肝之病，时时前后血也。故于经血过多之证，即不敢用。不知二药大能固涩下焦，为治崩之主药也。"

加味麦门冬汤

【方歌】

加味麦冬草二参，桃仁夏芍枣薯临；
倒经治则安冲气，降逆生津用意深。

【方源】《医学衷中参西录》:“治妇女倒经。”

【组成】麦冬（带心）15 克，党参、山药（代粳米）各 12 克，清半夏、白芍、丹参各 9 克，甘草、生桃仁（带皮尖捣）各 6 克，大枣（擘开）3 枚。

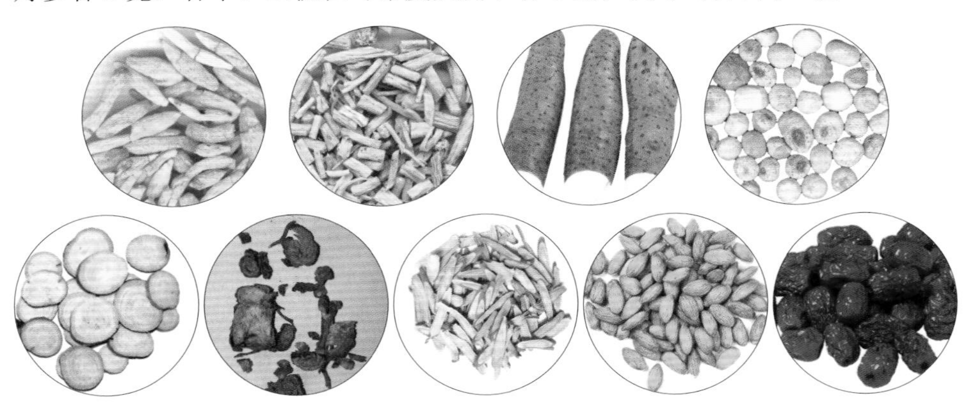

【用法】水煎，每日 1 剂，分早晚 2 次温服。

【功用】补气生津，降逆安冲。

【主治】妇女倒经。

【方义方解】方中用党参、甘草、大枣补益中气；用麦冬、白芍以生津液；本方于大补中气以生津液药中，用清半夏一味，以降胃安冲；且以山药代粳米，以补肾敛冲，于是冲中之气安其故宅，冲中之血自不上逆，而循其故道矣；特别是经脉所以上行者，固多因冲气之上干，实亦下行之路有所壅塞，观其每到下行之期，而后上行可知也，则又加白芍、丹参、生桃仁以开其下行之路，使至期下行，毫无滞碍。

大顺汤

【方歌】

大顺汤为难产方，参归赭石大剂量；
双扶气血兼重坠，用在催生力最强。

【方源】 《医学衷中参西录》：“治产难，不可早服，必胎衣破后，小儿头至产门者，然后服之。”

【组成】 党参、当归各 30 克，生赭石（轧细）60 克。

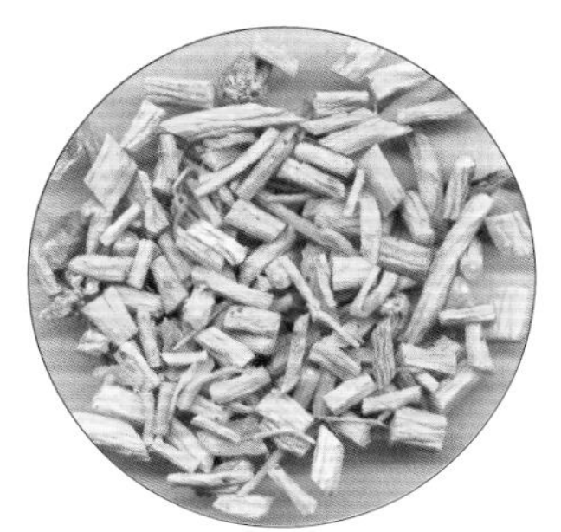
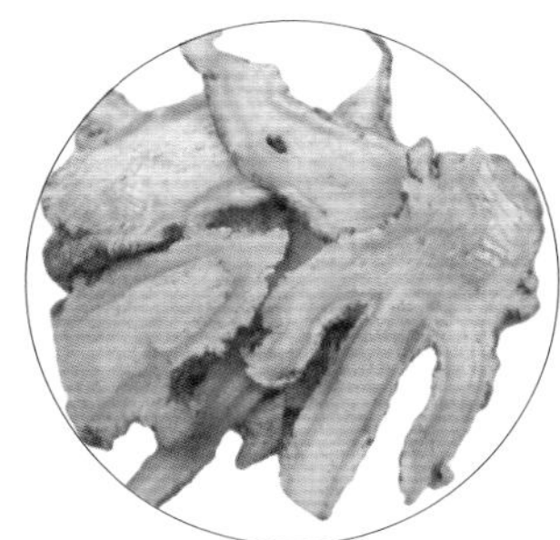
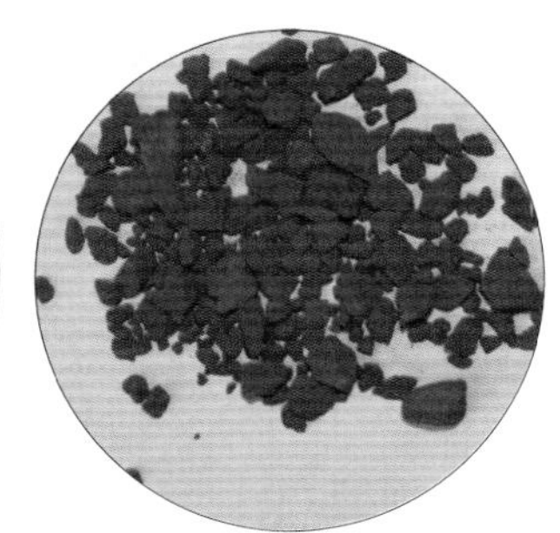

【用法】 用冬葵子炒爆 3 克作引，或丈菊花瓣 3 克作引皆可，无二物作引亦可。治产难，不可早服，必胎衣破后，小儿头至产门者，然后服之。

【功用】 益气行血，催生。

【主治】 难产。

【方义方解】 《医学衷中参西录》：“生赭石性至和平，虽重坠下行，而不伤气血，况有党参补气，当归生血，党参、当归之微温，济生赭石之微凉，温凉调和，愈觉稳妥也。产难者，非气血虚弱，即气血壅滞，不能下行。党参、当归虽能补助气血，而性皆微兼升浮，得生赭石之重坠，则力能下行，自能与生赭石相助为理，以成催生开交骨之功也。至于当归之滑润，原为利产良药，与生赭石同用，其滑润之力亦愈增也。”

滋阴清胃汤

【方歌】

滋阴清胃草茅根，归芍元参五味存；
产后病温成胃热，寒凉清解细推论。

【方源】《医学衷中参西录》：“治产后温病，阳明腑实，表里俱热者。”

【组成】玄参 45 克，当归 9 克，白芍 12 克，甘草 4.5 克，白茅根 6 克。

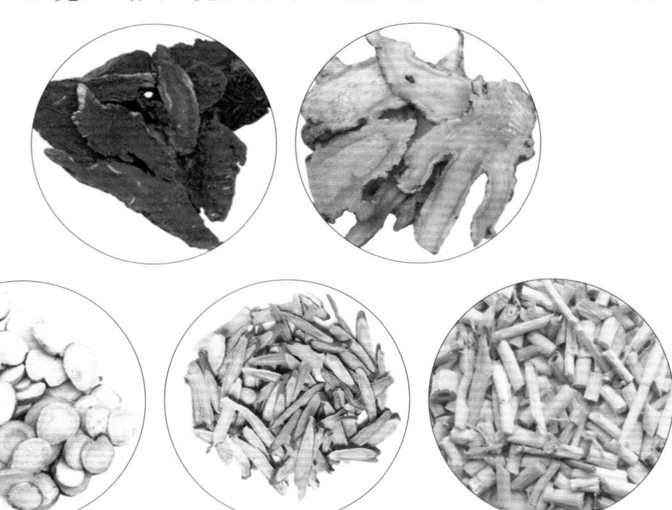

【用法】上药 5 味，煎汤 2 盅，分 2 次温服，1 次即愈者，停后服。

【功用】滋阴清热。

【主治】产后温病。

【方义方解】《医学衷中参西录》：“产后忌用寒凉，而温热入阳明腑后，又必用寒凉方解，因此医者恒多束手。不知石膏、玄参《神农本草经》皆明载治产乳。是以热入阳明之重者，可用白虎加人参以山药代粳米汤，更以玄参代知母。其稍轻者，治以此汤，皆可随手奏效。”

消乳汤

【方歌】

> 消乳银翘瓜蒌知，丹参乳没山甲施；
> 乳痈肿痛刚初起，散结消炎亦可消。

【方源】 《医学衷中参西录》：“结乳肿疼或成乳痈新起者，一服即消。若已作脓，服之亦可消肿止疼，俾其速溃。并治一切红肿疮疡。”

【组成】 知母 24 克，连翘、丹参、生乳香、生没药各 12 克，金银花 9 克，穿山甲（炒，捣）6 克，瓜蒌（切丝）15 克。

【用法】 水煎，每日 1 剂，分早晚 2 次温服。

【功用】 清热解毒，散结消肿。

【主治】 乳腺增生，并治一切红肿疮疡。

【方义方解】 方中知母清热解毒；连翘、生乳香、生没药、丹参活血消痛散结；穿山甲消痛散结；金银花、瓜蒌清热散结。

【运用】

1. 辨证要点 临床以结乳肿痛，或乳痈新起，乳房红肿疼痛，或乳痈已溃为辨证要点。

2. 加减变化 若治乳痈，可加蒲公英、紫地丁；发热恶寒，加荆芥、防风；哺乳期乳汁壅滞，加王不留行、木通、鹿角霜、路路通；断奶后乳汁壅胀，加生山楂、生麦芽。

3. 现代运用 本方既可以用于治疗急性乳腺炎，亦可用于一切红肿疮疡。

资生通脉汤

【方歌】

资生通脉参草萸，内金术芍桃红杞；
血枯经闭饮食少，龙眼淮山加之亟。

【方源】《医学衷中参西录》："治室女月闭血枯，饮食减少，灼热咳嗽。"

【组成】白术（炒）、玄参、生白芍各 9 克，山药 30 克，生鸡内金（黄色的）、桃仁、甘草各 6 克，龙眼肉 18 克，山茱萸（去净核）、枸杞子各 12 克，红花 4.5 克。

【用法】水煎，每日 1 剂，分早晚 2 次温服。

【功用】调理脾胃，补气生血。

【主治】室女月闭血枯。

【加减变化】灼热不退者，加生地黄 18 克或至 30 克；咳嗽者，加川贝母 9 克，罂粟壳 6 克（嗽止去之）；泄泻者，去玄参，加熟地黄 30 克，茯苓 6 克，或更酌将白术加重；服后泻仍不止者，可于服药之外，用生怀山药细末煮粥，掺入捻碎熟鸡子黄数枚，用作点心，日服 2 次，泻止后停服；大便干燥者，加当归、阿胶；小便不利者，加生车前子 9 克（袋装），地肤子 6 克或将芍药（善治阴虚，小便不利）加重；肝气郁者，加生麦芽 9 克，川芎 3 克，莪术 3 克；汗多者，将山茱萸改用 18 克，再加生龙骨 18 克，生牡蛎 18 克。

【方义方解】方中用白术以健脾胃之阳，使之健运有力；生怀山药、龙眼肉以滋胃之阴，俾其酸汁多生；生鸡内金原含有酸汁，且能运化诸补药之力，使之补而不滞；血虚者必多灼热，用玄参、生白芍以退热；又血虚者，其肝肾必虚，用山茱萸、枸杞子以补其肝肾；甘草为补脾胃之正药，与方中山茱萸并用，更有酸甘化阴之妙用；桃仁、红花为破血之要品，方中少用之，非取其破血，欲借之以活血脉通经络也。

固冲汤

【方歌】

固冲术芪山萸芍，龙牡棕炭海螵蛸；
茜草五倍水煎服，益气固冲功效高。

【方源】《医学衷中参西录》："治妇女血崩。"

【组成】白术 30 克（炒），生黄芪 18 克，龙骨（煅捣细）、牡蛎（煅捣细）、山茱萸（去净核）各 24 克，白芍、海螵蛸（捣细）各 12 克，茜草 9 克，棕榈炭 6 克，五倍子（轧细，药汁送服）1.5 克。

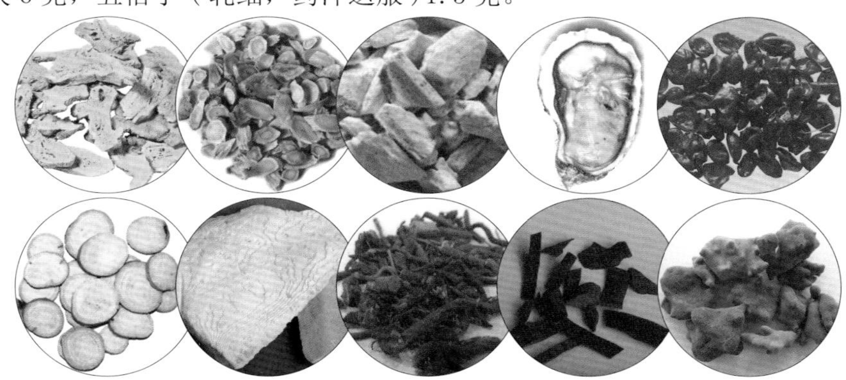

【用法】水煎，每日 1 剂，分早晚 2 次温服。

【功用】益气健脾，固冲止血。

【主治】脾肾亏虚，冲脉不固证。猝然血崩或月经过多，或漏下不止，色淡质稀，头晕肢冷，心悸气短，神疲乏力，腰膝酸软，舌淡，脉微弱。

【方义方解】本方为治肾虚不固，脾虚不摄，冲脉滑脱所致崩漏而设。脾为后天之本，脾气健旺，气血生化有源，则冲脉盛，血海盈；肾为先天之本，肾气健固，封藏有司，则月事能按期而来，适度而止。若脾虚而不摄，肾虚而不固，以致冲脉滑脱，则血下如崩，或漏下难止。气血既虚，则见头晕肢冷、心悸气短、神疲腰酸诸症。舌淡脉弱，亦为气血不足之象。张锡纯说："然当其血大下之后，血脱而气亦随之下脱，则肝气之郁者，转可因之而开。且病急则治其标，此证诚至危急之病也"（《医学衷中参西录》），当急治其标，固冲摄血为主，辅以健脾益气。山茱萸甘酸而温，既能补益肝肾，又能收敛固涩，故重用以为君药。龙骨味甘涩，牡蛎咸涩收敛，合用以“收敛元气，固涩滑脱”，“治女子崩带”（《医学衷中参西录》），龙骨、牡蛎煅用，收涩之力更强，共助君药固涩滑脱，均为臣药。张锡纯每以此三药同用，成为收敛止血，或为救元气欲脱的常用配伍组合。脾主统血，气随血脱，又当益气摄血，白术补气健脾，以助健运统摄；生黄芪既善补气，又善升举，尤善治流产崩漏，二药合用，令脾气旺而统摄有权，亦为臣药。白芍味酸收敛，功能补益肝肾，养血敛阴；棕榈炭、五倍子味涩收敛，善收敛止血；海螵蛸、茜草固摄下焦，既能止血，又能化瘀，使血止而无留瘀之弊，以上共为佐药。诸药合用，共奏固冲摄血，益气健脾之功。

本方的配伍特点有二：一是用众多敛涩药固涩滑脱为主，配伍补气药以助固摄为辅，意在急则治标；二是用大量收涩止血药配伍小量化瘀止血之品，使血止而不留瘀。

因本方有固冲摄血作用，故名“固冲汤”。

【运用】

1. 辨证要点 本方为治脾肾亏虚，冲脉不固之血崩、月经过多的常用方。临床应用以出血量多，色淡质稀，腰膝酸软，舌淡，脉微弱为辨证要点。

2. 加减变化 若兼肢冷汗出、脉微欲绝者，为阳气虚衰欲脱之象，需加重黄芪用量，并合参附汤以益气回阳。

3. 现代运用 本方常用于功能性子宫出血、产后出血过多等属脾气虚弱，冲任不固者。

【方论精粹】

《医学衷中参西录》上册：“血崩之证，多有因其人暴怒，肝气郁结，不能上达，而转下冲肾关，致经血随之下注者，故其病俗亦名之曰气冲。兹方中多用涩补之品，独不虑于肝气郁者，有妨碍乎？答曰：此证虽有因暴怒气冲而得者，然其血大下之后，血脱而气亦随之下脱，则肝气之郁者，转可因之而开。”

温冲汤

【方歌】

温冲汤中附山药，肉桂当归鹿角胶，
小茴核桃补骨脂，紫石英用宫寒疗。

【方源】《医学衷中参西录》:“此方治妇人血海虚寒不育”。

【组成】山药、紫石英（煅、研）各24克，当归12克，附子（先煎）、肉桂（去粗皮后下）、小茴香（炒）、核桃仁、鹿角胶（另炖）各6克，补骨脂（炒，捣）9克。

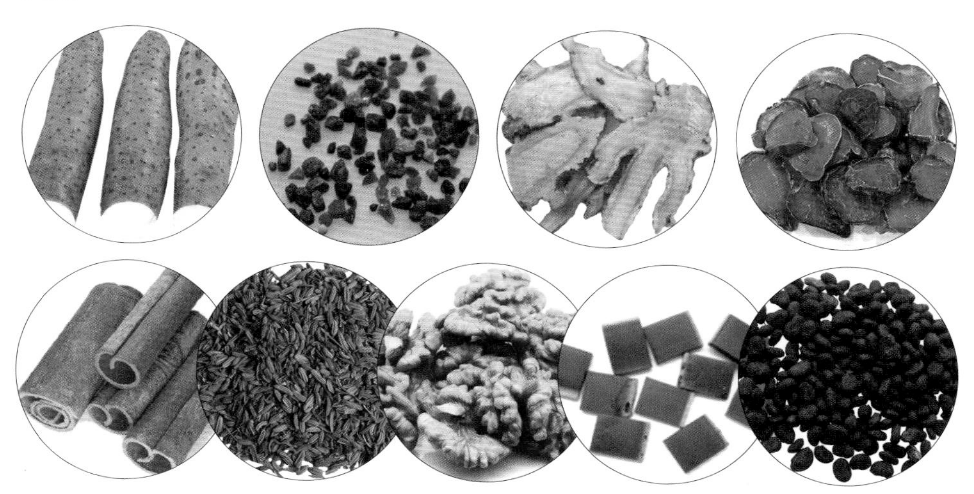

【用法】水煎，每日1剂，早晚分服。

【功用】益肾温冲。

【主治】不孕症。

【方义方解】方中紫石英甘温，治女子风寒在子宫绝孕无子，且能直达冲脉而为君药；附子、肉桂、补骨脂、小茴香温壮肾阳，暖丹田，能开凝寒痼冷；核桃仁补肾固精，益肾阳；山药、当归身养血、活血、滋阴；更用鹿角胶血肉有情之品，温养冲脉、填精益肾。全方助命火、充精血，使冲脉得养，胎孕乃成。

【运用】

1. 辨证要点 子宫寒冷者，月经后期者居多，经色紫黑，或见淡红；平素畏坐凉处，畏食凉物，即在盛夏，亦不喜食瓜果，至冬季则两足欠温明显，甚者小腹亦有冷感。

2. 加减变化 若子宫发育不良者，加紫河车。

3. 现代运用 用于痛经、月经后期、不孕症等。

4. 使用注意 紫石英性温质重，虽为暖宫之要药，然单用久服则易伤阴、耗气，所以必须与温补气血之品同用，方可久服而无弊。

【方论精粹】

《医学衷中参西录》："人之血海，其名曰冲。在血室之两旁，与血室相通。上隶于胃阳明经，下连于肾少阴经。有任脉以为之担任，督脉为之督摄，带脉为之约束。阳维、阴维、阳跷、阴跷，为之拥护，共为奇经八脉。此八脉与血室，男女皆有。在男子则冲与血室为化精之所，在女子则冲与血室实为受胎之处。《内经》上古通天论所谓'太冲脉盛，月事以时下，故有子'者是也。是以女子不育，多责之冲脉。郁者理之，虚者补之，风袭者祛之，湿胜者渗之，气化不固者固摄之，阴阳偏胜者调剂之。冲脉无病，未有不生育者。而愚临证实验以来，凡其人素无他病，而竟不育者，大抵因相火虚衰，以致冲不温暖者居多。因为制温冲汤一方。其人若平素畏坐凉处，畏食凉物，经脉调和，而艰于生育者，即与以此汤服之。或十剂或数十剂，遂能生育者多矣。"

清带汤

【方歌】

清带汤中用山药，龙骨牡蛎海螵蛸，
活血祛瘀用茜草，固涩止带效堪夸。

【方源】《医学衷中参西录》："治妇女赤白带下。"

【组成】山药 30 克，生龙骨、生牡蛎各 18 克，海螵蛸 12 克，茜草 9 克。

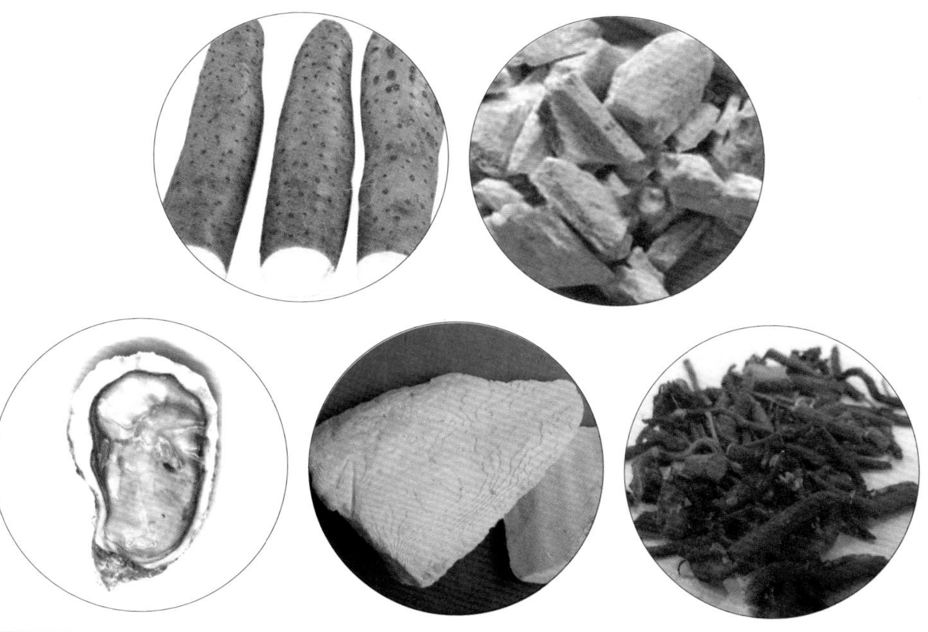

【用法】水煎，分 2 次温服，每日 1 剂。

【功用】健脾益肾，收涩止带。

【主治】妇女赤白带下。

【方义方解】方用山药益肾健脾以培其本；配以生龙骨、生牡蛎、海螵蛸固涩止带；佐以茜草活血祛瘀。合而用之，共奏益肾健脾，固涩止带之功。

【运用】

1. 辨证要点 主要用于治疗妇女赤白带下等症。临床应用以白带清冷、量多、苔薄、脉细，为其辨证要点。

2. 加减变化 单赤带，加白芍、苦参各6克；单白带，加鹿角霜、白术各9克。需注意的是，鹿角霜系鹿角沉埋地中，日久欲腐，掘地而得者，其性微温，为补督、任、冲三脉之要药。盖鹿角甚硬，埋久欲腐，服之转与肠胃相宜，而易得其气化也。药房鬻者，多系用鹿角煅透为霜，其性燥，不如出土者。至谓系熬鹿角胶所余之渣者，则非是。

3. 现代运用 常用于治疗慢性阴道炎，慢性宫颈炎等病症。

4. 使用注意 凡带下量多，质黏有臭气而见苔黄厚腻之湿热证或带下赤白，质黏如脓样之热毒蕴蒸之证，不宜应用。

【方论精粹】

《医学衷中参西录》："带下为冲任之证，而名谓带者，盖以奇经带脉，原主约束诸脉，冲任有滑脱之疾，责在带脉不能约束，故名为带也。然其病非仅滑脱也，若滞下然。滑脱之中，实兼有瘀滞。其所瘀滞者，不外气血。而实有因寒、因热之不同。此方用龙骨、牡蛎以固脱，用茜草、海螵蛸以化滞，更用生山药以滋真阴固元气。至临证时，遇有因寒者，加温热之药。因热者，加寒凉之药，此方中意也。而愚拟此方，则又别有会心也。尝考《神农本草经》，龙骨善开癥瘕，牡蛎善消鼠瘘，是二药为收涩之品，而兼具开通之力也。乌贼鱼骨即海螵蛸，茹芦即茜草，是二药为开通之品，而实具收涩之力也。四药汇集成方，其能开通者，兼能收涩，能收涩者，兼能开通，相助为理，相得益彰。"

寿胎丸

【方歌】

寿胎丸中用菟丝，寄生续断阿胶施，
妊娠中期小腹坠，固肾安胎此方资。

【方源】《医学衷中参西录》："治滑胎。"

【组成】 菟丝子（炒熟）120克，桑寄生、续断、阿胶各60克。

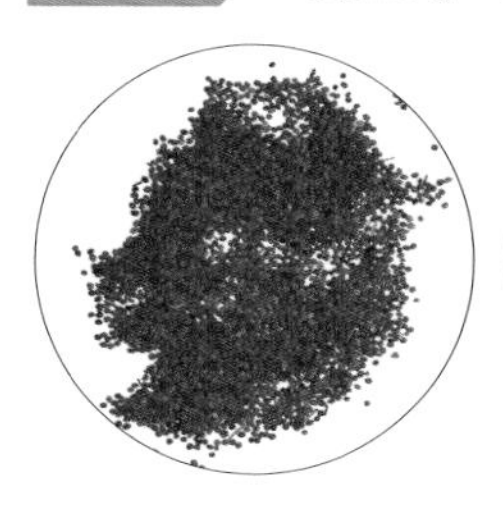
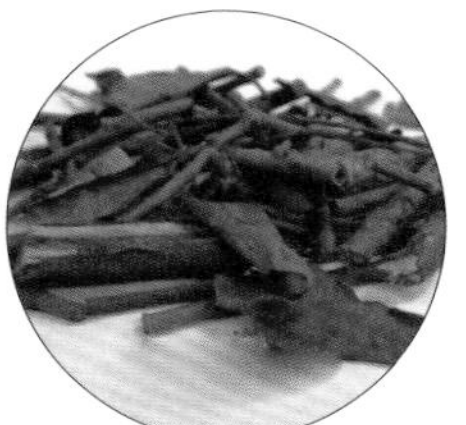
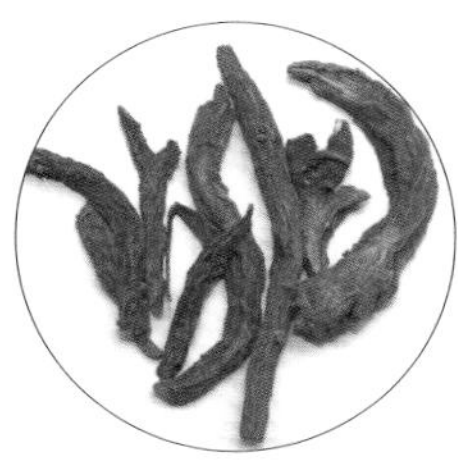
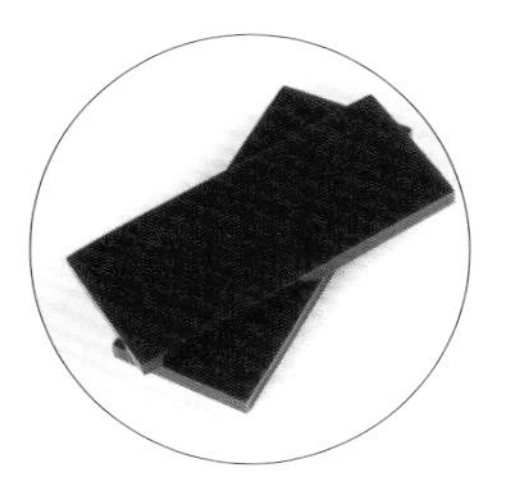

【用法】 上药将前3味轧细，水化阿胶和为丸0.3克重（干足0.3克）。每服20丸，开水送下，日再服。

【功用】 补肾固胎。

【主治】 肾虚滑胎，及妊娠下血，胎动不安，胎萎不长者。

【方义方解】 方中菟丝子补肾益精，安胎；桑寄生滋补肝肾，养血安胎；续断补肝肾，调血脉，止胎漏；阿胶补血止血，养阴安胎。四药相配，共奏补肾安胎之功。应用本方治疗滑胎，效果颇佳。张锡纯云："诚以保胎所用之药，当注重于胎，以变化胎之性情气质，使其善吸其母之气化以自养、自无流产之虞……或流产、或不流产，不尽关于妊妇身体之强弱，实兼视所受之胎吸取其母之气化否也。由斯而论，愚于千百味药中，得一最善治流产之药，乃菟丝子是也。"

【运用】

1. 辨证要点 妊娠期腰酸腿软，小腹下坠，头晕耳鸣，或阴道流血，势欲小产者。

2. 加减变化 先兆流产，加太子参、白芍各15克，山药10克，焦白术9克，炙甘草3克于汤剂中即可。丸剂：气虚者，加人参100克；大气下陷者，加生黄芪150克；食少者，加炒白术100克；凉者，加炒补骨脂100克；热者，加生地黄100克。

3. 现代运用 此方具有较强的补肾作用，用治妇科诸疾之因于肾虚者，如闭经、带下、滑胎、胎位不正、产后腰痛等，辄获良效。验之临床，本方对胎已动，甚至见红者，亦有较好安胎效果。

4. 使用注意 服药期间，应注意节制性生活。

【方论精粹】

《医学衷中参西录》："流产为妇人恒有之病，而方书所载保胎之方，未有用之必效者。诚以保胎所用之药，当注重于胎，以变化胎之性情气质，使之善吸其母之气化以自养，自无流产之虞。若但补助妊妇，使其气血壮旺固摄，以为母强自能荫子，此又非熟筹完全也。是以愚临证考验以来，见有屡次流产者，其人恒身体强壮，分毫无病；而身体软弱者，恐生育多则身体愈弱，欲其流产，而偏不流产。于以知：或流产，或不流产，不尽关于妊妇身体之强弱，实兼视所受之胎善吸取其母之气化否也。由斯而论，愚于千百味药中，得一最善治流产之药，乃菟丝子是也。寿胎丸，重用菟丝子为主药，而以续断、寄生、阿胶诸药辅之。凡受妊之妇，于两月之后徐服一料，必无流产之弊。此乃于最易流产者屡次用之皆效。至陈修园谓：宜用大补大温之剂，使子宫常得暖气，则胎自日长而有成，彼盖因其夫人服白术、黄芩连坠胎五次，后服四物汤加鹿角胶、补骨脂、续断而胎安，遂疑凉药能坠胎，笃信热药能安胎。不知黄芩之所以能坠胎者，非以其凉也。《神农本草经》谓黄芩下血闭，岂有善下血闭之药而能保胎者乎？"

滋乳汤

【方歌】

滋乳芪归知母玄，路通穿山留行全；
补气养血通乳汁，猪蹄汤煎方更验。

【方源】《医学衷中参西录》：“治少乳，其乳少由于气血虚或经络瘀者，服之皆有效验。”

【组成】生黄芪 30 克，当归 15 克，知母、玄参、王不留行（炒）各 12 克，穿山甲（炒，捣）6 克，路路通大者（捣）3 枚。

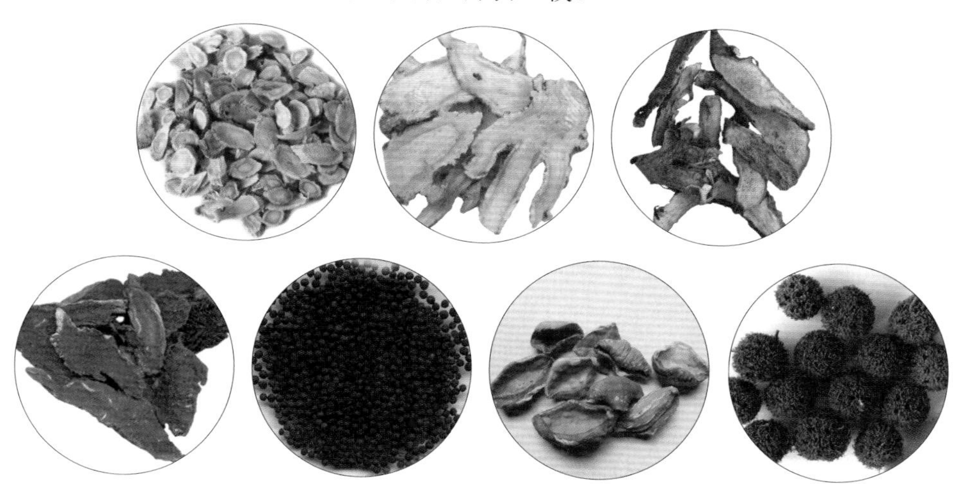

【用法】上药用丝瓜瓤作引，无者不用亦可。用猪前蹄 2 个，煮汤，用以煎药更佳。每日 1 剂，分 2 次温服。

【功用】补气养血，通经下乳。

【主治】产后气血两虚，经络瘀阻，乳汁甚少者。

【方义方解】方中用生黄芪大补脾胃之气；当归、知母、玄参养血滋液；猪前蹄宣络通乳；穿山甲、路路通、王不留行疏通气血而通乳。

和血息风汤

【方歌】

和血息风归芍芎，防风荆芥及桃红；
滋阴补气胶芪入，产后受风一扫空。

【方源】《医学衷中参西录》："治产后受风发搐。"

【组成】当归 30 克，生黄芪 18 克，阿胶（不炒）12 克，防风、荆芥、川芎各 9 克，白药 6 克，红花 3 克，生桃仁（带皮尖捣）4.5 克。

【用法】水煎服，每日 1 剂，分早晚 2 次温服。

【功用】补助气血，逐邪发表。

【主治】产后受风发搐。

【方义方解】此方虽治产后受风，而实以补助气血为主。盖补正气，即所以逐邪气，而活血者，风又自去也。若产时下血过多或发汗过多，而致发搐者，此方仍可不用，为其犹有发表之药也，当滋阴养血，以荣其筋，熄其内风，其搐自止。若血虚而气亦虚者，又当以补气之药辅之。而补气之药以黄芪为最，因黄芪不但补气，实兼能治大风也。此方乃当归补血汤、荆防四物汤、桃红四物汤、生化汤加阿胶化裁而组成的方剂。生黄芪补血且祛大风；当归补血活血，化瘀生新；川芎活血行气；红花、桃仁活血化瘀，共为活血之用，取血行风自灭之意；阿胶、白芍、当归滋阴养血，因产后多有阴血亏虚；荆芥、防风祛风解表。

【运用】

1. **辨证要点** 手足震颤，肌肉瞤动，关节拘急不利，肢体麻木，眩晕耳鸣，面白无华，爪甲不荣，舌淡苔白，脉细，为其辨证要点。

2. **加减变化** 失血过多者，加熟地黄 15 克，黄芪加至 30 克，何首乌 12 克；气虚甚者，加党参 18 克。

3. **现代运用** 产后感冒头痛。

4. **使用注意** 若产时下血过多，或发汗过多以致发搐者，此方不可用。